약 이야기 (I)

저자 소개

한석규

1937년 9월 18일 제주 출생
1955년 오현고등학교 졸업
1959년 부산대학교 약학대학 졸업
1961년 Camp Pendleton 미해군병원 병원행정학 교육과정 이수
1965년 부산 메리놀병원 약사
1966년 부산대학교 대학원 석사과정 수료
1969년 부산대학교 약학대학 전임강사로 출발. 교수 역임
1970년 Fulbright 장학생으로 도미
1974년 Temple 대학에서 약학박사 취득
1982년 일본 교토대학 객원교수
1988년 부산대학교 약학대학 학장 역임
1996년 대한약학회 약학연구상 수상
1996년 눌원문화상 학술상 수상
1999년 Who's Who in the World(Marquis)에 수록
2000년 Who's Who in Science and Engineering에 수록
2003년 부산대학교 명예교수

약 이야기(Ⅰ)

초판 발행 2002년 11월 15일
4쇄 발행 2016년 3월 22일
지은이 한석규
펴낸이 최국주
펴낸곳 동명사
출판등록 1950년 11월 1일(제1-76호)
주소 (우 10881) 경기도 파주시 회동길 50(문발동)
전화 031-955-7200(대표)~2, 7203(편집부), 7204(물류)
팩스 031-955-7205
전자우편 webmaster@dmsbook.com
홈페이지 www.dmsbook.com

東明社

ISBN 978-89-411-3346-9 94510
ISBN 978-89-411-3360-5 94510(세트)

값 15,000원

머 리 말

일반 대중을 위한 건강과 의약 상식에 대한 책은 무수히 많이 출간되어 있으며, 이들은 나름대로 모두 다 정성을 다하여 씌어진 유익한 책들이다. 그런데 막상 약을 다루고, 약의 원리를 이해하는 사람들이나, "약이란 무엇인가"하는 약의 기본원리를 알고 싶어하는 사람들을 위한 "읽을거리"로서의 약에 대한 책은 의외로 찾아보기 힘들다.

저자는 그 동안의 강의의 경험을 토대로 이러한 약에 대한 특별한 관심을 가지고 있는 사람들을 위하여 약을 이해하는 데 도움이 되고 또 생활과 밀접한 관계가 있다고 생각되는 내용들을 추려 책으로 엮어 보았다.

그 내용은 약의 개발의 역사에서부터 최신의 의약정보까지, 또 쉽고 재미있는 에피소드에서부터 어느 정도의 전문지식을 필요로 하는 내용까지를 망라하여, 자연과학에 대한 기본지식을 갖춘 사람이면 어느 정도 흥미를 느낄 수 있고 또 이해가 가능하도록 배려하였다.

이 책을 읽을 때 관심있게 읽고 저자가 전하는 메시지를 전달받았으면 그것으로 족하고 자세한 내용과 원리까지는 충분히 이해하지 못해도 무방하다고 생각한다. 좀더 전공자의 입장에서 보면 책의 내용이 미흡하고 틀린 부분이 있을 가능성을 배제하지 않는다. 지적하여 주면 추후에 고치기로 하겠다.

끝으로 이 책을 쓰는 데 많은 자료를 제공하여 준 동료 교수들, 성원을 보내준 물리약학교실 출신의 제자들, 원고를 수정해주고 실험실 일들을 도맡아 이 책을 쓸 여유를 갖도록 도와준 조교 황인미 양에게 고마움을 전하는 바이다. 또한 지난 반세기란 긴 세월 대학에 머무는 동안 만나고 도움을 받았던 많은 사람들 모두에게 감사의 뜻으로 보잘 것 없는 이 한 권의 책을 보내고자 한다.

2002년 10월

한석규

차 례

제1장 약의 역사

옛날에는 "사람의 일생이란 끊임없이 병마와 싸우는 과정"이라고 하여도 과언이 아니었다. 그래서 병을 치료하는 의약학의 역사는 바로 인류의 역사와 그 기원을 같이 한다 할 수 있다.

사람이 태어나서 어렵게 유년기를 살아 남고, 성인이 됐을지라도 사고에 의한 부상의 위험이 도사리고 있는 데다 또한 각종 감염증과 가끔씩 찾아와 사람의 목숨을 무더기로 앗아가는 급성전염병 등 그 위협은 끊임이 없었다. 어느 시대이든 사람은 병에 걸리게 되면 이러한 생명에 대한 위협과 고통에서 벗어나려고 온갖 노력을 다하였다. 그러나 그 시대의 의술은 그들 질병의 치료에는 별 큰 도움이 되지 못했던 것도 사실이다.

원시시대에는 질병이란 사람의 몸 안에 잡귀가 들어 온 것이라 생각하여, 이런 질병을 낫게 하기 위해서는 요란하게 치장을 한 무당이 시끄러운 소리를 내어 귀신을 놀라게 하거나 주술을 외웠으며, 맛이 쓴 풀뿌리를 먹이거나 향을 피워 잡귀를 몸 밖으로 쫓

아내는 방법이 치료의 중요한 부분이었다. 이때 의술이란 당연히 주술이나 종교의식의 한 부분이었다.

그러나 차차 치료의 경험이 쌓이게 되면서 사람들은 질병의 치료에는 주술이나 종교보다도 식물이나 광물 또는 동물성분 같은 약을 쓰는 것이 더 효과적임을 알게 되었고, 이를 전담하는 사람들이 생기게 되었다. 또 치료에 사용하는 약도 이러한 천연물을 가공하여 좀더 편리하고 효과가 좋도록 만들어 사용하게 되었다. 이리하여 오랜 세월 동안 쌓인 경험으로 의약학이 그 기틀이 마련되게 된 것이다.

그러나 이러한 의술이 사람의 생명유지에 실질적인 도움이 되기 시작한 것은 인류의 긴 역사에서 불과 백여 년에 불과하다고 하겠다. 19세기 후반기가 되어서야 과학이 발달되어 질병이 어떤 기전으로 생기는가 하는 것이 밝혀지게 되었으며, 그 치료 방법도 이러한 과학적 이론에 근거하여 합리적으로 개선되었다. 약도 자연에서 얻은 생약을 그대로 쓰는 것이 아니라 약의 작용을 나타내는 성분을 추출하거나, 화학적으로 만들어 쓰는 현대 의약학이 정립하기 시작하고 난 후부터 의술과 약들은 질병의 치료에 실질적으로 도움을 주게 된 것이다.

이러한 의약학의 초기 발생과 발달의 과정은 지구 위의 여러 고대문명권, 즉 메소포타미아, 이집트, 중국, 인도 등에서 크게 틀리지 않다. 이들 고대 문명권에서 그 당시의 의술에 대한 기록들은 어느 곳에서나 발견되고 있어서 그때의 의술의 정도를 가늠할 수 있도록 해준다. 이들 중에는 흥미로운 기록들이 많지만 그 대표적인 것은 중국의 "신농본초경"과 이집트의 "Ebers papyrus"라고 할 수 있겠다.

기원전 4300년부터 이루어진 이집트 문명에서 의약학은 상당한 수준에 있었던 것으로 알려지고 있다. 여기서도 질병을 치료하는 행위는 승려, 무당, 의사들의 영역이었으며, 이들에 대한 기록은 그곳에서 발견된 11개의 파피루스에 기록되어 있어 그 수준을 엿볼 수 있다.

이집트에서 한 행상이 돈 몇 닢 주고 산 Ebers 파피루스는 기원전 1500년경에 기록된 것으로 그 길이만도 20미터가 넘는 것이다. 그 기록에는 811종의 처방, 700종의 약물과 그 외에 의료 행위와 관련된 일들이 기록되어 있다. 여기에 수록된 약물들은 다른 문명권에서와 마찬가지로 식물성, 동물성, 광물성 약물을 모두 망라하고 있으며, 이때에 벌써 콜로신스, 센나, 피마자기름 같은 약을 완화제로 사용하였다는 기록이 있어서 이때의 치료의 수준이 상당히 합리적이었음을 보여주고 있다.

또한 이러한 파피루스에는 각종 기도문이 수록되어 있어 주술이나 종교적 힘을 빌어 병을 낳게 하려고 노력했다는 것을 짐작할 수 있다. 그러나 시간이 흐를수록 후대에 기록된 파피루스에는 이러한 기도문의 비중은 점차 줄어들고 있어 질병의 치료에서 합리적인 약의 사용에 더 많이 의존하게 되었음을 보여주고 있다.

중국에서 의약학에 대한 기록은 하왕조에 이미 "산해경"이라는 기록에 의술의 원시적인 형태인 마법 의술에 대한 기록이 들어 있다. 그러나 본격적인 의술에 대한 기록은 기원전 3000년대의 전설적인 인물로 동양에서 의약의 아버지로 알려진 신농에 관한 기록이라고 하겠다.

이 기록은 그의 의술이 구전되어 내려오던 것을 전한조에 이르러 그 유명한 "신농본초경"으로 집대성된 것으로, 여기에는 365종의 약물이 수록되어 있다. 특기할 만한 것은 이때에 이미 마황이 땀을 내게 하는 작용이 있다고 하는, 현대 약학에서도 인정이 되는 것들이 수록되어 있다는 것이다. 이러한 중국의 의학은 나름대로의 질병의 발생과 치료에 대한 독특한 패러다임을 가지고 발전하여 동양의학의 기틀을 마련하였다.

그후 16세기에 이르러 이시진이 52권의 방대한 의약학서인 "본초각목"을 출간하여 중국 의학의 기틀을 마련하였다. 여기에는 천여 종의 약초와 생약, 만여 종의 처방이 수록되어 있다. 고대중국 사람들의 생각은 "세상에는 모든 질병을 치료할 수 있는 약이 있으며, 세상의 모든 것은 다 약으로 사용할 수 있다"고 믿는 것이었다.

6세기경 도홍경은 "신농본초경"에 수록된 약물을 음양으로 분류하였는데 사람에게도 음양이 조화가 이루어졌을 때에는 정상이지만, 이것이 깨지면 질병이 생긴다고 생각하여 음양오행설이 치료의 중요한 지침이 되었다. 이렇게 동서양의 의학이 긴 세월 동안 서로 큰 교류없이 독자적으로 발전할 수 있었던 것은 놀라운 일이 아닐 수 없다. 이는 거리상으로 멀 뿐만 아니라 중국의 독특한 언어와 문자, 그리고 질병발생과 치료에 대한 생각이 크게 다르기 때문이라 여겨진다.

이러한 인류의 초창기 의료의 형태가 서양에서는 그리스 로마 시대를 거치면서 크게 변화를 가져왔고, 이것이 점차 근대의학으로 발전하게 되었다. 오랫동안의 치료의 경험이 쌓이고, 이것이 그리스 사람들의 이성적이고 합리적인 사고와 만남으로써 의약학이 과학화되기 시작하게 된 것이다.

그리스 사람들은 질병을 그 원인에 근거하여 자연현상에서부터 치료를 추구하려고 하였다. 그 시대의 가장 유명한 의사는 Hippocrates이다. 기원전 460년에 태어난 그는 질병치료에 대한 근대적인 생각을 가지고 있었다. 그는 그때까지의 질병치료에 있어서 종교적, 마술적 접근방법을 불식하고 이성적, 경험적, 실증적인 방법에 바탕을 두고 질병을 치료하려고 하였다. 그 당시 사람들은 건강에는 체액의 조화가 중요하고 이러한 조화가 깨졌을 때 질병이 나타난다고 믿었는데, 치료란 이러한 균형을 회복시켜 주는 것이라고 생각하였다. 또 사람은 본질적으로 질병을 치료할 능력을 가지고 있으며, 의약은 이러한 치유능력을 도와주는 것뿐이라고 하였다. 또한 이를 위해서는 적당한 음식, 신선한 공기, 적당한 배설과 혈액유통, 맛사지 등이 필요하다고 하였다.

이 시대 또 한 사람의 유명한 의약자는 Pedanius Dioscorides이다. 그는 그때까지 전하여 내려오던 약물들을 집대성하여 약물학 전집을 내놓았으며, 그러한 업적으로 그는 약물학의 시조라고 불리기도 한다. 이때에는 의약학 개념의 분리는 없었고, 약의 투약은 의술의 역할 중 하나에 불과하였다.

로마 시대는 기원전 5세기부터 5세기까지 천년을 이어온 긴 세월이었다. 로마 시대 사상의 주류는 그리스에서부터 물려받았으며, 의약학도 그리스의 의사들이 로마로 들어와 전파하여 활기를 띠게 되었으며 여기서 더욱 발전하게 되었다.

이 시대에도 다른 많은 훌륭한 의약학자가 있었으나, Claudius Galenos가 이 시대의 대표적인 의약학자라고 할 수 있다. 그는 Hippocrates의 의학을 전수받아 이를 좀더 실험적이며 과학적으로 접근하였다는 점에서 높이 평가받고 있다. 그는 "치료기술에 대하여"란 유명한 책을 저술하였다. 특히 그는 식물성분으로 모든 질병을 치료할 수 있다고 믿었고, 그의 복합 생약제제는 유명하여 지금도 그러한 제제를 galenical이라고 부른다. 그가 죽은 후에도 그의 치료법은 대를 이어 천년을 이어왔다.

동로마 제국 비잔틴에서는 의약학은 별다른 발전없이 단지 그 명맥을 이어왔을 뿐이라고 할 수 있지만, 동로마 제국을 멸망시키고 건설된 사라센 제국을 중심으로 한 아랍에서는 의약학은 크게 발달하고 번창하게 되었다. 이때에 의약학에 대한 방대한 문헌을 수집하고 이를 비치할 도서관이 세워졌으며, 병원을 세우고 의학 교육기관을 설립·운영하여 근대의학의 기틀을 마련하였던 것이다. 또 연금술이 발달되어 화학 발달의 계기가 되기도 하였다. 그러나 이곳에서는 종교적 영향으로 학문이 교조화되는 경향 때문에 의약학의 발전이 장애를 받게 되는 면도 있었다.

그후에 서로마 제국을 정복한 게르만 민족은 기독교 문화와 종교에 흡수되었으며, 기독교 라틴문화는 수도원 안에서 승려에 의해 유지되고 전수되게 되었다. 의약학도 그러한 한계를 벗어나지 못하여 수도원에서 의약학이 전수되었고, 질병을 치료하는 일은 이제 전도사업의 일부가 되었으며, 수도원 안에 약국과 약초원을 가지고 있게 되었다. 그런데 11세기 아랍으로 십자군 원정이 시작되었고, 이러한 문명 사이의 충돌을 통하여 아랍의 발달된 의약학이 유럽에 소개되었다.

이를 계기로 유럽에서도 병원과 의사 교육을 위한 학교를 세우는 등 의약학이 크게 발달하게 되었다. 이 시기의 의학의 역사에서 또 하나의 간과할 수 없는 중요한 일은 14세기 유럽에 흑사병이 돌아 전 인구의 3분의 1이 죽는 대재앙이 일어난 것이다. 이 과정에서 자연히 사람들은 질병을 치료하는 방법에 관심이 커지게 되었다. 또 이 무렵 아랍의 연금술이 유럽에 전파되어 "철학의 돌"은 모든 질병을 다 낳게 할 수 있다고 믿었다. 그 결과 한 물질을 다른 물질로 바꾸는 기술인 화학에 대한 관심과 지식이 점차 커지게 된 것이다.

15세기 그리스 의학의 중심지였던 콘스탄티노플이 터키에 점령당하자 많은 학자들이 이탈리아 쪽으로 피난하여 몰려오면서 르네상스 운동이 일어나 사상의 자유와 개인주의를 숭상하는 그리스 정신이 다시 팽배하게 되었다. 사람들은 예술, 문학, 철학, 종교, 과학 모든 분야에서 그들을 지배하던 성직자들의 스콜라 학파의 속박에서부터 벗어나서 사상적으로 독립하려고 하였다. 의약학도 이러한 움직임에 따라 자연법칙에 의한 관찰, 실험, 추리 등을 중시하는 사상이 퍼지면서 큰 발전의 계기를 맞게 되었다. 또 금속활자의 발명으로 인쇄술이 발달되어 학문의 보급이 가속화되었으며 의약학도 여기에 편승하여 크게 보급되었다.

1530년 Copernicus가 지동설을 내놓아 세상을 뒤흔들어 놓을 무렵, 의학계에는 한 사람의 반항아가 나타났으니, 그의 이름은 Paracelsus이었다.

그는 스위스 의사의 아들로 태어나 33세에 바젤 대학의 교수가 된 사람이다. 그는 전통적 의약학에서 종래의 학설을 비판없이 받아들이는 사람들을 공개적으로 비판했으며, 치료는 실험과 관찰을 통한 객관적 결과에 기초하여야 한다고 하였다. 그는 종래의 치료법은 속임수라고 하였고, 권위에 맹종하는 것을 비난하였다. 그때까지 금과옥조로 여겨왔던 Galenos의 권위를 거부하였으며, 그의 치료법을 조롱하였다. 그는 여러 가지 약물을 섞어서 처방하는 것은 유효성분을 불필요하게 희석시키는 것에 불과하다고 하였고,

약도 독이며, 약의 작용과 독 작용의 차이는 용량에 좌우된다고 하였다.

그는 "치료란, 화학물질이 작용하는 것"이라고 역설하였고, 연금술의 과제는 금이나 은을 만드는 것이 아니라 "약을 만드는 것"이라 하였다. 그는 성격이 과격했고 괴팍했으며, 과장과 비방을 아끼지 않았기 때문에 결국 보수주의자들의 반발에 부딪혀 대학에서 쫓겨나고 비참한 최후를 맞게 되었다. 그러나 그의 치료법은 그때까지의 치료법에 비하여 그 효과가 너무나 우수했기 때문에 그가 죽은 후에도 그의 명성은 대단했으며, 그의 추종자들에 의해 Paracelsus학파가 형성하게 되었다. 그런 의미에서 Paracelsus는 현대 의학의 아버지라고 불리워야 마땅하다고 하겠다.

1429년에 신대륙이 발견되고 그 곳에서 약으로 사용되던 여러 가지 약초들이 유럽으로 들어와 사용하게 되었는데 코카엽과 킨코나가 그 대표적인 것이다.

Galenos가 죽은 후부터 Paracelsus의 시대까지 1300년을 의약학의 중세기라고 부른다. 이 시기에 처방은 매우 복잡하여 조제가 힘들고, 품질의 균일화가 어렵게 되었다. 그래서 약을 처방하는 의사나 이를 조제하는 약사들을 위하여 약품의 품질을 표준화할 필요성이 대두되었으며, 플로렌스를 위시하여 유럽의 여러 곳에서 개인 또는 의약학 기관이나 단체들이 이런 목적을 위해 약전을 만들기 시작하였다.

이러한 약전은 처방을 표준화하고 약사들에게는 조제에 대한 지침서였다. 또 의사가 자신이 처방한 약물의 조성과 강도를 조절하고 약국 조제를 감시하려는 목적에서 제정되었으며 그 당시에는 법적인 강제성은 없었다. 16세기에 들어 뉴렌베르크를 위시하여 여러 곳에서 공정서의 성격을 띤 약전이 제정되었고, 17세기에는 영국의 약전이 만들어지고, 18세기에 들어서는 다른 여러 나라의 약전이 제정되게 되었다.

17, 18세기는 현대 의학이 태동하기 위하여 준비하는 시기라 하겠다. 그때까지 오랫동안 내려오던 미신과 종교적 교리와 억압에서 벗어나 질병도 자연현상의 일부이고 질병의 치료도 자연과학의 법칙에 근거하려는 노력이 시작되었던 시기이다. 과학의 발달로 그때까지의 많은 의약계의 학설들이 근거가 없고, 허무맹랑한 것이라는 것이 알려지기 시작하였으며, 또 많은 새로운 학설들이 나오게 된 것이다. 그러나 그 당시의 과학 발달의 수준은 미미하여 생명 현상을 설명하기에는 역부족이었고, 그래서 의약학의 수준도 거기에 머무를 수밖에 없었다.

19세기는 과학의 발달이 급속도로 이루어지기 시작하는 시기이다. 생물학에서는 Darwin의 진화론이 나왔고, Schleiden에 의하여 식물세포가 발견되었다. 화학에서는 Wöhler가 무기물에서 유기물인 요소를 합성하였으며, Lavoisier에 의하여 산소가 발견되었다. 이러한 과학의 발달에 힘입어 19세기는 현대 의약학이 태동되기 시작하던 시기라고도 할 수 있겠다.

이 시기에 일어난 가장 두드러진 일은, 생약을 그대로 혹은 가공하여 약으로 써 왔던 것 대신에 그 유효성분을 추출·분리하여 약으로 사용하게 된 것이다. 특히 이러한 일들은 지금까지와는 달리 대부분 약사들에 의하여 이루어져 이 시기의 의약학의 발달에 약사들의 기여도는 괄목할 만한 것이었다.

약국의 조수였던 Sertuerner는 아편에서 모르핀을 단일성분으로 분리하는 데 성공하였는데, 이것은 그 당시로서는 획기적인 일이었고, 이것을 시발점으로 하여 전 유럽에서 생약에서부터 유효 생리활성 성분을 분리하는 열풍이 불게 되었다. 이러한 성분들은 대부분 식물성 염기인데, Meissner란 약사는 이러한 식물성 염기가 수많은 다른 식물에도 함유되어 있음을 알고, 이들을 통틀어 알카로이드라고 부르기 시작하였다.

이러한 일을 한 사람들 중에서 Pelletier와 그의 젊은 조수 Caventou의 업적이 가장 뛰어나다고 하겠다. 그들은 1817년에서 1820년 사이에 에메틴, 스트리크닌, 콜히친, 브루신, 키니네, 킨코닌 등 지금도 누구나 다 잘 알고 있는 알카로이드를 단리하는 데 성공하였다.

이러한 유효성분을 순수하게 분리함으로써 이러한 유효성분을 약품으로서 표준화 · 균등화시키고, 이들의 용량을 적정화시킬 수 있게 되었다. 특히 그 당시는 말라리아가 창궐하던 시대라 말라리아 치료제인 키니네의 분리가 가져온 사회적 충격은 매우 커서 많은 키니네 제조공장이 설립되었다.

19세기 의약계에 또 하나의 중요한 일은 미생물학의 발전과 면역요법의 개발이라고 하겠다. Louis Pasteur는 발효작용이나 부패작용이 미생물의 증식에 의해 발생되는 것을 실험을 통하여 증명했으며, 가열에 의해 미생물을 죽임으로써 방지할 수 있다고 하여 센세이션을 일으켰다. 그는 이를 근거로 파스퇴르 멸균법을 개발하였다. 또한 양의 탄저병을 연구하던 중에 우연히 예방접종에 의하여 병을 예방할 수 있다는 면역요법을 알아내게 되었다.

또한 1894년에는 Boehring에 의해 디프테리아 항독소가 개발되었다. 이러한 일련의 발견들을 통하여 질병퇴치에 백신과 항독소 등 생물학적 제제가 출현하게 되어 질병치료에 또 하나의 혁명을 가져오게 되었다.

19세기 후기 독일에서는 색소공업이 크게 융성하여 유기화학이 발달되고, 많은 새로운 화합물이 합성되었다. 그래서 이들을 활용하여 새로운 약효를 가진 의약품을 개발하는 제약공업이 출현하게 되었는데, 이를 통해 해열제, 수면제, 화학 요법제 등 많은 새로운 의약품들이 개발되었다.

19세기 산업혁명은 제약산업에도 큰 영향을 주었다. 제약공장에서는 키니네, 파파베린 같은 알카로이드뿐만 아니라 엑기스제, 엘릭시르제와 같은 생약제제까지 대량 생산이 가능하게 되었다. 이러한 변화는 의료활동에서 약국의 역할에도 변화를 가져오기 시작했으며, 제제를 직접 조제할 필요성이 점차 감소하여 약사의 활동에도 큰 영향을 미치게 되었다.

또 이 시기의 중요한 발견은 클로로포름과 에테르 같은 전신마취제의 개발이라고 할 수 있겠으며 이로 인해 외과수술의 기술이 좀더 확대 보급되었다.

사실 19세기 전반부까지만 해도 의약학이라는 것은 경험과 시행착오의 소산이었고 아직 미신적인 학설에 많이 근거하고 있어서 실질적으로 질병의 치료에 큰 도움이 되지 못하였다. 그 당시 미국에서도 치료방법이라는 것은 환자가 기진할 때까지 피를 빼낸다든지, 설사약으로 장의 내용물과 나쁜 기운을 씻어내는 방법이 보편화되어 있어서 치료보다는 병을 악화시키는 경우가 허다하였으며, 약효의 많은 부분이 placebo 효과였다.

그러나 19세기 후반부에서는 상황이 변하였다. 산업혁명으로 제약산업의 기술이 발달하여 코카인이나 디지톡신 키니네 같은 식물성분이 치료에 쓰이기 시작하였으며, 안티피린이나 아스피린 같은 해열제가 합성되어 환자에게 실질적인 도움이 되기 시작하였다.

그러나 그러한 공헌 중에서 가장 두드러진 것은, 병을 옮기는 것은 병원균이 주범이라는 것과 이들의 감염 경로가 밝혀지고 멸균법이 알려지게 된 것이다. 이들 발견 중에서 대장균의 발견은 미생물학 발전에 생각보다 많은 기여를 했다. 병원균이 아닌 대장균을 사용한 실험을 통하여 배양기술, 배양액의 개발, 멸균법, 분리 염색 방법 등이 발달하여, 그 결과 병원균의 배양액에서부터 여러 가지 toxin과 또 항독소를 분리하여 치료에 활용하게 되었다. 또 여러 가지 백신이 개발되어 생물학적 제제의 개발에 길이 트이게 된 것이다.

20세기에 들어서 많은 질병은 세균의 감염에 의한 것으로 알려지게 됨에 따라 의약학의 가장 시급한 과제는 감염증 치료제를 개발하는 것이 되었다.

20세기 초 의약학 발전에서 획기적인 발견이 있었는데, 이것은 1907년 Ehrhich가 인간이 만든 최초의 마술의 탄환(magic bullet)이라고 하는, 인체에는 큰 해가 없이 감염균만을 죽이는 약인 살바르산을 만들어 매독을 치료할 수 있게 된 것이다.

또 1908년에 독일의 Gelmo는 설파제를 합성하였고, 1932년 Domagk는 이러한 설파제가 탁월한 항균작용을 가지고 있음을 발견하여 항균제 개발의 큰 문을 열게 되었다.

그러나 의약품 개발의 역사상 가장 중요한 발견은 뭐니뭐니해도 1929년 London 대학의 Fleming에 의한 페니실린의 발견이라고 할 수 있다. 페니실린 발견의 일화는 너무나 잘 알려져 있다. 그후 1938년 Oxford 대학의 Florey와 Chain에 의해 페니실린을 제제로 만드는 데 성공하여 세균감염에 의한 질병의 치료에 혁명을 가져오게 되었다. 이것을 시발점으로 하여 수많은 항생물질이 발견되고 바야흐로 항생물질의 시대를 열게 되었다.

한편, 1922년 Banting에 의하여 인슐린이 발견되고, 1935년 Kendall은 "기적의 약" 부신피질 호르몬인 코르티손을 발견했으며, 이를 출발점으로 하여 스테로이드 호르몬 제제 개발이 시작되었다.

또한 1950년대의 소아마비 백신의 개발도 빼놓을 수 없는 업적이다. 1955년 Salk가 바이러스를 원숭이의 신장세포 내에서 세포배양을 하는 방법으로 주사용 소아마비 백신을 만들었고, 몇 년 후에 Sabin이 소아마비 바이러스를 약화시켜 경구용 백신을 만들어 소아마비의 예방이 가능해졌다. 이 두 제제의 우월성에 대한 논란은 지금도 계속되고 있는 실정이다. 이외에도 먹는 피임약이 개발되어 큰 사회적 충격을 주었다.

또 무수하게 많은 향정신성 약물들이 개발되었다. 그 과정에서 탈리도마이드 사건과 같은 엄청난 비극이 있기는 하였지만 새로운 약은 쉴새없이 개발되었다.

20세기에서 과학은 두 번의 세계대전을 치르면서 지금까지 없었던 빠른 속도로 발전하였다. 새로운 측정장치들이 개발되고, 방사선 동위원소 기법 등의 도입, 우수한 분석기기의 출현 등으로 생명과학에 대한 연구는 급진전하게 되었고, 이러한 과학에 힘입어 의약품의 개발도 빠르게 이루어졌다. 이로 인해 여러 가지 우수한 치료제들이 개발되어 사람의 병을 낫게 하고, 고통을 덜어주고 있으며, 의약품도 일상 상품처럼 흔하게 사용되게 되었다. 그래서 20세기를 약학의 세기(Pharmaceutical Century)라고 부른다.

미국의 경우, 1937년부터 1957년까지 30년 사이에 의약품의 소비는 10배로 증가하였고, 이러한 증가추세는 지금도 계속되고 있다. 이제는 교통과 통신의 발달로 세상은 하루가 다르게 세계화되고 있어 의약품의 개발도 이러한 세계시장 위에서 이루어지게 되었다. 이러한 제약산업의 발달은 약사들의 활동과 위상에도 큰 영향을 미치게 되었다. 품질이 좋고 균일화된 우수한 약품이 공장에서 대량생산되어 자연히 약국에서의 제제기술은 쇠퇴하고, 따라서 약사들의 역할은 제제를 조제하는 것보다도 의약품의 사용 관리에 좀더 큰 비중을 두게 된 것이다.

20세기 후반부터 의약품 개발의 주과제는 항암제와 AIDS를 위시한 항바이러스 제제의 개발에 목표를 두고 있다. 생각보다 많은 질병이 바이러스 감염증임을 생각하면 이 분야의 연구개발은 시급한 일인 것이다. 그러나 이 분야의 연구성과는 그 노력에 비하여 아직 그 성과가 미흡하다고 하겠으며 이 분야의 연구는 앞으로도 계속될 것이다. 또 많은 사람들은 앞으로 의약품 개발의 핵심은 유전자 치료법(Gene Therapy)이 될 것이라 예측하고 있다.

새로운 의약품의 개발에서 가장 큰 문제점은 의약품의 높은 부가가치에도 불구하고 개발에 따른 경비가 막대하며, 개발에 관련된 규제가 워낙 까다로워 소요되는 시간이 너무 길고, 실패에 대한 위험 부담이 매우 높다는 것이다. 따라서 의약품 개발에서 시행착오를 최소화하여 그 경비를 줄여야 하는 것이 중요한 과제이다.

의약품 개발의 전형적 방법은 어떤 특정 약리작용을 가지고 있는 화합물이 발견되면, 이것을 lead 화합물로 하여 그 작용을 나타내는 골격은 유지하면서 그 구조를 조금씩 변형시켜 약리작용을 극대화하고 독 작용과 같은 부작용을 최소화시키는 과정을 거치는 것이 일반적인 방법이다.

이제는 생화학, 생리학, 생물물리 등의 발달로 많은 약물의 작용기전이 밝혀지고, 수용체의 실체와 수용체와의 결합 양상이 규명됨으로써 어떤 특정 약리작용을 나타낼 것이라 예상되는 의약품의 구조를 미리 예측하여 설계한 후에 합성하고, 그 작용을 시험하는 과정을 거쳐 개발된다.

이러한 화합물이 설령 우수한 작용이 있음이 확인되어도 위장에서 흡수가 되지 않는 등 제제학적 성질 때문에 상품으로서의 개발에서 탈락되는 경우도 허다하다. 따라서 이러한 가능성을 미리 예측하여 개발의 마지막 단계에서 문제점이 발생하는 것을 최소화하도록 노력하고 있다. 또한 의약품 개발에서 새로운 화합물의 개발도 중요하지만 이미 개발된 의약품의 성질을 개선하여 새로운 약을 개발하려는 노력도 병행하고 있다.

21세기의 의약학은 어떤 형태로 변할 것인가? 의약학의 발전의 한계를 아무도 예측할 수는 없다. 그런데 이러한 의약학의 엄청난 발전에 대해서는 낙관적인 생각과 비관론이 공존한다.

비관적인 견해는 이러한 질병치료와 생명 공학적인 기술이 발달되면 장차 초능력을 가진 인간이 만들어질 가능성이나 생명 윤리에 대한 문제는 덮어두고라도 현실적으로 의료 수혜에 있어서 심한 불평등의 현상이 나타날 우려가 크며, 이러한 불평등의 원인은 경제력이라는 것이다. 의료기술과 환상적인 약의 발달로 오래 살 수 있는 길이 열리지만, 이것은 돈 많은 사람들의 차지라는 것이다.

그것에 비해서 낙관론은 우수한 치료수단과 의약품이 개발되면, 결국 이것은 어떤 형태로든 인류 모두의 행복에 기여할 것이라는 것이다.

제2장 신약개발

약이란 사람의 질병을 예방하거나 치료하기 위하여 사용하는 물질이다. 기본적으로 그러한 작용을 나타내는 것은 화학물질이며 따라서 신약개발이란 이러한 작용을 가진 새로운 화학물질을 찾아내는 것이라고 하겠다. 물론 생물학적 제제가 있기는 하지만 이들의 작용도 결국은 이러한 제제 중에 들어 있는 화학물질의 작용이라는 것을 누구나 다 인정하는 것이다.

이러한 약은 약의 효과가 있어야 함은 물론, 그보다 더 중요한 것은 원하지 않는 부작용이 나타나지 않고 혹 나타나더라도 그 정도가 참을 수 있을 정도여야 한다. 또 먼 훗날까지도 뜻하지 않는 부작용이 나타나 건강을 해치거나 생명을 빼앗아 가는 일이 없어야 한다는 까다로운 단서가 붙는다. 그러기 때문에 의약품 개발에서 무엇보다 중요한 것은 우선 약의 안전성을 확보하는 것이라고 하겠다.

따라서 신약을 개발하여 이를 시장에 내어놓는 허가과정에는 안전성에 대한 정부의 까다로운 규제가 당연히 있어야 한다는 것은 쉽게 이해가 될 것이다.

의약품의 개발이란 화합물에 엄청나게 큰 부가가치를 부여하는 작업이므로 이러한 것을 주도하는 제약산업은 어떤 산업보다도 여러 분야의 고도의 발달된 기술을 필요로 하는 기술 집약형 산업이라고 하겠다. 또한 막대한 자금과 시간이 필요하며 엄청난 부가가치만큼이나 실패에 대한 위험 부담도 큰 산업이기도 하다. 지금까지 우리나라의 제약산업은 주로 외국에서 개발된 약을 원료로 수입하거나 국내에서 합성하여 이를 제제화한 후에 상품화하는 것에 불과한 형편이었고 때로는 생약성분이나 한약성분의 제제화의 수준을 넘어서지 못한 것도 사실이다.

그러나 우리나라에서도 스스로 개발한 의약품이 없이는 국내 제약산업은 외국기업에 종속될 수밖에 없고 지적 소유권의 확보가 점차 더욱 절박해진다는 국제적 현실에 유의하여 때늦은 감이 있으나 1990년대부터 정부에서는 신약개발에 큰 관심을 가지고 본격적으로 산업계와 학계에 신약개발에 대한 연구지원을 하기 시작하였다. 그러나 그 동안 전 국민에게 의료보험을 시행하기 위한 정부의 무리한 저수가 정책으로 제약회사들은 신약개발에 투자할 만한 이익을 내지 못하여 영세화되고, 적극적으로 신약개발이란 모험에 뛰어들 만큼의 여력이 비축되어 있지 않았다. 또한 연구개발의 기술력조차도 일천하여 아직 그 연구지원의 성과는 미미한 단계에 불과하다고 하겠다.

아직 우리나라에는 독자적으로 개발된 신약이 없다고 하여도 과언은 아니다. 또한 아직 본격적인 지원이 시작된 기간도 충분하지 못하기 때문에 벌써 그러한 조그마한 투자에 대해 가시적인 성과를 기대하는 것은 너무 성급한 기대라고 할 수도 있겠다. 그러나 그러한 비교적 짧은 기간 동안의 노력이 결실하여 지금까지 4건의 화합물이 정부로부터 신약이란 허가를 받았다. 비록 이들이 아직 세계적으로 통용되는 신약이 될 것인가 하는 것은 미지수이지만 그 가능성을 보여주었다는 데서 큰 뜻이 있다고 하겠다.

신약개발이란 어떠한 것이며 어떠한 절차에 의해 이루어지고, 그 문제점이 무엇인가를 그 역사와 실적이 일천한 우리나라의 현실에서 설명하는 것은 어렵고 또 아무런 뜻이 없다. 단지 우리나라에서도 늦게나마 신약개발이라는 것에 관심을 갖게 된 것만으로 다행이라고 하겠다. 아무래도 오늘의 제약산업은 급속도로 세계화되어가고 있고 또 미국의 주도하에 이루어지고 있다고 하여도 과언은 아니기 때문에 신약개발의 실적이 많이 쌓여있는 미국의 여러 가지 통계와 예를 들어서 설명하는 것이 불가피하고 또 이해를 돕는 데 더욱 효과적이라고 생각한다.

신약개발에 따르는 규제가 어느 다른 나라보다 까다롭기로 소문난 미국에서 신의약품 개발의 절차를 살펴보는 것은 의약품 개발에서 안전성을 얼마나 중요시하고 있으며 또 의약품 개발이 얼마나 어려운 과제인가를 이해하는 데 큰 도움이 될 것이다.

미국에서 신약개발을 허가하는 일은 미국 식약청인 FDA(Food and Drug Administration)에서 관장한다. 이러한 신약개발의 단계는 5단계로 나뉜다.

우선 전 임상단계로 이 단계는 약효가 예상되는 화합물을 찾아 합성하고 동물을 사용하여 그 화합물의 생물학적 활성과 안전성을 검사하고 확인하는 단계이다. 이 과정에서 의약품으로 개발될 가능성이 충분하다고 확인되면 제약회사는 그 화합물을 FDA에

IND(Investigational New Drug)으로 등록을 신청한다. FDA가 30일 이내에 이 신청을 거부하지 않으면 자동적으로 그 품목은 IND 약이 되어 그 다음의 절차로 들어가게 된다. 이 과정에 소요되는 기간은 보통 1~2년이다.

그 다음 과정은 일상(Phase I)시험으로, 여기서는 보통 100명 이하의 건강한 지원자들을 이용하여 건강한 사람의 몸에서의 약물의 적용과 안전성을 시험하게 된다. 처음에는 낮은 용량에서부터 시작하여 점차 약물의 용량을 증가시키면서 약물의 안전성, 효과 및 대사경로를 규명하는 것이다. 이 과정에 보통 1년이 소요된다.

이러한 일상시험을 통하여 인체에서의 약효와 안전성이 검증되고 나면 그 약물은 이상(Phase II) 시험으로 들어간다 여기서는 약 200~300명의 환자에게 그 약을 투여하면서 약물의 효능과 부작용을 기존의 치료방법이나 의약(placebo)의 작용과 double-blind test로 비교하게 된다. 이러한 시험은 대학병원이나 정부의 의료기관에서 행해지고 이를 위해서는 보통 약 2년의 기간을 필요로 한다고 한다.

그후의 삼상(Phase III)시험은 병원이나 진료소에서 1000~3000명의 환자에게 직접 투약하며 기존의 치료법과 비교하여 그 치료효과를 확인하는 단계로서 보통 3년의 기간이 소요된다. 이 과정을 성공적으로 통과하면 제약회사는 시험자료를 첨부하고 FDA에 그 약을 ND(New Drug)로 허가해 줄 것을 신청하게 되며 FDA는 이를 종합적으로 검토한 후에 이를 승인함으로써 드디어 그 화합물은 신약의 자격을 얻어 시판으로 들어가게 된다. 만약 허가를 내주기 위해서 검토해야 할 더 많은 시험 자료가 필요하다고 판단되면 FDA는 이를 요구할 수 있다. 이러한 절차를 거치기 위해서는 보통 2년의 기간이 필요하다.

그러나 이러한 까다로운 절차를 거쳐 신약으로 시판하는 허가를 얻었다는 것은 마라톤 경기에서 결승점 우승테이프를 끊는 것과는 다르다. 허가가 떨어졌다고 해서 모든 번잡한 절차들이 다 끝난 것은 아니기 때문이다. 또 하나의 관문인 사상(Phase IV)시험이 기다리고 있기 때문인데, 이러한 사상시험이란 시판 후의 약물의 사용과 관리 중에서 발생하는 문제점에 대한 사후 감시제도를 말한다.

사상시험은 제약회사, FDA 또는 그 약에 특별한 관심을 가지고 있는 제삼자의 요구에 의하여 시행될 수 있다. 일단 시판허가를 받은 약은 제약회사가 그 사용량, 적응증, 조성 등의 허가내용을 임의로 바꾸지 못한다. 그러나 대부분의 제약회사는 그 약의 적응증의 범위를 확대하고 싶어한다. 그래서 만약 허가를 신청한 후에 그 적응증의 범위를 확대할 만한 이유가 생겨 이런 내용들을 고치려면 사상시험을 신청하여 이를 거쳐야 한다.

예를 들면, FDA는 1997년 음경의 발기부전증의 남성에게 투약하도록 Pfizer의 Viagra를 허가하였다. 그러나 의사들은 그들이 필요하다고 생각되는 어떤 증상에도 합법적으로 이 약을 처방할 수 있기 때문에 성기능장애인 여성에게도 이 약을 처방하지 못할 이유가 없다. 하지만 제약회사는 이러한 내용을 그 설명문에 첨가할 수 없고 그러기 위해서는 그 내용을 신청하여 사상시험을 거쳐야 한다.

또 FDA는 허가과정에서 허가를 유보할 정도는 아니지만 어떤 예상되는 문제점을 확인하고 싶거나 사용과정에서 어떤 문제점이 발생했다고 판단되던가, 혹은 다른 약물과 같이 병용했을 때에 생기는 약물 상호작용에 의한 예기치 못한 문제점이 발생하거나 또는 약품을 장기간 보관시 제제의 성분의 물리화학적 안전성에 문제가 있다고 판단되면 이에 대한 사상시험을 하도록 명할 수 있다. 만약 사상시험에서 그 의약품의 사용에 문제점이 있다고 결론이 나면 FDA는 그 약을 시장에서 수거하도록 명할 수 있다.

국민들의 생명을 담보로 하고 안전성을 최우선으로 하는 신약개발에서 의약품 허가절차는 그 허가가 아무리 어렵더라도 지나치지 않으며 여기에 이의를 제기할 사람은 없다. 그러나 현재 신약 허가를 받는 데 걸리는 시간이 너무 오래 걸리는 것은 틀림없다. 이러한 경직된 허가절차를 아무런 예외없이 모든 경우에 획일적으로 적용한다는 것은 아무래도 무리한 일인 것이다.

예를 들어, 치료가 불가능하여 생명의 위협을 받는 상태의 암환자나 에이즈 환자에게 사용할 특수한 약에 대해서까지 똑같은 규정을 적용하는 것은 무리한 일인 것이다. 이런 환자들이 큰 효과가 기대되는 약이 개발되고 있는 것을 알고 있는데 그것이 최종 시판허가를 얻을 때까지 기다리게만 하는 것은 그런 환자들에게는 너무 가혹한 일이라고 하겠다.

이러한 점을 고려하여 최근에 FDA는 허가절차에 융통성을 발휘하여 그러한 한정된 약물에 대해서는 안전성과 약효가 충분히 검증되기 이전에라도 특수한 환자에게 사용할 기회를 열어줄 수 있는 제도를 마련하고 있다. 이러한 종류의 약물에 대해서는 아직 개발의 허가절차가 진행과정중에 있다 하더라도, 예외적으로 임상시험에서 규정상 시험대상으로 하는 환자뿐만 아니라 다른 일반 환자에게도 투약을 허용할 수 있도록 하여 많은 환자에게 복약의 기회를 주거나 그 시험기간을 대폭 단축 또는 면제하는 방법 등으로 이러한 투약의 기회를 확대하고 있는 것이다.

Tufts 대학의 신약개발연구소의 통계에 따르면 새로운 신약 하나를 개발하기 위해서는 연구가 시작되어 신약으로 상품화되는데 걸리는 기간이 보통 12년에서 15년 정도 걸리며, 약 5000개의 화합물을 검색하여 그 중에서 5개 정도가 약효시험, 동물시험 등의 전임상시험을 통과하여 사람을 대상으로 하는 임상시험에까지 도달할 수 있다는 것이다. 또 여기서 하나 정도가 임상시험을 안전하게 통과하여 새로운 약으로 FDA에 의해 인정받아 시판된다고 한다.

이러한 하나의 신약을 개발하는 데 드는 비용은 평균 5억 5천만 달러가 소요되는데 우리나라로 약 7000억 원 정도의 돈이 든다고 한다. 약 하나를 개발하기 위해서 감히 그렇게 큰 돈을 투자하면서 그만한 세월을 기다릴 수 있는 기업이 과연 우리나라에 몇이나 있겠는가 의문이 든다.

이러한 신약개발에서 가장 어려운 점은 개발에 따르는 경비가 개발의 단계가 진행될수록 기하급수적으로 증가한다는 것이다. 신약후보물질이 개발 초기에 탈락되면 큰 문제가 아니지만 개발의 단계가 높아질수록 그 비용이 눈덩이처럼 증가하기 때문에 개발의 마지막 단계에서 탈락되는 것은 그만큼 제약회사로서는 경제적인 손실을 크게 입게 되는 것이다.

특히 제약회사를 어렵게 만드는 것은 임상시험에서는 나타나지 않았던 간 독성 같은 것이 제품을 시장에 내놓은 후, 시간이 어느 정도 지난 후쯤 갑자기 나타나 제품을 시장에서 수거할 수밖에 없는 일이 발생하는 것인데, 이것은 그 비용은 말할 것도 없고 사람의 목숨이 달린 일이기 때문에 문제는 더욱 심각해진다. 거기에

다 부작용에 따르는 소송까지 겹치게 되면 설상가상이 되는 것이다. 그래서 이러한 탈락이 예상되는 물질을 일찍이 예측하고 이들을 후보에서 일찌감치 탈락시키는 것은 경비를 절약하고 효율적으로 약품을 개발하기 위하여 너무나도 중요하며 신약개발 산업의 성패를 좌우할 수 있는 요인이 될 수 있는 것이다.

동물시험에서 약효와 안전성이 검증된 화합물이 그후 과정에서 탈락되는 원인을 분석하여 보면 40%가 화합물의 물리적 성질이 약의 성질로서 알맞지 못하여 생기는 것이다. 즉, 약물의 약동력학적인 성질이 적당하지 못하여 위장에서 흡수가 안되던지 소수성이 너무 커서 세포막 투과에 문제가 있다든지 하는 이유 때문에 의약품으로 적절치 않아 탈락되는 것이다.

또 11%의 화합물은 동물시험을 할 때에는 나타나지 않았던 간독성이 사람에게서 나타나서 탈락되는 것이라고 한다. 다시 말해, 그 화합물이 체내에서 흡수(absorption), 분포(distribution), 대사(metabolism), 배설(excretion), 독성(toxicology)의 문제점들인 ADME/Tox 문제 때문에 더 이상 의약품으로서의 개발을 계속할 필요가 없다고 판단되어 탈락시키는 것을 말한다.

최근에는 combinatorial chemistry와 같은 합성기술의 발달로 엄청나게 많은 수의 화합물이 비교적 손쉽게 합성되어 공급되어진다. 따라서 약효시험을 시작하기 이전에 이들 중에서 자격미달자라고 예상되는 화합물을 골라내어 탈락시키는 것은 성공의 확률을 높이기 위해서 효율상 매우 중요한 절차라고 할 수 있다.

제약회사들은 일찍이 ADME/Tox 성질을 검증할 수 있는 실험방법과 컴퓨터 프로그램을 그 나름대로 개발하여 활용하고 있다. 여기서 판단의 기준으로 흔히들 Lipinski의 법칙을 잣대로 많이 적용한다. 이것은 화합물의 분자량, 소수성, 수소결합 능력 등에 어떤 기준을 정하여 흡수가 나쁠 것이라 예상되거나 다른 적당치 못한 성질을 가진 화합물을 골라내어 탈락시키는 것이다. 분자량이 너무 크거나, 소수성이 너무 높거나, 수소 결합을 너무 잘하는 화합물은 1차 제거의 대상이 된다. 그러나 이러한 기준은 대부분의 의약품은 생체에서 세포막을 통한 이동은 단순확산으로 보아서 정한 것이고 수송체를 통하여 이동하는 화합물은 여기서 예외가 된다. 따라서 이러한 잣대는 참고사항일 뿐이지 꼭 지켜야 할 법칙은 아닌 것이다.

신약개발에서 이보다 더 중요한 기본적인 질문은 어떤 화학구조와 성질이 그 화합물을 약으로 작용하도록 만드는가를 알아내는 것이다. 이를 정확히 예측할 수 있다면 초기에 이미 승패를 가름할 수 있을 것이다. 대부분의 약은 경구 투여되어 위장에서 흡수되고, 간으로 가서 부분적으로 대사를 거친 후에 순환계로 들어가 전신으로 퍼지며, 표적, 즉 수용체에 도달하여 이와 결합해서 약리작용을 나타내게 된다. 이런 과정 중에서 가장 중요한 과정은 표적과 약물과의 결합이라고 할 수 있겠다. 따라서 특정한 약효를 내는 화합물은 이러한 약효를 내는 수용체인 표적과 잘 결합하여야 한다.

컴퓨터에 의한 계산방법의 혁신으로 이러한 표적의 입체적인 contour가 규명되고 여기에 잘 결합할 수 있는 화학구조가 예측이 가능해짐으로써 좀더 효과적으로 이러한 표적과 결합할 수 있는, 즉 약효가 우수할 것이라고 예상되는 약물을 비교적 쉽게 찾을 수 있게 되었다. 이러한 수용체와 약과의 결합에는 약물의 입체적 구조뿐만 아니라 약물의 유연성이 매우 중요하다고 생각하고 있다. 화합물의 화학구조가 너무 경직되어도, 또 너무 유연해도 부정적이라 알려지고 있다.

이러한 컴퓨터 과학의 발달은 의약품개발의 방법의 모든 면에서 혁신을 가져오고 있다. 거의 모든 유기화합물의 구조와 물리화학적 성질, 보고된 생리활성 등 모든 것이 데이터베이스화됨으로써 특정 생리활성이 예상되는 구조를 찾는 각종 프로그램이 개발되고, 심지어 간 독성까지 예측할 수 있는 프로그램이 개발되어 활용되고 있다. 이러한 것들을 통한 의약품 구조예측을 computeraided drug design이라고 하고 이러한 방법이 장차 신약개발의 주류를 이룰 것이다.

자유시장 논리에 의하면 제약산업도 이익을 내고 투자자에게 이익을 분배하기 위해 존립한다. 앞선 이야기처럼 하나의 신약을 개발하기 위해서는 막대한 개발비와 시간이 걸리고 거기에 따르는 위험 부담 또한 매우 높다. 제약산업은 국민보건을 위한 산업이란 사명감은 가지고 있지만 그러한 사명감만으로 기업을 지탱할 수는 없는 것이다.

신약개발의 과정에서 효과가 탁월하고 우수한 약이 될 수 있는 후보물질이 발견되었다 하더라도 희귀병과 같은 한정된 수의 환자만을 위한 약일 경우 문제가 된다. 그러한 환자들을 생각하면 비용에 상관없이 개발이 절대적으로 필요하기는 하지만 개발비에 비하여 예상되는 이익이 너무 적어, 다시 말해 상업성이 떨어져 개발을 계속해야 하느냐 아니면 중단하는 것이 더 경제적이냐 하는 것을 선택해야 할 심각한 딜레마에 빠지게 되는 경우에 도달하게 된다. 이러한 약들은 개발되어도 워낙 시장이 좁기 때문에 정상적으로는 가격이 턱없이 비현실적으로 높기 때문에 많은 사람이 사용할 수 없게 되어 시장은 더욱 좁아지게 된다.

미국에서는 이러한 종류의 약, 즉 환자의 수가 20만 이하의 경우 이들만을 위하여 개발된 약을 고아약물(orphan drug)이라고 부른다. 이러한 고아약물 개발의 중요성이 미국에서는 TV프로그램 "Quincy"를 통하여 일반에게 많이 인식되어 1983년에는 Orphan Drug Act란 법안이 통과되었다. 이 법에 따르면 정부는 이러한 약을 개발하는 제약회사에게 여러 가지 재정적인 특혜와 판매 독점권을 주어 개발을 장려하고 있다. 즉 고아약물에게 부모를 짝지어주기 운동을 하는 것으로 이미 많은 약이 짝지우기에 성공하였다. 그러나 제약산업에서는 이러한 장려책이 턱없이 불충분하다고 불만이어서 전망이 순탄치만은 않은 것 같다.

지난 수십 년 동안 제약산업은 감염질환, 정신질환, 통증, 알레르기, 피임 등에 대한 치료 약물의 개발에서는 괄목할 만한 발전을 했으나 희귀병에 대한 치료약물의 개발에는 미온적이었으며, 개발하더라도 단지 제약회사의 이미지 홍보차원에서 개발하였을 뿐, 경제적인 도움이 되지 않아 오히려 부담이 되었을 뿐이었다.

한편 많은 제약회사의 연구실 서랍 속에는 그 동안 개발이 유보된 많은 후보 약들에 대한 기록이 사장되어 있다. 이러한 자료를 다시 꺼내어 그들을 재검토하여 신약개발의 기회로 발전시킨다면 많은 신약들이 빠른 시일 안에 개발될 수 있을 것이라 생각되기 때문에 여기에 다시 관심을 가지게 되었다. 또한 우수한 약효가 인정되었으나 ADME/Tox 문제 때문에 개발에서 탈락된 품목들도 많이 있으며 이들도 재평가하여 신약으로 개발할 대상으로 부상하고 있다. 최근의 제제 기술의 발전은 이들 약물의 약동력학적인 문제를 극복하는 한편 약효를 극대화시키는 것이 가능해졌으므로 이들을 신약으로 개발하려는 노력도 매우 활발하다.

2001년도 미국의 연구중심제약협회의 발표를 보면 전 세계의 제약회사들의 2001년도 연구개발비는 지난해에 비하여 18.7% 증가한 305억 달러이며 우리나라 돈으로 40조억 원이나 되고 이것은 1990년에 비하여 3배 늘어난 액수이다. 이 중에서 236억 달러는 미국이나 미국 내 외국기업에서 투자한 것이라고 하였다. 매출액에 대한 연구개발비의 비율을 보면 1970년에는 11.4%에서 1998년에는 20.1%로 증가했으며 2001년에는 18.5% 정도가 될 것으로 예측하고 있다.

미국에서의 연구개발비는 그 3분의 1이 임상시험에 사용되고 있다. 전 임상단계에 36%가 사용되고 있는 반면, 일상에서 삼상까지의 과정에 29.1%가 사용되며 사상시험에는 1.7%가 사용된다고 보고되었다. 개발단계에서의 경비나 품질관리비는 8.3%정도이다. 전체 연구 개발비의 78.5%는 신약개발비에 투자이며, 5%는 기존 의약품의 적응증을 추가하는 목적에 사용되고 있다고 한다.

약효 군별로 보면 중추신경계 약물에 73억 달러, 알츠하이머병, 파킨스씨병, 정신질환, 우울증, 전간, 항암제와 내분비계 등에 사용하는 약물에 74억 달러, 순환기 약물에 13억 달러, 항염증 약물에 41억 달러, 호흡기 질환 약물에 13억 달러 등으로 나타났다.

그러면 우리나라 현실은 어떠한가? 사람들은 신약을 개발하는 제약산업이 우리나라 실정에 알맞는 기술집약산업이라 하고 있다. 투자기간이 짧고 투자액도 그리 많지 않으면서 가끔 뛰어난 약효가 있는 새로운 구조의 약물을 발견하고 이러한 화합물에 대한 지적소유권을 신약으로 개발할 능력이 있는 외국기업에 파는 것을 보면서 우리나라에서도 그 가능성이 충분히 있음을 확인할 수 있다. 2001년 8월 식의약청이 발표한 내용을 보면, 지금 현재 90건의 신약개발을 위한 임상시험이 진행되고 있다고 하는데 물론 이것은 미미한 실적이지만 투자에 비해서는 큰 성과라 생각하여 기대되는 바가 크다.

곧 이러한 화합물에 대한 실적은 기하급수적으로 증가할 것이고 신약개발의 대업적도 머지않아 이루어질 것이라고 기대한다.

제3장 Ehrlich와 606호

인류의 역사는 끊임없는 미생물과의 전쟁이라고 하여도 과언은 아니다. 미생물은 흑사병이나 콜레라, 결핵 같은 공포의 대상이었던 전염병뿐만 아니라 여러 가지 감염증으로 끊임없이 인간을 괴롭혀 왔으며 또 이것을 극복하려는 인간의 노력도 끊임없이 반복되어 왔다. 이러한 싸움에서 인간이 다소 불리한 입장에 서 있었던 것은 미생물은 사람에게 보이지 않고 은밀하게 행동하기 때문이었다.

그러나 이러한 평형상태에 결정적인 영향을 미친 사건이 발생하였다. 그것은 화가 Rembrandt가 죽은 후 10년 정도가 지난 1675년 네덜란드의 한 작은 마을 Delft에서 일어났다. 이 사건은 Anthony Seeuwenhoek란 사람이 볼록렌즈 2개를 겹쳐 사용하여 운하에서 떠온 물에서 세균의 모습을 처음으로 관찰한 것이다. 이것은 단순히 호기심 때문에 일어난 일이기는 하지만 미생물 쪽에서 본다면 자신의 실체가 최초로 적에게 노출된 중차대한 일이었던 것이다. 또한 이를 계기로 현대 세균학이라는 과학의 초석이 놓이게 되었고 인간과 미생물 사이의 싸움의 평형을 일방적으로 사람 쪽으로 이동시킨 사건이 된 것이다.

이를 계기로 세균의 존재가 세상에 알려졌고 1811년에는 불란서의 약사 Courtis에 의해 요오드가 살균작용이 있다는 것이 알려지게 되었다. 또 영국의 Lister경에 의해 페놀의 살균작용이 알려지게 되었으며 이들 살균제의 덕으로 그후 10년 동안에 나폴레옹 전쟁에서 죽은 사람보다 더 많은 사람의 목숨을 구하였다고 한다.

또 승홍과 염소수가 살균 목적으로 사용되기 시작하여 바야흐로 미생물에 대한 인간의 첫 공격이 시작된 것이다. 이러한 사건이 있은 지 175년이 지난 1850년경에 비엔나는 유럽의 의학교육의 중심지가 되었고 세계 각국의 의사들이 이곳으로 순례를 올 정도의 도시가 되었다.

그 도시에 Semmelweis란 젊고 머리 좋은 의사가 있었다. 그는 병원에서 의사들에 의해 분만한 산모들의 사망률이 높고 이들의 상처의 상태와 다른 수술로 죽은 사람들의 상처의 상태를 유심히 관찰한 결과, 이들은 공통적으로 세균의 감염에 의해서 죽었다고 단정하였다. 그래서 그는 분만 전에 의사들에게 염소수로 손을 씻도록 하였다. 그 결과 분만에 따르는 사망률이 그 전의 10%로 감소하였으며 이를 통해 세균이 손을 통해 감염된다는 사실을 알게 되었다.

같은 시기에 미국에서는 Oliver Wendel Holmes란 의사가 "깨끗한 손이 세균을 옮긴다"라고 주장하여 많은 사람들의 빈축의 대상이 되었다. 즉 손은 겉으로 보기에는 깨끗하지만 세균이 묻어 있고 감염원이 된다는 것이다. 이제 이러한 미생물의 감염경로까지 차차 밝혀지기 시작하였다. 이러한 인간의 세균과의 전쟁 승패의 흐름을 인간 쪽으로 결정적으로 기울어지게 한 사건은 그후 독일의 Paul Ehrlich에 의해 세균을 직접 죽일 수 있는 화학요법제가 개발된 것이다.

Ehrlich는 1854년 4월 14일 오랫동안 아들을 기다려 왔던 독일의 유태인인 Ehrlich 가문에서 태어났다. 그의 아버지는 예리한 판단력을 가졌다고 평을 받았던 여관 주인이었고, 어머니는 가사와 여관관리를 잘 운영하는 훌륭하고 능력있는 사람이었다고 알려지고 있다.

Ehrlich는 소년시절 라틴어와 수학을 잘하는 상상력이 풍부한 학생이었고, 특히 식물과 동물에 대해 큰 관심을 가지고 있었다. 그는 Breslau 대학에 입학했으나 곧 그곳을 떠나 Strassburg 대학으로 가서 특히 유기화학과 생물학에 흥미를 가지고 공부하였다. 그 당시 독일의 화학공업은 새로운 색소 개발에 열을 올리고 있었고 특히 생물학적 조직을 염색하는 색소를 생산하고 있었다. 이러한 조직염색에 Ehrlich의 상상력이 집중되었고 생체조직 염색실험에 너무 열중하여 정규과정의 공부를 소홀히 하기까지 하였다. 그는 다시 Breslau 대학으로 돌아와 이러한 생체조직을 염색하는 일을 계속하였고 1878년 24살의 나이로 Leipsig 대학에서 공부를 끝내 의학박사 학위를 받았다.

그후 1891년 러시아의 St. Peterburg에서 Romanovsky는 키니네(quinine)로 치료받고 있는 말라리아 환자의 혈액 중에서 말라리아 원충이 이 약에 의하여 손상을 받고 있다는 것을 염색을 통해 관찰하였고, 이러한 키니네는 숙주보다 원충에 더 큰 타격을 주고 있다는 것을 보고하였다.

그때까지의 생각은 약이란 단지 신체의 방어능력을 보강해 주고 새로운 에너지를 내줌으로써 병을 이기도록 만들어 주는 것에 불과하다고 생각하고 있었다. 이러한 그의 관찰은 그 당시 이러한 약에 대한 생각을 근본적으로 바꾸도록 만든 사건이었다. Ehrlich는 다른 질병의 치료에서도 이와 유사한 특이성이 작용하고 있을 것이라 짐작하였다.

한편 Ehrlich는 여러 가지 색소들이 생체조직으로 침투한 후에 특정세포만을 선택적으로 염색시킨다는 사실에 큰 관심을 갖게 되었다. 그는 이러한 조직에 대한 화합물의 선택성을 잘 활용하면 특정위치에만 작용하는 약물의 개발이 가능하다고 생각하였다. 그는 숙주에 감염된 미생물을 박멸시키기 위해서 독성이 강한 금속을 색소에 붙이고 이것을 미생물에게만 선택적으로 작용시킬 수 있으면 숙주인 사람의 조직에는 별 손상없이 감염된 병원 미생물의 퇴치가 가능하다고 생각하였다. 이러한 개념은 그후에 화학요법제(chemotherapeutic agent) 개발의 기초가 되었다.

그 당시 Ehrlich는 이미 화학병리학자로서의 명성이 세계적으로 나 있었고, 1899년에는 45세의 나이로 Frankfurt에 있는 왕립의약연구소의 책임자로 취임하게 되었다. 거기서 그는 면역학에 대한 연구를 수행하였고 항원-항체반응의 기전에 대한 새로운 학설을 내놓고 또 diphtheria antitoxin의 표준화 방법을 개발하는 등 이 분야에서도 괄목할 만한 연구를 수행하였다.

그러나 그는 그가 하고 있는 이러한 거대분자에 의하여 질병을 치료하는 면역요법보다도 작은 분자, 즉 약물에 의하여 감염증을 치료하는 방법인 화학요법의 개발에 더 큰 관심을 가지고 있었다. 그는 숙주인 사람에게는 해를 주지 않고 감염 병원균만을 죽일 수 있는 마술의 탄환(magic bullet)과 같은 약의 개발을 꿈꾸고 있었다.

그 당시 사람들은 이러한 그의 생각이 성공하리라 생각하지 않아 반대가 심했으며 또 정부에서도 이러한 새로운 약의 개발은 많은 실험동물을 필요로 할 뿐만 아니라 경비가 많이 드는 것으로 생각했기 때문에 반대하여 연구소의 연구분야를 면역학에 제한하고 있었다.

1904년부터 그는 주로 화학요법제의 개발에 몰두하였다. 그는 쥐를 사용하여 원충 감염증인 트리파노소마증의 치료를 모델로 사용하여 그의 연구를 수행하였다. 이러한 열악한 여건에서 연구를 계속하던 중에 독지가인 Franziska Speyer 여사가 나타나 대학근처에 큰 집을 구입해서 그에게 기증했으며 George Speyer House라고 명명하고 화학요법제의 연구소로 사용하도록 하였다. 그후에 이곳은 유럽의 젊은 과학자들이라면, 모두들 들어가서 일하고 싶어하는 성지와 같은 연구소가 되었다.

이제 Ehrlich는 두 연구소의 책임자가 된 셈이다. Ehrlich는 처음에는 세 종류의 색소를 트리파노소마증의 치료에 사용하였는데, 색소는 acridine, triphenylmethane 및 azo 색소계 화합물이었다.

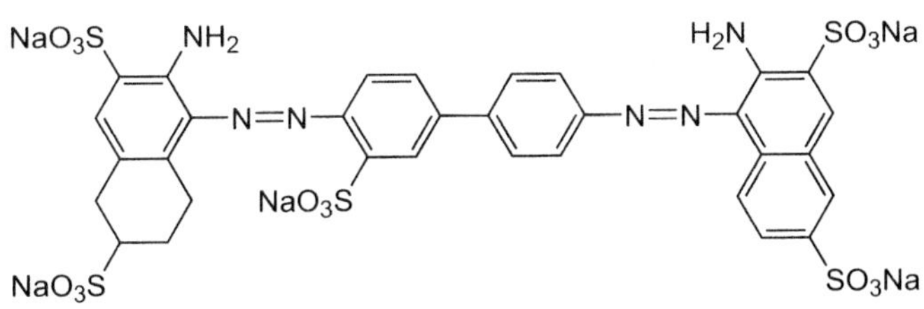

그림 3・1 Trypan red의 구조

그 결과 이들 중에 어느 것도 특별히 우수하지는 않았지만 trypan red란 색소로 쥐의 트리파노소마증을 치료하는 데 성공하였다. 이러한 결과 trypan red는 인간이 만든 최초의 화학요법제가 된 셈인 것이다. 이러한 실험결과는 많은 사람의 흥미를 유발시킬 수는 있었으나 인체에는 별 치료효과가 나타나지 않았다.

1902년 Saveran과 Mesnil은 비산을 트리포노소마증 쥐에게 주사했을 때 쥐가 죽기는 했으나 그 전에 감염증이 치료되고 그런 후에 죽었다는 보고를 하였는데, Ehrlich는 이 사실에 큰 관심을 갖게 되었다. 이를 계기로 그는 비소화합물에 특별한 관심을 갖게 되었다. 1905년에는 면역학 발전에 대한 그의 기여도가 인정되어 Ehrlich는 노벨의학상을 받게 된다. 그러나 그는 이러한 명예에 안주하지 않았고 또한 그의 화학요법제의 개발에 대한 열정은 조금도 식을 줄 몰랐다.

그는 최초로 합성이 보고된 비소의 유기화합물인 sodium aminophenylarsenate인 atoxyl에 관심을 가지고 이 화합물을 변형시켜 좀더 활성이 크고 독성이 적은 화합물을 만들려고 시도하였다. 다행히 그의 주변에는 유능한 화학자인 Bertheim이란 사람이 있어서 그를 위해 수많은 비소유도체를 만들어 낼 수 있었다. Ehrlich는 이 화합물들을 가지고 쥐의 트리파노소마증에 대한 연구를 계속하였다. 이런 상태로 거의 10년 동안 별다른 성과없이 남들이 알아주지도 않는 연구를 계속하였던 것이다. 그러나 이러한 불운은 어느 날 갑자기 변하기 시작하였다.

1905년 Schaudinn이 매독균을 발견하였으며 그후 일본의 Kitasato 전염병연구소의 Sahachiro Hata는 토끼에 매독균을 감염시키는 데 성공했다는 보고를 하였다. 이러한 매독은 1492년

Colombus가 신대륙을 발견한 후, 서인도제도에서 유럽으로 들어온 후에 불과 2년 만에 전 유럽에 무서운 속도로 전파된, 그 당시 사람들에게는 지금의 AIDS처럼 공포의 성병이었다. Hata의 소식을 들은 Ehrlich는 본능적으로 매독균이 자기 실험의 더 좋은 대상이 될 것이라는 느낌을 받고 즉시 Hata를 초청하여 연구를 시작하였다. 사실 비소는 오래 전부터 말라리아나 수면병 매독 같은 난치병에 효과가 있다고 하여 사용하여온 무기화합물이다.

Hata는 자기가 개발한 실험동물을 사용하여 지금까지 Ehrlich가 만들어 낸 화합물들의 효능을 다시 조사하였다 이러한 그의 연구 결과, Ehrlich의 화합물 중에서 606번째 화합물인 arsphenamine이 토끼의 매독을 치료하는 데에 극적인 효과를 낸다는 것을 발견하게 되었다.

Ehrlich조차도 처음에는 이 사실을 믿지 못했다. 이 소식이 전해지자 하룻밤 사이에 Ehrlich는 세계를 깜짝 놀라게 한 사람이 되었고 모든 사람들의 축하의 대상이 되었다. 즉시 이 화합물은 Hoechst사에서 특허를 얻은 후에 임상시험을 거쳐 살바르산이란 이름으로 판매되기 시작하였으며 전 세계의 매독환자에게는 구세주와 같은 약이 되었고 주문이 쇄도하기 시작하였다. 이 약을 606

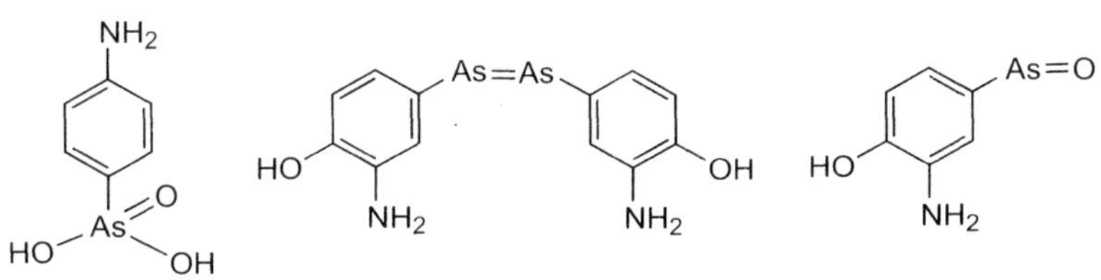

(a) (b) (c)

그림 3·2 Atoxyl(a), Salvarsan(b)과 Oxophenarsine(c)의 화학구조

호라고 부르기도 하였다.

그러나 Ehrlich의 걱정은 여기서 끝나지 않았다. 문제는 이러한 arsphenamine은 공기 중에서 쉽게 산화되어 oxophenarsine이 되어 독 작용을 일으키는 등 부작용의 문제가 남아 있었기 때문이었다. 그후 연구에 따르면 이 oxophenarsine은 arsphenamine보다도 효과도 더 좋고 선택성도 더 강한 것이라고 알려졌으나 그 당시에는 이러한 산화를 조절할 수 없었기 때문에 그러한 독성의 문제가 발생하였던 것이다. 그래서 용봉된 용기에 일회용 주사제로만 판매하였고, 주사시에 녹여야 하는 번거로움을 피하기 위하여 용해도가 큰 neosalvarsan을 새로 만들기도 하였다.

이러한 살바르산은 선풍적인 인기를 얻었으나 그후에 페니실린의 출현으로 여기에 밀려 역사의 뒷전으로 사라져 버렸으며 지금은 그 이름조차 기억하는 사람이 드물다. 그러나 감염증의 퇴치를 위한 화학요법제의 개발에서 보여준 Ehrlich의 통찰력, 즉 선택적 독성(selective toxicity)의 개념은 그후에 모든 종류의 의약품 개발에서 선도하는 원리가 되게 되었다.

결국 약이란 선택적 독성을 나타내는 화합물이며 숙주인 사람의 정상세포에는 해가 없거나 약하며 반대로 특정세포나 침입한 병원체에는 선택적으로 작용하거나 독성을 나타내는 물질인 것이다. 그래서 Ehrlich는 화학요법제의 아버지라 불리운다.

제4장 설파제의 개발

Paul Ehrlich가 살바르산을 사용하여 매독 같은 감염성 질환을 효과적으로 치료할 수 있다는 것을 보여준 이후부터 유기화합물을 합성하는 사람들의 관심은 온통 이러한 항감염제 같은 약을 찾는 데에 쏠리게 되었다.

그들은 사람에게는 해가 없고 감염 미생물을 효과적으로 죽일 수 있는, 즉 선택적 독성(selective toxicity)을 나타내는 물질의 개발이 가능하다는 것을 알게 되어 이러한 작용이 있는 유기화합물을 합성하는 데에 그들의 노력을 집중시키게 되었다. 그 결과 드디어 비교적 간단한 구조의 유기화합물을 가지고서도 이러한 작용을 나타낼 수 있음이 확인되었다.

이를 계기로 설파제의 시대의 문이 열렸고 그 뒤를 따라 많은 항균 화합물이 개발되는 길을 마련하게 되었다. 이 일은 1932년 독일의 Gerhard Domagk에 의해서 유기색소인 프론토질(prontosil)이 숙주인 사람에게는 비교적 해가 적고 감염균에는 강력한 항균력을 나타낸다는 것을 발견하여 이를 발표한 것이 그 계기가 되었다.

그는 이 색소가 시험관 안에서는 살균효과를 나타내지 않지만 생체 내에서는 큰 효과가 있다는 것을 알고 이것을 쥐에 투약하여 용혈성 연쇄상구균에 의해 생기는 패혈증에 대해 강력한 치료작용이 있다는 것을 확인하여 이 결과를 발표하게 된 것이다.

사실 이 화합물은 이미 1906년 비엔나 공과대학의 Gelmo에 의하여 합성된 색소화합물이다. 그렇지만 그는 색을 내는 데만 관심이 있었을 뿐 이 화합물이 항균력을 가지고 있다는 것은 생각하지도 못했다.

그런데 독일의 한 Bayer계 염료제조회사인 I. G. Farbenindustrie의 병리학 실험실의 책임자였던 Domagk는 1909년 이후부터 여러 가지 합성 색소을 사용하여 그들의 항균력을 꾸준히 시험하여 왔다. 다행히 그 회사는 염료회사라서 다양한 구조의 색소를 가지고 있었던 것이 행운이라고 하겠다.

그러나 1930년 이전에도 이러한 연구가 전혀 없었던 것은 아니다. 독일의 Hörlein이 이와 유사한 연구를 하였고 미국에서는 1919년 Rockfeller Institute의 Heidelberger와 Jacobs가 azosulfonamide계 화합물이 시험관 내에서 항균력이 있음을 발견했지만 이들 연구는 그 이상의 진전은 이루어지지 않았다.

이렇게 Domagk가 발견한 프론토질은 그림 4·1에서 보듯이 para-aminobenzene sulfonamide 골격을 가지고 있는 색소이며, 1932년 Ehrlich의 공동연구자인 Miezsch와 Klarer의 이름으로 특허를 얻게 되었다.

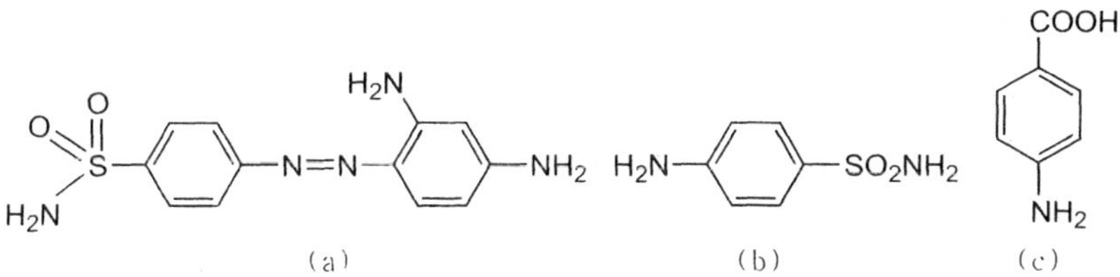

그림 4·1 Prontosil(a), *P*-aminobenzene sulfonamide(b) 및 PABA(c)의 구조

이러한 프론토질과 살바르산의 기본적인 골격의 차이는 살바르산은 독성이 큰 금속인 비소화합물인데 반하여, 프론토질은 순수한 유기화합물이라는 것이다.

그런데 그 당시까지 이러한 프론토질의 항균작용은 쥐에서는 확인되었으나 사람에게서는 아직 미지수였다. 그러던 중에 그 주위에서 10개월의 유아가 연쇄상구균에 감염되어 더 이상 희망이 없는 상태에 있었다. 그 유아는 이미 희망이 없는 상태였기 때문에 그들은 프론토질을 이 아이에게 시험해 보기로 결정했다. 프론토질 반 알을 깨서 이겨 이것을 이 유아에게 먹였다. 유아의 몸은 붉은색으로 변하였지만 그들은 용감하게 투약을 계속한 결과 병은 깨끗이 낳았고 그 아이는 죽음의 문턱에서 소생하게 되었다. 그리하여 프론토질이 사람에게서도 감염증 치료효과가 있는 것을 확인하게 되었으며 그후 그는 이러한 치료를 그의 딸에게까지 하여 성공하게 되었다. 이 소식은 순식간에 전 세계에 퍼졌고 프론토질은 세계적인 관심의 대상이 되는 약이 되었다.

그후에 Pasteur Institute의 Ernest Fourneau가 프론토질은 그 자체가 항균작용을 나타내는 것이 아니라 체내에서 단순분자인 para-aminobenzene sulfonamide로 분해되어 작용을 나타낸다고 보고하였다. 1937년에는 Fuller에 의하여 프론토질을 복용하고 난 후에 혈액과 요 중에서 sulfanilamide를 분리하는 데에 성공하여 이를 확인하였다. 그런 의미에서 프론토질은 단순히 prodrug에 불과한 것이며 이것은 prodrug의 개념의 출발점이 되기도 한 것이다.

1935년 여름 미국의 John Hopkins 의과대학의 Perrin Long이 학회에 참석차 런던에 갔다가 sulfonamide의 성공의 소식을 듣고 프론토질을 얻어서 미국으로 돌아왔다. 그는 실험동물을 사용하여 그 화합물의 약효를 실험한 결과, 이 화합물이 강력한 항감염성 물질임을 확인했고 이 약을 환자에게 직접 투약하기도 하여 좋은 결과를 얻기도 하였다.

그런데 어느 날 보스턴의 한 부인에게서 전화가 왔는데 연쇄상구균에 의한 패혈증에 걸린 그의 아들을 살려달라는 전화였다. 그는 황급히 보스턴으로 달려갔으며 그 아이는 그의 치료로 극적으로 살아나게 되었다. 이 일은 신문기자들의 취재의 대상이 되었는데, 그 부인은 Eleaner Roosvelt이였고 그 아이는 대통령의 아들이었던 것이다. 그러나 이 약은 그렇게 긍정적인 반응만을 일으킨 것은 아니어서 학자들 사이에서도 프론토질은 독일사람들이 저지르는 또 하나의 사기극이라는 오해를 받기까지 하였다.

이러한 우여와 곡절 끝에 설파제는 치료제로 정착되었으며 1941년 페니실린이 등장할 때까지 유일한 세균 감염증 치료제로 많은 사람들의 생명을 구하는 일을 하게 되었다. 그리하여 설파제를 더 우수한 치료제로 개발하기 위해서 여러 가지 다양한 구조의 sulfonamide가 합성되었으며 1948년에는 4500개 이상의 화합물이 합성되고 시험될 만큼 개발의 홍수를 이루었다.

그러나 임상적으로 사용되는 설파제는 30개를 넘지 않는다. 이들은 그의 흡수, 대사 및 배설의 양상이 크게 틀리고 그에 따라 여러 가지 특성을 가진 설파제로 개발되게 되었다. 예를 들면 그리하여 개발된 것 중에 sulfisoxazole은 혈중 반감기가 5~6시간인데 비하여 sulfadoxine은 100~230시간이나 되어 성질에 큰 차이를 나타내는 약이 되는 것이다. 이들은 그람 음성 및 양성의 광범위한 세균에 대하여 작용을 나타내며 이들의 작용은 주로 정균작용이므로 감염증을 완전히 제거하기 위해서는 다른 방어기전을 같이 활용할 필요가 있었다. 또 이들은 혈장단백질과 잘 결합하며 조직으로 분포가 잘 되지만 뇌로의 분포는 잘 되지 않는다.

이러한 설파제는 약산성으로 물에 잘 녹지 않으며 특히 산성에서 용해도는 감소한다. 용해도가 특별히 낮은 설파제는 배뇨과정에서 요가 농축되면 침전이 석출되어 결석이 생기는 위험을 가지고 있어서 신세뇨관에 심각한 손상을 일으킬 수 있게 된다.

또 이들 중에는 대사물질이 되면 용해도가 급격히 감소하여 이러한 용해도 문제를 야기할 수도 있다. 예를 들면 pH 5.5에서 sulfathiazole의 물에 대한 용해도는 0.96 mg/mL인데 비하여 그의 주대사물질인 acetylsulfathiazole은 0.06 mg/mL밖에 되지 않는다. 이러한 용해도 문제는 다량의 물을 섭취하여 소변의 양을 늘리거나, 중조 같은 것을 사용하여 소변의 pH를 높게 만들기도 하고, pKa값이 낮은 약물을 선택하거나, 몇 가지 설파제를 같이 사용하는 방법 등, 즉 combination therapy를 사용하여 용해도에 달하는 것을 피하는 방법을 사용하기도 한다.

이러한 것 이외에도 설파제는 과민반응 등 여러 가지 부작용이 있지만 그 중에서도 설파제의 가장 심각한 문제점은 쉽게 내성균을 발현시킨다는 것이다. 그래서 설파제에 의한 치료율은 급격히 감소한다. 이러한 내성은 다른 종류의 항균물질과도 교차내성이 생기는 것이 더욱 심각한 문제이기도 하다.

이러한 설파제의 연구에서 가장 괄목할 만한 성과는 1940년 Woods와 Fildes에 의하여 그 작용의 메커니즘이 규명된 것이다. Sulfonamide의 작용은 이들 약에 민감한 세균에서 필수적인 대사물질인 para-aminobenzoic acid(PABA)를 경쟁적으로 길항하여 나타난다는 것이다. 즉, 앞의 그림에서 보듯이 para-aminobenzene sulfonamide와 PABA는 구조 유사체이기 때문에 세균은 이 두 물질을 구별할 수가 없어 PABA 대신에 para-aminobenzene sulfonamide가 false metabolite로 작용하여 성장에 필수적인 엽산(folic acid)을 만들어 내지 못하여 성장을 못하는 것이다.

이러한 엽산은 pteroyl핵과 글루타민산을 PABA가 연결하는 구조로서 자연계에 흔히 있고 동식물 대사에서 중요한 인자이어서 퓨린이나 아미노산의 대사에 필수적인 역할을 하는 물질이다. 그래서 설파제가 작용하는 세균은 그들 자신이 엽산을 합성해야 하는 세균들이고, 반대로 엽산을 합성하는 효소계가 없는 미생물이거나 이미 만들어져 있는 엽산을 활용하는 미생물에는 설파제가 작용하지 않는 것이다.

한편 포유동물의 세포는 이미 만들어진 엽산을 필요로 하고 직접 만들지는 않기 때문에 설파제에 의해 영향을 받지 않는다. 이러한 Woods와 Fildes의 경쟁적 길항작용의 개념은 약리작용을 설명하는 중요한 패러다임으로 정착하게 되었으며 이 개념은 말라리아 치료에서부터 methotrexate로 백혈병의 치료에 이르기까지 많은 화학요법에 적용하게 되게 되었다.

세균 감염증의 예방과 치료제로서의 설파제의 공로는 과소평가되어서는 안 된다. 설파제의 유용성은 설파제가 개발되고 난 직후 감염성 질환의 이병률과 이로 인한 사망률이 급격하게 떨어진 통계만으로도 확인이 되고 있다. 그러나 지금은 다른 더 좋은 항생물질들이 많이 개발되었고 또 내성균의 발현과 같은 설파제의 문제점들이 부각됨으로써 설파제의 입지는 크게 좁혀지게 되었다.

그러나 근래에는 trimethoprim과 설파제를 병용했을 때에 상승효과가 나타나서 치료효과가 높아지는 성질을 활용하여 요로감염증이나 화상 등과 같은 데에 사용하는 등 그 사용을 부활시키려는 움직임도 있다.

이러한 설파제의 원조인 Domagk는 1895년 10월 30일 독일의 Lagow에서 태어났다. 고향에서 예비학교를 나온 후에 Kiel 대학에 입학하였는데 곧 1차대전이 일어나 육군 지원병으로 4년간 수류탄 부대에 근무하였고, 1915년에는 부상을 당해 회복 후에는 위생병으로 전쟁이 끝날 때까지 근무하였다. 거기서 그는 의학에 관심을 갖게 되었으며 대학으로 돌아와서는 의학을 전공하게 되었다.

그는 아주 우수한 학생이었고 1921년에 의학박사 학위를 받는다. 1924년 Giefswalt 대학에 근무했고 1925년에는 Münster 대학 병리연구소에 들어가 1928년에는 일반병리학 및 병리해부학 교수로 승진한다. 그가 I. G. Farbenindustrie의 실험병리학 및 세균학 연구소의 책임자로 초청받은 것도 이러한 그의 경력에 따른 것이다. 그런데 이 회사는 염료회사이기는 하지만 새로운 염료를 개발하는 것과 신약개발은 별개의 것이 아니라는 방침을 가지고 있었던 회사여서 그러한 연구를 하게 된 것이다. 이러한 생각의 출발은 Paul Ehlrich의 선택적 독성이란 개념에서 시작된 것이다.

이러한 설파제 개발의 공적으로 Domagk는 1939년 노벨 의학상을 받게 된다. 처음에 그는 이 상에 대한 수락의 편지를 보냈으나 나치의 간섭으로 거절하게 되었으며 비밀경찰에 의해 체포되기도 하였지만, 전후 1947년에 그는 스웨덴으로 가서 이 상을 받게 된다.

그는 겸손하고 일에 지칠 줄 모르는 사람으로 그후에도 항결핵약과 항암제 등의 개발에 대한 연구를 계속하다가 1964년 4월 24일 사망한다.

인류는 그에게 많은 빚을 지고 있다. 그는 설파제라는 새로운 항균제를 개발하여 많은 사람들의 생명을 구하였고 고통을 덜어주었을 뿐만 아니라 이러한 과정에서 false metabolite란 개념을 약리학에 도입하게 되었다. 또 설파제 개발의 부산물로서 sulfonylurea계 약으로 경구용 혈당강하제가 개발되었으며 carbonic anhydrase inhibitor형의 새로운 이뇨제가 개발되게 된 것이다.

제5장 페니실린과 스트렙토마이신

자연과학에서 우연한 관찰이 계기가 되어 위대한 발견으로 이어지는 일은 가끔 있는 일이며 이를 serendipity라고 한다. 신약개발에서도 예외는 아니며 그 대표적인 것이 Alexander Fleming에 의한 페니실린의 발견이라 하겠다.

한편 그것에 대조적인 것인 Selman Abraham Waksman에 의한 스트렙토마이신의 발견이라고 하겠다. 그는 토양미생물에는 다른 미생물을 죽일 수 있는 물질, 즉 항생물질이 들어 있다는 가설을 세우고 여기에 체계적으로 접근하였고 드디어 결핵치료용 항생물질인 스트렙토마이신을 발견하는 데 성공하였던 것이다.

이렇게 상반된 동기에서 이루어진 이 두 사람의 연구는 공통적으로 인류를 위한 불멸의 업적을 낳는 일이 되었으며, 두 사람은 모두 그들의 공적이 인정되어 노벨 의학상을 받았다.

20세기에 들어서자 미생물학의 발달로 많은 질병이 미생물의 감염에 의해 일어난다는 사실이 밝혀지게 되면서 의약계에서는 이러한 감염증을 치료할 수 있는 의약품의 개발이 무엇보다 시급한 과제로 부상하게 되었다.

그래서 Ehrlich에 의하여 살바르산이 개발되어 매독의 치료가 가능해졌으며, Domagk에 의해 설파제가 개발되어 그때까지 공포의 대상이었던 연쇄상구균이나 포도상구균에 의한 패혈증 같은 감염증의 치료의 길이 열리게 되었다.

그러나 이러한 기대에 맞추어 본격적으로 항감염증 치료제로 개발된 대표적인 의약품은 페니실린의 발견이라고 하는 데에는 아무도 이의가 없을 것이다. 의약품 개발의 역사상 페니실린의 발견만큼 위대한 업적은 없었으며 또 앞으로도 없을 것이다. 이를 출발점으로 하여 20세기는 항생물질의 개발의 시대라고 할 만큼 이 분야의 연구는 활발하였다. 그리하여 이제 거의 모든 세균에

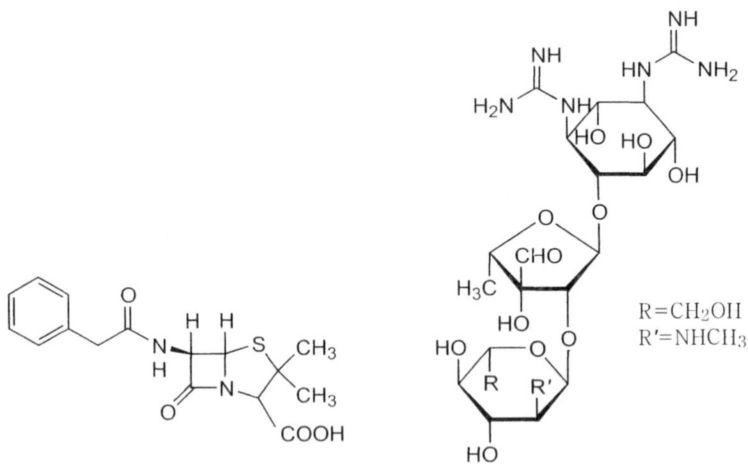

(a) (b)

그림 5・1 페니실린(a)과 스트렙토마이신(b)의 구조

의한 감염증은 극복하게 되었으며 그로 인해 인간의 평균수명도 급신장하게 되었다.

그러나 페니실린의 그늘에 가리어 그만큼 큰 각광은 받지 못하였으나 항결핵 약물인 스트렙토마이신의 개발은 그에 못지 않은 큰 업적이라고 하겠다. 이 약물의 개발로 그때까지 흑사병에 비유하여 "백사병"으로까지 불리었던 결핵의 치료가 가능하게 된 것이다.

사실 이러한 항생물질의 존재 가능성은 이들보다도 앞선 사람들에 의하여 이미 거론된 것이기도 하다. 그 대표적인 사람이 Metchnikoff이다. 그는 이야기하기를 "미생물들도 서로를 먹거나 먹히는 곳에서 살아 남기 위하여 서로 싸워야 하며 이러한 생존경쟁의 중요한 무기는 화학물질이다"라고 하였다. 이러한 가설이 페니실린의 발견으로 사실임이 확인된 것이다.

페니실린을 발견한 Fleming은 1881년 춥고 황량한 스코틀랜드 고원지대의 한 시골 마을에서 태어났다. 어린 시절 그는 들판에서 뛰노는 것을 좋아했고 학교에서도 공부 잘하는 학생이었다. 대학을 거쳐 그는 런던의 St. Mary's Hospital 의과대학에 진학하였다. 그러나 그는 의과대학을 졸업하여 의사자격을 얻기는 하였으나 의사의 길을 마다하고 미생물학자가 되어 그 대학 Wright 교수의 제자가 되었다. 거기서 그는 괴롭고 힘든 미생물학 연구에 몰두하게 된다. 이러한 연구 과정에서 그는 lysozyme이 미생물의 세포막을 가수분해할 수 있다는 것을 알고 이러한 반응이 병원미생물을 죽일 수 있는 방법이 될 수 있지 않을까 하여 이를 실험해 봤으나 이러한 반응은 병원미생물에서는 일어나지 않는다는 것을 알고 실망하고 말았다.

그런데 하루는 그는 젊은 미생물학자 Pryce와 함께 포도상구균에 대한 승홍의 살균력을 실험하고 있었다. 그가 배양접시를 여는 순간 어쩌다 배양액에 떨어진 푸른색 곰팡이의 주위에는 포도상구균의 colony가 녹아서 이슬이 맺힌 것처럼 되어 있었다. 그는 lysozyme의 생각이 나서 즉시 이 곰팡이를 분리하여 배양하면서 세균에 대한 영향을 조사해 보았다. 그 결과 이 곰팡이가 세균을 죽이는 물질을 분비한다는 것을 확인하게 되었다. 그러나 그의 곰팡이에 대한 지식이 한계가 있으므로, 그는 mycologist인 Touche의 조언을 얻어 그 곰팡이가 penicillium rubidum이 아니고 penicillium notatum임을 밝혀낸다. 그리하여 Fleming은 이 항균물질을 페니실린(penicillin)이라고 명명하였다.

그는 이 배양액으로부터 유효 성분을 추출하여 노란색 가루로 얻는 데 성공했으며, 이 물질은 조직에 자극이 없고 치사량도 매우 높아 안전함을 확인하고 의약품으로 개발할 가능성을 확인하였다. 그는 이러한 실험 결과를 1929년 British Journal of Experimental Pathology에 발표하였다. 그는 이 물질을 더 정제하려고 했으나 너무 불안정하여 성공을 거두지는 못하였다.

1930년대에 들어서 이들의 연구는 지지부진하였다. 이것은 그때에 Domagk가 화학요법제인 sulfonamide를 개발하여 상대적으로 다른 항균제의 개발의 필요성이 감소하게 된 때문이기도 하였다. 이러한 sulfonamide 제제는 합성도 쉽고 항균범위가 넓어서 그 당시 큰 관심을 받고 있었다.

그러던 중에 2차대전이 발발하게 되고 부상을 입은 병사들의 상처의 감염증을 치료할 약물의 개발의 필요성이 너무도 절박하게 다가왔다. 그때에 특히 옥스퍼드 대학에서는 페니실린에 대한 연구가 활발하였으며 그 중에서 Florey와 Chain은 페니실린 추출물을 참전과 여과의 과정을 무수히 반복하여 페니실린을 정제하는 데 성공하였다.

1941년 2월 옥스포드의 한 경관이 패혈증을 앓고 거의 죽게 되어 별도의 치료법이 없으면 희망이 없는 상태였다. 그래서 그들은 이 환자에게 페니실린을 투약해 보기로 결정하였다. 처음 200 mg을 혈관주사한 후에 3시간마다 100 mg을 주사해 보았다. 그 결과 환자의 증상이 몰라볼 만큼 크게 개선되었으나 약의 양이 모자라 더 이상 투약할 수 없어서 그 환자는 결국 죽고 말았다. 그러나 그들은 여기에 실망하지 않고 그 다음에는 충분한 양의 페니실린을 준비한 후, 다른 두 사람의 환자에게 투약하여 완전한 성공을 거두게 된다. 이를 계기로 페니실린은 감염증의 치료에 혁명을 일으킨 항생물질 개발의 불을 당기게 된 것이다. 그리하여 1945년에는 Fleming은 Florey와 Chain과 함께 노벨상을 받게 되었다.

이러한 페니실린은 beta-lactamthiazolidine 핵을 가진 penicillenic acid의 유도체이며 그 치환기의 종류에 따라 많은 종류의 페니실린이 존재한다. 주로 penicillium notatum과 penicillium chrysogenium 균주의 배양액에서 얻어지며, 화학적으로 합성이 가능하기도 하다. 이들 곰팡이를 phenylacetic acid를 넣은 배양액 중에서 발효시키면 100%에 가까이 benzylpenicillin이 만들어진다. 이러한 페니실린은 세균에서 세포벽의 합성을 억제하여 그 작용을 나타내며 주로 gram(+)균에 작용한다. 세균에서 세포의 내부압은 정상 세포보다 높은 상태라서 만약 세포벽이 부실해지면 삼투압에 의해서 터져 죽게 되는 것이다.

한편 배양액에 중간생성물을 첨가하여 배양하면 많은 종류의 여러 가지 성질을 가진 페니실린을 얻을 수 있다. 이들 중에는 gram(+)균만 아니라 gram(−)균에도 작용하는 광범위의 것도 있으며 beta-lactam 구조의 가수분해에 저항하여 내성의 문제까지 일부 해결된 것도 있어서 페니실린계 항생물질은 지금도 그 사용범위를 더욱 넓혀가며 아직도 항생물질의 왕자 자리를 차지하고 있는 형편이다.

이러한 업적으로 Fleming은 1944년 작위까지 받았고 그래서 Sir Alexander Fleming이라고 부른다. 이외에도 그가 수를 헤아릴 수 없을 정도로 많은 표창을 받게 된 것은 당연한 일이라 하겠다. 이러한 페니실린이 2차대전 중에 처칠 수상의 폐렴을 치료한 것은 유명한 일화이다. 그러하니 그 당시에는 그 값도 부르는 것이 값이었다는 것을 이해할 수 있을 것이다. "제3의 사나이"란 영화에서 Orson Wells는 전후 빈에서 페니실린 위조범으로 나온다. 값이 워낙 비싸니까 위조범이 생길 수밖에 없는 것이다. 그러나 요즘은 발효와 추출기술이 매우 발달되어 그 값은 바닥이라고 하겠다. 따라서 오늘의 페니실린의 값은 그 개발의 어려움과 약의 타월한 효능을 생각할 때에 너무 싸다는 느낌마저 든다.

페니실린에 비하여 Waksman에 의한 스트렙토마이신의 발견은 페니실린만큼 충격적이고 화려하지는 못했다. Waksman은 1888년 7월 8일 러시아 우크라이나 지방의 작은 도시에서 태어났다. 그가 성년이 될 무렵 노일전쟁이 터지고 이 전쟁에서 러시아는 패전한다. 이러한 패전으로 러시아는 여러 가지로 어려워지고 또 그의 어머니가 병사하여 1910년 11월에는 그는 조국 러시아를 떠나 미국 필라델피아로 이민을 오게 된다. 그리하여 그는 뉴-저지에서 농사일을 하면서 흙과 친해지고 흙에 매료된다. 그는 학업을 계속하기 위하여 Rutgers 대학에 입학하였고 여기서 Lipman 교수의 토양미생물학 강의에 몰두하게 된다.

1915년 그는 뉴-저지 농업실험연구소의 연구조교가 되어 석사학위 과정을 밟게 되었고, 그 해 그는 그의 첫 학술논문을 발표한다. 그의 관심분야는 그때까지 소홀하였던 토양미생물, 특히 actinomyces였다. 그는 학문의 영역을 넓히기 위하여 California 대학으로 가서 Robertson 교수 밑에서 토양 미생물을 전공하여 1918년 박사학위를 받는다. 그는 다시 Lipman 교수 밑으로 돌아와 1921년에는 Rutgers 대학의 전임교수가 되며 여기서 그는 actinomyces에 대한 많은 논문을 발표하고 결국에는 토양미생물에 대한 세계적인 권위자가 되었다.

2차대전이 일어나고 영국에서는 Florey와 Chain에 의해 페니실린이 치료제로 개발되었다. 여기에 자극을 받아 Waksman도 actinomyces를 활용하여 gram(−)균과 결핵균에 유효한 항생물질을 찾는 일을 계속하게 된다. 그 결과 streptothricin란 물질을 분리하는 데 성공한다. 하지만 이 물질은 효과는 있으나 독성이 너무 강하여 치료제가 될 수는 없는 것이었다.

그는 새로운 시도로 살아 있거나 혹은 죽은 결핵균을 토양에 가하거나 병원성이 없는 결핵균을 토양에 보강한 상태에서 미생물을 키워, 항결핵 성분을 내는 능력이 큰 균종을 얻으려고 노력하였다. 그 결과 결핵균의 성장을 억제하는 항생물질인 스트렙토마이신을 내는 균종의 분리에 성공하였으며 드디어 스트렙토마이신의 분리에 성공하였다. 그는 이외에도 actinomyces에 의하여 많은 이런 작용이 있는 물질들이 만들어진다는 것을 발견하게 되었다.

이러한 스트렙토마이신의 효능을 검증한 사람은 Mayo Clinic의 Feldman과 Hinshaw이며 이렇게 개발한 스트렙토마이신은 인류가 개발한 결핵 치유를 위한 첫 번째 약이 된 것이다. 이전까지는 결핵은 인류에게 있어서 가장 무서운 적이었다. 결핵균은 폐, 신장, 뇌 등 거의 모든 기관에 침범할 수 있으며, 특히 결핵균이 전신에 퍼지는 miliary tuberculosis는 사망률이 거의 100%에 달했었다.

전에는 집에 대표적인 결핵인 폐결핵 환자가 생기면 온 집안이 풍지박산이 되기 십상이었다. 병이 워낙 전염성이 강하고 사람들의 영양상태가 좋지 않았으며, 또 변변한 치료법까지 없었으니 사실 속수무책이나 다름없었다. 암이나 심장병이 무서운 병이기는 하지만 이들은 전염하지 않으며 주로 노년층에 생긴다. 반대로 결핵은 어린아이나 젊은층에서 잘 발생한다. 옛날에 젊은 사람이 죽는 것은 거의 결핵으로 죽었다고 하여도 크게 틀리지는 않을 것이다.

그 당시 이러한 무서운 결핵을 치유할 수 있는 스트렙토마이신의 개발의 중요성은 아무리 강조해도 결코 지나치지 않다. 이 약의 개발로 결핵으로 인한 사망률은 크게 저하되었고 치료기간도 획기적으로 단축되게 되었다. 그 당시 스트렙토마이신, PAS, INH 세 약물의 조합은 결핵약의 전형이었다.

화학적으로 스트렙토마이신은 aminoglycoside계의 항생물질이다. 이 약은 위장에서 거의 흡수가 되지 않기 때문에 근육주사하며 주로 세균의 리보솜에 결합하여 단백질 합성을 억제하여 살균작용을 나타내는 것이다.

스트렙토마이신을 장기간 사용하는 데에는 많은 문제가 발생하였다. 내성 발생의 문제, 특정 결핵에는 효과가 없고 또 부작용도 심각하였다. 특히 장기간 사용으로 인하여 신장 독성과 청각장애와 같은 심각한 부작용을 일으키기 때문에 이제는 이미 진료목적으로는 사용하지는 않는다.

그러나 스트렙토마이신의 발견 이후에 이 계열의 항생물질의 개발에 박차를 가하게 되어 이제는 이 약보다 약효가 우수하고 부작용이 적은 것들이 많이 개발되게 되었다. 이러한 부류의 것으로 kanamycin, neomycin, paromomycin, gentamycin, tobramycin, netilmicin, amikacin 등이 있으나, 그러나 이들의 원조는 역시 스트렙토마이신인 것이다.

이러한 Waksman의 업적이 인정되어 그는 1943년 노벨 의학상을 받았으며 Rutgers 대학에는 그를 기념하는 연구소가 설립되게 되었다. 특기할 만한 것은 스트렙토마이신에 대한 특허권을 가지고 있던 Merck사는 이 약이 인류를 위하여 얼마나 중요한 것인가를 인식하고 특허권을 포기하여 사람들이 싼 값으로 이 약을 쓸 수 있도록 했으며 이런 일들 때문에 미국 사회에서 Merck사는 귀족 대우를 받는다고 한다.

제6장 Placebo 효과

사람에게 약을 투약했을 때 예상되는 약의 효과는 그 약의 성분 자체의 생리활성으로 나타나는 효과와 함께 환자가 자기가 복용한 약이 곧 자기의 병을 치료해 줄 것이라는 기대감에서 일어나는 효과가 합쳐져서 나타나게 되는 것이다. 그래서 설령 직접적인 생리활성에 의한 약효가 전혀 없는 약일지라도 이러한 기대심리에 의해서 어떤 효과가 나타나게 되는데, 이러한 효과를 약리학에서는 placebo 효과라고 한다.

Placebo란 말은 라틴어로 'I will please'란 뜻이다. 또 이러한 목적으로 사용하는 약을 placebo라고 부른다. 이러한 심리적인 기대효과를 치료에 활용하기 위해서든지 또는 다른 불가피한 어떤 상황에서 의사는 환자에게 이러한 약, 즉 placebo를 처방할 수 있으며 이러한 placebo의 투약은 의료행위에서 오랫동안 해 내려온 관행이다. 이러한 placebo는 심리적인 것이지만 실제로 상당한 치료효과를 나타내어 왔고 그 효과는 의사에 대한 환자의 신뢰가 클수록 또 상황을 설명하는 의사의 태도가 진지할수록 환자에게 더 큰 믿음을 주고 또 그만큼 기대심리도 커지기 때문에, 그 효과도 커지는 것은 자명한 일이라 하겠다.

또한 의약품의 TV나 잡지광고와 같은 것들도 역할을 하게 된다. 그만큼 이러한 placebo 효과는 개인의 감수성과 처해 있는 상황에 따라 차이가 크다는 것을 짐작할 수 있다. 이러한 placebo의 투약을 "dummy medication"이라고 부르기도 한다.

동서양을 막론하고 옛날부터 이러한 placebo 효과를 이야기하는 기록과 일화는 무수하게 많다. 서양에서도 미이라 분말, 당나귀 발톱, 악어 배설물, 개구리 정액 같은 것을 약으로 썼다는 기록이 있으며 또 허풍이 센, 그러나 환자들의 신임을 받는 의사가 착실하고 합리적인 의사보다 환자를 더 잘 낫게 한다는 기록도 있다.

미국의 대통령이었던 Thomas Jefferson이 친구에게 보낸 편지에 의하면 그가 잘 아는 유능한 한 의사는 빵으로 만든 환제나 물감을 탄 물 같은 것을 약으로 써서 환자를 잘 치료한다고 하였다. 우리나라에서도 옛날 어떤 유명한 의원이 발가락 사이에 낀 때를 환약으로 빚어 급한 환자의 병을 낳게 했다는 옛날 이야기 같은 것이 있다. 사실 옛날부터 구전으로 전해 내려오는 여러 가지 민간요법 중에는 이러한 placebo 효과에 의한 치료효과가 상당히 큰 부분을 차지하고 있다고 생각된다.

또 어떤 사람이 기적 같은 능력을 나타내어 환자들을 당장 낫게 했다는 등의 이야기들도 이러한 placebo 효과에 의한 것이라 할 수 있다. 또한 전문 의학 문헌에서까지도 이러한 placebo를 활용하여 관절염, 고초열, 고혈압, 두통, 변비, 여드름, 멀미, 궤양, 심지어 티눈까지 치료했다는 기록을 찾을 수 있다.

오늘날 이러한 placebo로 쓰는 제제는 보통 정상적인 약과 구별할 수 없도록 만들어진 것으로 알약은 실제로는 그 성분은 설탕이나 유당에 불과하며 주사제의 경우에는 소금물인 생리식염수의 주사제를 사용하는 것이 보통이다. 이러한 placebo를 pure placebo라고 한다. 이러한 부류의 placebo는 그 자체는 아무런 약효를 가지고 있지 않고 단순히 병을 낳게 하기 위해 약을 투약한다는 심리적인 효과를 주기 위해서 투약하는 것이다. 또한 이들은 의약품 개발에서 약리작용을 가진 물질의 작용을 평가하기 위한 임상시험에서 대조물질로 사용하기도 한다.

한편 이러한 종류의 placebo에 반하여 환자의 증세에 딱 맞지는 않지만 약을 투약한다는 것을 보여주기 위해 다른 용도의 약을 주기도 하는데 이러한 것을 impure placebo라고 한다. 이런 경우 미국의 의사들은 주사제로는 비타민 B_{12}를 가장 선호한다고 알려지고 있다. 이 주사제는 값도 싸고 몸에 해가 없는 데다 필요한 성분이기도 하고 또 붉은색이어서 전시효과도 있는 주사약이다.

보통 pure placebo보다 impure placebo가 더 효과가 있다고 알려지고 있다. 예를 들어 의사가 어떤 걱정 많은 환자의 걱정을 덜어 주려고 placebo를 투약할 경우 단순히 약효가 전혀 없는 약을 주는 것보다 약간의 두통이나 입이 마르는 등 가벼운 작용을 나타내는 placebo를 주었을 때에 더 큰 효과를 낼 수 있다는 것이다. 어떤 눈에 띠는 효과도 환자는 병과 직접 관련된 치료효과로 해석하게 되는 것이다. 또 흥미있는 것은 placebo도 부작용을 나타낸다는 것이며 이러한 placebo의 가장 흔한 부작용으로는 피부발진, 메스꺼움, 쇼크 등이 나타난다.

이러한 placebo의 사용은 크게 두 가지 경우로 나눌 수 있다.

우선 환자 진료의 과정에서 불가피하게 placebo를 써야 하는 경우이다. 예를 들어 한 늙은 환자가 오랫동안 작은 붉은색 알약을 먹어왔는데 이 약의 부작용이 실제 필요한 작용보다 훨씬 크지만 그것이 없으면 살 수 없다고 생각하기 때문에 이를 중단할 수 없는 경우이다. 이때에 의사는 환자 가족들의 인지하에 그 약과 구별할 수 없는 가짜약을 투약할 수 있다.

또 다른 하나의 경우는 새로 개발되는 약의 효능을 검증하는 절차에서 그 대조군으로 placebo를 사용하는 것이다. 이러한 경우 placebo의 활용은 불가피하다. 환자에 대한 의약품 투약의 효과는 약 자체의 효능과 placebo 효과의 합으로 나타난다고 하였다.

따라서 신약개발의 과정에서 그 약의 효능을 임상적으로 검증하려고 할 때 그 약효에서 placebo 효과를 빼 주어야 그 약의 진정한 효능이 나타나는 것이다. 이러한 점을 고려한 것이 double-blind test에 의한 임상시험의 설계이다. 이것은 시험하려는 약을 투약하는 환자군과 또 같은 수의 대조군을 선정하여 약과 placebo를 투약하되 환자는 물론 담당하는 의사도 그것이 진짜약인지 placebo인지를 모르는 상황에서 임상시험을 진행시켜 환자나 의사의 선입견에 의한 반응과 판단을 배제시키는 방법이다. 이러한 절차로서 약의 효과에서부터 placebo효과를 뺀 진짜 그 약 자체의 약효를 얻는 것이 가능하도록 하는 방법인 것이다.

그러면 이러한 약의 복용에 의한 심리적인 효과, 즉 placebo 효과는 어느 정도로 나타나는가를 살펴보기로 하자. 한 새로운 tranquilizer의 약효를 확인하는 임상시험에서 placebo를 복용한 대조군에서도 40%가 약이 효과가 있었다고 응답하였다. 또한 진통작용을 확인하는 임상시험에서 placebo의 투약만으로도 35%에서 진통효과가 나타났다. 참고로 모르핀에 의한 진통효과는 75% 정도이었다. 이들 결과는 의약품 효능 평가에서 이러한 placebo 효과가 얼마나 크게 나타나며, 그 평가에서는 반드시 이러한 placebo 효과에 의한 것을 보정하거나 빼 주어야 한다는 것을 말해 주고 있다. 영국에서 행한 한 실험에서는 아스피린정제에 광고가 잘된 상표를 부쳤을 때 그렇지 않은 것보다 그 치료효과가 더 우수함을 확인하기도 하였다.

대머리치료제인 minoxidil 2% 용액의 임상시험의 결과를 보면 더 흥미롭다. 이 용액과 placebo를 각각 717명과 714명에게 4개월 동안 바르게 한 후 그 결과를 분석한 것을 보면 약물 투약군에서는 41%가 머리가 자라지 않았고, 32%에서 약간 자랐으며, 25%에서 어느 정도 자랐고, 0.7%에서 많이 자랐다고 했다. 한편 placebo군에서는 58%에서 머리가 자라지 않았고, 31%에서 약간 자랐고 10%가 어느 정도 자랐으며, 0.4%에서는 많이 자랐다고 하였다. 이 결과는 placebo의 효과를 분명하게 보여주는 예인 것이다. 이러한 임상시험을 근거로 하여 그러한 제제가 의약품으로 정착하게 되는 것이다.

미국의 의약품 분류에서 OTC 제품이란 것이 있는데 이것은 over-the-counter의 약자로서 의사의 처방없이도 마음대로 살 수 있는 품목들을 말한다. 1970년대 초에 미국의 FDA는 OTC Advisory Panels를 만들어 미국에서 팔리는 3만 종의 OTC 품목을 그 안전성과 효능을 정밀 분석하도록 하였다. 그 결과는 이들의 약효는 이들 품목의 1/3에서 이들이 원래 목적하는 약효를 가지고 있는 것이 확인되지 않았으며 이들의 효능은 단순히 placebo

효과 정도에 불과하다는 결과가 나와 세인들을 놀라게 하였다. 즉, 많은 OTC 품목의 약들은 단순히 impure placebo의 범주를 벗어나지 못한다는 뜻이다.

달리 생각하면 이러한 placebo 효과란, 정신과 신체는 불가분의 관계이며 인간의 신체는 스스로 병을 낳게 하는 능력을 가지고 있다는 한 단면을 보여주는 것에 불과한 것이다. 따라서 정신과 분리하여 질병을 치료한다는 것은 맞지 않는 것이다. 80여년 전 현대의학의 아버지로 일컫는 Sir William Osler는 말하기를 "폐결핵을 치료할 때에 가슴에 들어 있는 것을 치료하는 것보다 마음에 들어 있는 것을 치료하는 것이 더 중요하다"고 하여 질병의 치료에서 정신상태의 중요성을 강조하였다.

현대의학에서도 그의 이러한 생각을 지지하고 있다. 즉, 두통에서 심장병까지 거의 모든 질환에서 병의 진전은 사람의 마음의 상태에 의하여 크게 영향을 받는다는 것은 누구나 공감하는 일인 것이다. 예를 들어 병을 이겨낼 수 있다는 신념이 어떤 신경전달물질을 분비시키고 이러한 물질이 백혈구의 감염에 대한 방어능력을 증진시킬 가능성도 있는 것이다. 실제로 어떤 종류의 백혈구는 신경전달물질에 반응하는 수용체를 가지고 있고 또 면역계와 신경계는 서로 영향을 미친다는 증거들이 나타나고 있다.

오늘날 환자의 병을 진단하고 치료하는데 지나친 기계화를 막고, 환자의 감정, 정신상태, 사회적인 원인, 생활태도, 환경요인 등을 종합적으로 고려하여야 한다는 움직임, 즉 holistic medicine의 운동이 일어나고 있어서 주목을 받고 있다. 이들은 의료행위에서 지나치게 심리학에 의존한다는 비판은 받는 것도 사실이지만 전통적인 의료행위와 함께 심령술, 침술 같은 것까지도 같이 활용하고 있다. 사람은 마음의 상태에 따라 엔도르핀, 부신피질호르몬, 신경전달물질들 등과 같은 물질이 분비된다는 것은 알려진 사실이며 침술에 의한 진통효과는 이러한 엔도르핀의 분비를 촉진시켜 일어난다고 믿고 있다.

Placebo의 효과 중에서 가장 많이 연구된 것은 아마도 placebo에 의한 진통작용일 것이다. 우리의 뇌는 심리적 원인에 의한 통증과 통증수용체의 활성화에 의한 통증을 구별하지 못한다. 뇌에서 엔도르핀이란 물질을 분비하면 진통작용이 나타나고 이러한 물질의 분비는 심리상태와 긴밀하게 연계되어 있다. 그래서 환자에게 placebo를 주면서 곧 통증이 없어질 것이라는 확신을 주면 이러한 엔도르핀이 분비되어 통증이 없어지게 되는 것이라 믿고 있다.

한편 재미있는 것은 placebo로 사용하는 약의 크기, 형태와 색도 그 효과에 영향을 줄 수 있다는 것이다. 일반적으로 정제나 캡슐의 크기가 클수록 효과가 크고 캡슐이 정제보다 크기 때문에 효과가 더 있다고 느낀다. 더욱 흥미있는 것은 색과 기대효과 사이에 상관관계가 있다는 것이다. 노란색, 오랜지색, 선홍색, 까만색은 흥분제, 항우울제에 알맞고, 반대로 흰색은 진통제나 마약류의 제제에 적당한 것으로 알려지고 있으며 이러한 것을 제약회사들은 제품의 색상 선정에 활용한다고 한다.

한의학에서도 이러한 placebo 효과는 더욱 중요한 부분을 차지하고 있다고 생각된다. 한약은 투약의 형태와 맛 그리고 진료의 방법 등으로 보아 자연스럽게 이러한 placebo 효과가 치료효과에 복합되어 있는 것이 아닌가 생각된다. 이러한 효과를 진료에 활용하는 것은 당연한 일이며 문제될 것이 없다고 생각한다. 그러나 한약을 과학화하는 과정에서 이러한 placebo 효과가 배제된 약 그 자체에 의한 약효를 정립하는 것은 한약 과학화의 과정에서 먼저 해결하여야 할 과제일 것이다.

환자의 치료에서 이러한 placebo의 사용에 대하여 모든 사람들이 당연한 것으로 받아들이는 것은 아니다. 어떤 사람들은 이러한 것을 환자를 속이는 일종의 사기라고 하며 윤리적인 문제를 제기하기도 하여 찬반의 논란이 있는 것도 사실이다.

그러나 이러한 placebo는 앞으로도 환자에게 큰 부담없이 치료 효과를 도와주고 편안함을 줄 수 있는 한 치료의 한 부분으로 계속 남아 있을 것이다.

제7장 인슐린의 발견

당뇨병(diabetes mellitus)이란, 주로 췌장 기능의 이상으로 발생하는 질병으로, 탄수화물 대사를 조절하는 인슐린(insulin)이란 호르몬을 분비하는 기능에 이상이 생겨 일어나는 질병이다. 그런데 의약품 개발의 역사상 이러한 작용을 가진 인슐린을 발견하는 경우만큼 극적인 단면을 보여준 것은 드물다.

인슐린의 발견은 대학교수도 아니고 제약회사의 연구원도 아닌 캐나다의 한 외과의사인 Fredrick Grant Banting에 의해서 이루어졌다는 것은 유별나다. 그래서 그의 인슐린 발견의 일화는 너무도 유명하여 의약품 개발의 역사에서는 자주 이야기꺼리로 등장한다.

인슐린을 발견한 Fred는 1891년 11월 14일 캐나다 온타리오의 Bonhead에서 William Thompson과 Sarah Grant Banting 사이의 막내아들로 태어났다. 어린 Fred는 Allison 근처의 농장에서 자랐고 숲과 들에서 놀기를 좋아했으며 거기서 캐나다의 혹독한 겨울을 견디는 법을 배웠다. 그는 아마도 그의 아버지처럼 평범한 농부가 되었든지 아니면 그의 아버지가 바라던 것처럼 목사가 되었을는지 모른다.

그러나 젊은 Banting은 자연을 사랑하는 사려 깊은 소년이었고, 사시사철 계절이 변하는 것이나 농작물이 싹트고 자라서 익어 가는 과정에 놀라움을 보이는 감수성이 깊은 소년이었다. Banting에게는 옆 농장에 제인이라는 여자친구가 있었는데 그 아이도 원기발랄하고 놀기를 좋아하는 아이였다. 그들은 숲에서 같이 뛰어 놀고 호수에서 함께 수영하며 놀이친구로서 친하게 지내었다.

그런데 제인이 14살이 되는 해에 갑자기 체중이 빠지기 시작하더니 언제나 배고파하고 여위기 시작하였다. 의사가 말하기를 당뇨병이라고 하였는데, 그 병에는 아무런 치료방법이 없다는 것이었다. 어느 날 제인은 졸리다고 하면서 혼수상태에 빠지고 결국은 그 길로 세상을 떠나고 말았다. Fred는 여기에 큰 충격을 받았고, 특히 치료를 위해 아무것도 할 수 없었다는 것에 더욱 큰 충격을 받았다. 이 사건은 장래에 그가 의학을 전공하는 데에도 한 계기가 되었다.

자라서 Banting은 신학공부를 하기 위해서 농장을 떠나 Toronto 대학으로 갔다. 그러나 그곳에서의 신학공부는 의학만큼 그에게 큰 관심이 되지 못했다. 그래서 의학으로 전공을 바꾸었으며 해부학, 생리학, 생화학, 약리학 등에 큰 관심을 갖게 되었다. 그는 손재주가 있고 해부학을 잘하여 외과의사가 되려고 하였다. 그는 2년밖에 의학공부를 못했는데 징집문제 때문에 과정을 단축시켜 1916년 12월 졸업하여 입대하게 된다. 그는 군대에서도 근무에 충실하여 1919년에는 무공훈장을 받았으며 1919년 캐나다로 돌아와 명예제대를 하였다.

그런데 그 사이에 학계에서 그와 관련된 몇 가지 중요한 일들이 일어났다. 우선 프랑스 생리학자인 Claude Bernard는 동물의 간에서 글리코겐(glycogen)을 분리하는 데 성공하였으며 이것은 포도당의 고분자화합물인 polysaccharide이고, 몸에서 포도당의 저장수단으로 만들어져 간에 저장되었다가 필요할 때에 분해하여 사용된다는 것이 알려지게 되었다. 이것은 탄수화물 대사에 대한 첫 연구결과인 것이다. 사실 포도당을 몸 안에서 태우고 에너지를 얻는 과정은 생명현상의 핵심 반응이라 하여도 과언이 아니며 그만큼 탄수화물 대사는 중요한 것이다.

한편 1869년 독일의 한 의과대학생인 Paul Langerhans가 췌장 꼬리부분의 연결조직에 작은 세포 덩어리들이 있다는 것을 발견하였다. 그후에 이것은 췌장의 소화효소를 내는 부분과는 틀린 내분비기관임이 알려지게 되어 이를 랑게르한스섬(Islands of Langerhans)이라고 부르게 되었다.

또 다른 하나의 사건은, 스트라스버그에 있는 Naunyn 연구소의 Minkowskii가 췌장과 소화와의 관계를 연구하는 실험 도중에 췌장을 제거한 개가 오즘을 자주 누는 것을 발견하고 느끼는 바가 있어서 Trommer 용액을 사용하여 이러한 요 중의 포도당의 농도를 정량하여 보았다. 그 결과는 놀랍게도 포도당 함량이 12%나 되었다. 그래서 그는 췌장의 기능저하가 당뇨병의 원인일 수도 있다고 생각하게 되었다. 그는 이 결과를 Naunyn 교수에게 보고하였으며 교수는 여기에 큰 관심을 나타내어 그들은 이러한 관찰을 확인하기로 하였다.

그래서 1889년에는 Mering과 Minkowskii는 많은 수의 개에서 췌장을 제거하여 당뇨병의 증상이 나타나도록 만드는 데 성공하였으며, 또 이러한 동물에 갓 떼어낸 췌장을 피부 밑에 이식시켰더니 당뇨병의 증상이 없어지는 것을 알게 되었다. 이것은 췌장의 제거가 당뇨병의 원인이며, 랑게르한스섬의 조직이 탄수화물 대사에 관여한다는 것을 확인시켰다.

그후에 많은 사람들이 췌장을 제거하면 당뇨병이 생기고 이러한 동물에 췌장 추출물을 주사하면 그 증상이 크게 개선된다는 단편적인 실험결과들을 얻게 되었다. 사람들의 관심은 차츰 이러한 췌장 추출물에서 혈당의 농도를 조절하는 성질을 가진 물질을 분리해내는 것에 집중되었다. 그러나 이러한 노력들은 성공을 거두지 못했다. 그 당시에는 몰랐지만 그들의 공통된 잘못의 원인은 췌장에는 많은 소화효소가 들어 있어서 혈당조절의 유효성분을 추출하는 과정에서 이들 효소에 의하여 혈당조절물질이 분해되고 말았던 것이다. 이 점을 그들은 미처 생각하지 못했던 것이다.

이야기는 다시 군에서 제대하고 돌아온 Banting의 이야기로 돌아간다. 그는 1920년 7월 온타리오의 런던에서 개업을 한다. 그러나 24일 동안 공치고 난 후에 처음으로 환자를 받았고 첫 달 수입은 겨우 4달러에 불과했다. 그 다음달에도 별로 나아지지 않았다. 그래서 그해 10월 그곳 의과대학이 개학하자 그는 그곳의 해부생리교실의 시범조교로 들어간다.

10월 30일 저녁 일찍이 당뇨병과 췌장과의 관계에 대한 강의를 준비하고 강의가 끝난 후 그는 우연히 새로 도착한 잡지인 Surgery, Gynecology and Obsterics의 11월호를 뒤져보게 된다. 거기에는 Moses Barron의 논문이 있었는데 여기서 저자는 담석에 의하여 담낭관이 막히는 것과 췌장관을 인위적으로 잡아매는 것은 그후에 나타나는 퇴행성 변화가 유사하다는 내용이었다.

이것을 읽고 나서 그는 순간적으로 막연히 췌장의 섬 세포들과 당뇨병 사이에 있는 상관관계를 규명할 수 있는 길이 있을 거라고 생각하게 되었다. 그는 집에 돌아가서도 그 생각에 홍분되어 밤을 새우며 그러한 가설을 증명할 실험을 구체적으로 설계하여 보았다. 그의 생각의 핵심은 췌장관을 묶어서 췌장의 소화기 분비 부분을 퇴화시키고 내분비 부분인 섬 세포들만을 얻는다는 것이었다.

그 다음날 그는 교수 한 사람에게 자기의 실험계획을 설명하고 실험할 자리와 시설을 제공해 줄 것을 부탁하였다. 그러나 마침 그 대학은 새 건물을 신축중이라 여유가 없어서 거절당했다. 그러나 그곳의 Miller란 교수의 소개로 Toronto 대학의 J. J. R. Macleod 교수에게 가서 부탁하게 되었다. 그 교수는 Banting과 동문이기는 하지만 그들은 그 전에 만나본 적이 없는 사이였고 그는 그 당시 탄수화물 대사의 권위자로 명성이 나 있었던 사람이었다.

그곳에서 Banting이 얻은 것은 개 10마리와 실험실 그리고 8주 동안의 시간이었다. 또 그에게는 Charles H. Best라는 분석을 잘하는 4학년 학생을 조수로 붙여 주었다. 드디어 그들은 1921년 5월 16일 일을 시작하였다. 우선 여러 마리의 개를 써서 췌장관을 잡아매었다. 또 다른 개들의 췌장을 제거하여 당뇨병 증상이 나타나도록 했다. 그 동안에 그들은 혈액과 요와 같은 시료의 취급에 숙련이 되도록 훈련하였다.

1921년 7월 27일 드디어 당뇨병 치료를 시작하기로 하였다. 췌장관을 막은 개를 클로로포름 마취를 시키고 췌장을 꺼내 퇴행된

부분을 제거한 후 냉각시킨 유발에서 잘게 부수어 소금물에 넣어 얼리고 이것을 갈아서 약 100 mL의 생리식염수에 가하여 시료를 만들었으며, 이 액 중에서 5 mL를 취하여 췌장을 제거한 개에게 정맥주사하였다. 그런 후 반시간마다 개의 혈액을 채취하여 혈당치의 변화를 측정해 보았다. 그 결과 2시간 안에 혈당치가 0.20에서 0.11%로 떨어졌고 개의 임상상태도 크게 좋아졌다. 1921년 11월 19일에도 이와 같은 실험을 되풀이하였다. 이번에는 혈당치가 한 시간 안에 0.33에서 0.17%로 떨어졌다. 이런 결과들은 그 다음에 계속된 실험에서 계속 확인되었다. 이리하여 큰 경비를 들이지 않고도 이러한 재현성 있는 실험을 반복하기에 충분한 양의 시료를 계속 공급하는 것이 가능해져 이러한 실험에 박차를 가하게 되었다.

1922년 1월 11일은 처음으로 당뇨병 환자에게 이러한 췌장 추출물이 사용되었던 날이다. 그 첫 환자는 Toronto General Hospital에 있는 14세의 Leonard Thompson이란 환자이었다. 이 환자의 혈당치는 500 mg/dL(28 mM)이나 되었고 하루에 3~5 L의 소변을 보고 엄격한 식사조절(450 kcal/day)을 하고 있음에도 불구하고 다량의 당을 계속 배설하는 환자로, 이제 죽음이 거의 확실한 상태에 있는 환자였다.

그들은 이 환자에게 췌장 추출물을 하루에 한 번씩 주사하였다. 그랬더니 그 환자의 상태는 즉시 좋아졌고 포도당 배설은 100에서 7.5 g/day로 감소하였으며 외모도 밝아지고 좋아졌다. 특히 환자가 힘이 난다고 하였다. 그래서 사람에게 인슐린을 사용하는 대체요법이 큰 성공을 거두게 된 것이었다. 그러나 이때에 사용한 췌장 추출물에는 단백질 함량이 높아서 주사부위에 화농이 생기는 등의 문제점이 생기기도 하였다.

이러한 성공에 크게 고무되어 Macleod 교수는 그때까지의 다른 모든 연구를 포기하고 그의 전 연구 인력을 여기에 투입하여 본격적인 연구에 들어갔다. 마침내 그는 생화학자인 James Collip과 E.C. Noble을 초청하여 그 유효성분을 분리하고 정제하여 표준화하는 데 성공하였으며 이 화합물을 인슐린(insulin)이라고 명명하였다.

그후에 인슐린은 캐나다의 Connaught Laboratories와 미국의 Eli Lily Co.에 그 권리가 주어져 이들에 의해 대량생산이 되어 인류의 당뇨병 치료에 결정적으로 기여하게 된 것이다. 사실 Banting과 Best가 인슐린을 발견하기는 하였지만 이 성분에 대한 여러 가지 기술을 개발하여 의약품으로 사용할 수 있도록 만든 것은 Lily사의 연구진의 공이라는 것을 사람들은 잘 모른다.

인슐린은 아미노산이 연결된 폴리펩티드 화합물이다. 이렇게 인슐린이 발견되고 나서 얼마 후에 Abel에 의하여 이 화합물은 순수한 상태로 정제되고 결정으로 얻을 수 있게 되었다. 그런데 그때까지는 생리활성을 가진 단백질이 아직 알려진 적이 없었기 때문에 과연 인슐린의 작용이 그 화합물의 작용인지 거기에 붙어있는 미량의 불순물에 의한 작용인지에 대한 열띤 논란이 있기도 하였다.

그후에 오랜 시간이 지난 후인 1960년 되어서야 Sanger에 의하여 인슐린의 아미노산 서열이 결정되었으며 1963년에는 전 구조가 화학적으로 합성되었다. 그후 1972년에는 Hodgkin과 그의 동료들에 의하여 인슐린의 3차원 구조가 밝혀지게 되었다. 또 인슐린은 그의 혈중농도의 측정을 위하여 radioimmunoassay 방법이 개발된 첫 호르몬이 되었다.

이렇게 개발된 인슐린은 인류를 위해서 너무나도 중요한 화합물이며 그 동안 수많은 사람들의 목숨을 구하였고 지금도 그를 대치할 수 있는 다른 약은 없다. 이러한 공로가 미리 인정되어 1923년 Banting과 Macleod는 노벨 의학상을 함께 받게 되었다.

그러나 거기에는 같이 고생을 한 Best의 이름은 빠져 있었다. 그래서 Banting은 Best가 빠졌다고 항의하며 수상을 거부하다가 결국은 상금을 나누는 것으로 만족하고 상을 받게 되었으며 Macleod도 자기의 상금을 Best와 나누어 가졌다. 그후 그는 영국에서 작위까지 받게 되어 Sir Fredrick Grand Banting이 되었다.

그후 인슐린 개발을 기념하는 25주년 기념식에는 Banting뿐만 아니라 여기에 참여했던 많은 사람이 참석하여 대성황을 이루었다. 그러나 그후 다시 25년이 지난 50주년 기념식에는 Best만이 참석할 수 있었다. Banting은 2차대전 중에 비행기 사고로 이미 세상을 떠났던 것이다.

제8장 탈리도마이드의 부활

아마도 의약품 개발의 역사상 탈리도마이드만큼, 약이란 얼마나 위험하고 예기치 못한 큰 부작용을 가져올 수 있으며 또 신약개발이 얼마나 힘들고 여기에 따르는 규제는 아무리 엄격해도 지나치지 않음을 극명하게 보여준 약은 없을 것이다.

놀라울 만큼 우수한 수면제라고 했던 탈리도마이드가 그 부작용으로 수만 명의 기형아를 낳게 한 사상 최악의 약화사고를 일으켜 세계를 충격의 도가니로 몰아 넣었던 대참사는 잊지 못할 것이다. 오늘날까지 이 사건은 의약품 개발에 따르는 사고의 전형으로 교과서에 인용되는 사례가 되었다. 그러나 이러한 공포의 약, 탈리도마이드가 무덤에서 깨어 나와 다시 기적의 약으로 부활하여 날아갈 준비를 하고 있다는 사실을 안다면 사람들은 다시 한번 놀라게 될 것이다.

탈리도마이드는 1953년 서독의 Chemie Grünenthal사에서 개발된 수면제이다. 처음에 항히스타민제를 찾던 과정에서 합성되었는데 우수한 진정작용을 가지고 있는 것이 발견되어 1957년 이러한 용도로 시판된 약이다. 그림 8·1에 이 약의 화학구조가 나와 있는데, 아마도 많은 사람들이 이 약의 이름은 많이 들어봤으나 그 구조를 볼 기회는 그리 많지 않았을 것이다.

이러한 탈리도마이드는 발비탈계 수면제와는 달리 자연수면 상태를 만들어 주고 치사량의 문제가 없으며, 특히 아이러니컬하게도 임산부의 아침구역질을 없애 준다고 하여 나오자마자 서독에서 가장 잘 팔리는 수면제가 되었다. 무엇보다 탈리도마이드는 임산부에게 많이 처방되었던 약이었다.

그러나 이러한 탈리도마이드가 전혀 예상치 못하게 서독, 영국, 캐나다 등지에서 수만 명의 팔 다리가 없는 기형아를 낳게 하는 대참사를 가져오고 낙태소동, 안락사의 문제까지 야기시키는 등의 큰 비극을 불러 온 것은 우리가 잘 알고 있는 탈리도마이드 약화사고의 전말인 것이다.

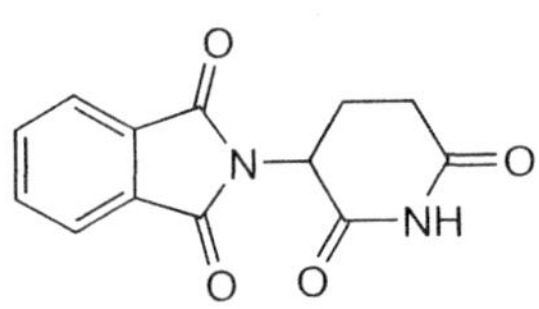

그림 8·1 탈리도마이드의 구조

이 약이 미국시장에 상륙하지 못한 것은 미국 식약청인 FDA의 초년직원인 여의사 Frances Kelsey의 공이라 해도 과언은 아니다. 서독의 탈리도마이드 제조회사는 국내에서 성공한 후 국제적으로 마케팅을 벌려 1958년에는 영국으로 상륙하였다. 미국의 파트너로는 Merrell사를 선정하여 1960년 케바돈이란 이름으로 판매허가를 신청하였는데 이 신청서를 검토하는 것이 FDA에서 Kelsey가 한 첫 일이었던 것이다. 이 여의사는 이 약에 무엇인가 석연치 못한 점이 있다는 것을 느끼고 서류미비, 자체실험 자료미비, 태아에 미치는 영향 검토 불충분 등의 이유를 들어 반려시키면서 허가를 지연시켰다.

그러던 중에 1961년 말경부터 탈리도마이드와 관련된 문제들이 나타나기 시작하였던 것이다. 드디어 서독에서부터 기형아 출산의 대참사가 보고되기 시작했고 급기야 Merrell사는 신청을 철회하였다. 워싱턴 포스트지는 이 여의사를 탈리도마이드로부터 미국을 구한 영웅으로 대서 특필하고 마침내 이 여의사는 1962년 10월 케네디 대통령으로부터 훈장까지 받게 된다. 일부에서 이 여의사는 단지 관료로서 서류를 깔고 지연시키는 것 이외에 한 일이 없다고 하지만, 적어도 이러한 부작용의 가능성에 대해 의문을 제기한 것은 큰 공이라고 하겠다.

이러한 엄청난 사건으로 탈리도마이드는 그 큰 오명만을 남긴 채 사라져 버리고 우리의 기억 속에서조차 점차 멀어져갔다. 그러나 탈리도마이드는 완전히 죽은 것이 아니었다.

1960년대 초 이스라엘의 한 의사는 문둥병 환자가 자가면역반응으로 얼굴, 팔 등에 생긴 나성결절홍반(erythema nodosum leprae, ENL)으로 통증이 심하고 이것 때문에 잠을 못 잔다고 하여 수면제로 이 약을 주었다. 그런데 놀랍게도 며칠 사이에 이러한 결절들이 깨끗이 없어지는 것이었다. 그후에 계속된 연구에서 이 약의 복용으로 ENL의 90%에서 치료효과를 보았다는 보고 등이 들어오면서 탈리도마이드는 다시 주목받기 시작하였다. 죽은 탈리도마이드가 이제 다시 숨을 쉬기 시작한 것이다.

1990년대에 들어서 Rockefeller 대학의 Kaplan 교수는 결핵균과 관련된 자가면역반응에 대한 탈리도마이드의 영향과 그 메커니즘을 연구하여 그러한 작용을 확인하였으며 이러한 작용은 tumor necrosis factor alpha(TNF-α)나 다른 cytokine의 조절에 의해 나타난다는 것을 규명하였다. 또한 탈리도마이드는 이러한 자가면역질환, 일반면역반응, 암 등에서 광범위한 약리작용을 나타낸다는 것이 확인되어 이를 근거로 1998년 10월 Celgene사는 ENL 치료에 탈리도마이드의 사용을 FDA에 신청하여 정식으로 허가를 받는다.

또 하버드의 Folkman 교수는 탈리도마이드는 혈관생성억제작용이 탁월하여 새로운 형태의 항암제로서 개발가능성이 높다고 하는 결과를 내놓아 탈리도마이드는 이제 과거의 불행한 역사를 넘어 새로운 치료제로서의 새 출발을 준비하게 되었다.

이러한 탈리도마이드의 부작용으로는 주로 말초신경장애, 초기임신 3개월 내의 복용에 따른 혈관형성억제작용으로 태아의 수족 발달이 억제되는 부작용 등이 있다. 하지만 말초신경장애는 그리 대단한 문제는 아니고, 태아에 대한 위험도 비단 탈리도마이드에만 있는 것은 아니며 대부분의 항종양제에는 다 있는 것이기 때문에, 복용 전 임신 테스트와 피임으로 피할 수 있는 부작용인 것이다.

FDA는 탈리도마이드의 전과기록 때문에 어떤 약보다 더 많은 정보를 이 약에 대해서 갖고 있으며 이 약은 그 악명만큼 큰 부작용을 가지고 있지 않음을 잘 알고 있었다. 탈리도마이드와 이와 관련된 약물의 임상시험에서 이러한 부작용에 의한 사고 방지를 위하여 엄격한 규제가 있었음은 쉽게 이해할 수 있다. 그러한 부작용의 위험에 비하여 ENL, 암, 자가면역질환, 말기 AIDS환자의 아프타성 궤양 등과 같은 여러 가지 난치병 치료제의 개발은 너무나 중요한 과제이기 때문에 탈리도마이드를 활용하여 이러한 약물의 개발가능성을 사람들은 긍정적으로 생각하게 되었다. 특히 질병에서 자가면역반응의 중요성을 고려하면 그 치료제의 개발은 반드시 이루어져야 할 과제인 것이다.

이러한 탈리도마이드의 부활을 위해서 Celgene사는 원래의 탈리도마이드의 구조를 고집하고 있지 않다. 지나간 부작용의 오명을 벗어나기 위해서라도 차세대 약물은 그 화학구조를 다소 변형시키고 진정작용이나 배자기형발생과 같은 부작용을 없애면서, 탈리도마이드의 광범위한 여러 가지 작용을 극대화시켜 특이적 약리작용을 갖는 구조의 약물을 찾는 쪽으로 개발의 방향을 잡고 있다.

그 결과 두 가지 범주의 후보물질들이 개발되고 있는데 하나는 선택적 cytokine 억제물질이고, 다른 하나는 면역조절물질로서 이들 후보 물질들은 여러 가지 시험을 거쳐 임상시험 단계에까지 와 있다. 이들 연구에서는 관절염, 크론씨병, ENL 등과 같은 TNF-α의 발현과 관련된 질병과 암과 같은 병적 혈관형성과 관련된 질병의 치료제의 개발에 그 연구목표를 두고 있다.

그런데 탈리도마이드의 작용 메커니즘에는 무엇인가 신비한 점이 있다는 것이 특이하다. 이 약은 ENL 등 자가면역질환에서 TNF-α를 낮춰 주지만 그것의 억제제는 아니라는 것이다. 어떤 조건에서는 cytokine을 낮추어 주지만 다른 조건에서는 높혀 주기도 한다. 환자가 건강할 때에는 면역 시스템에 별 영향을 주지 않으나 무엇이 잘못 되었을 때에는 높여 주던지 낮추어 정상상태(homeostasis)를 유지시켜 주는 역할을 하게 된다. 탈리도마이드가 면역억제작용을 갖고 있는 것으로 알려지고 있으나 반드시 그런 것만은 아니다. TNF-α의 지나친 생성은 억제하여 면역억제반응을 나타내지만 정상세포의 면역반응을 위해 필요한 기본수준은 억제하지 않아 기초면역반응을 방해하지는 않는다. 대신에 감염이나 종양으로 생기는 TNF-α를 억제할 뿐이다. 이외에도 탈리도마이드는 많은 특이한 작용들을 가지고 있어서 주위 사람들은 이 약을 수수께끼(enigma) 같다고 하여 "Enigmatolide"라고 부르기도 한다.

이러한 탈리도마이드의 탁월한 약리작용은 큰 주목을 받고 그 연구가 활발하게 진행되고 있는 중이다. 특히 베데스다의 미국 암연구소에서 유방암, 폐암, 신장암, 골수종 등 광범위한 암 치료에 탈리도마이드의 응용을 활발하게 연구하고 있어서 그 결과가 기대된다. 이러한 연구가 성공한다면 우리는 의약품 개발에서도 참패를 성공으로 역전시키는 한 편의 드라마를 보게 될 것이다.

제9장 도전받는 아스피린

의약품의 역사상 아스피린만큼 많이 쓰이면서도 그 수명을 오래 유지할 뿐만 아니라 쇠퇴의 길로 들어서는가 했더니 다시 새로운 쓰임을 발견하여 화려한 재도약을 시도하고 있는 그런 의약품은 다시 없을 것이다.

그런 의미에서 아스피린을 의약품의 대명사라고 하여도 아무런 손색이 없다고 하겠다. 그렇다고 아스피린이 화학구조가 복잡하고 만들기 힘든 물질이 아니다. 그림 9·1에서 보는 것처럼 오히려 너무 간단한 단순구조의 화합물이다. 제법도 역시 너무 간단하여

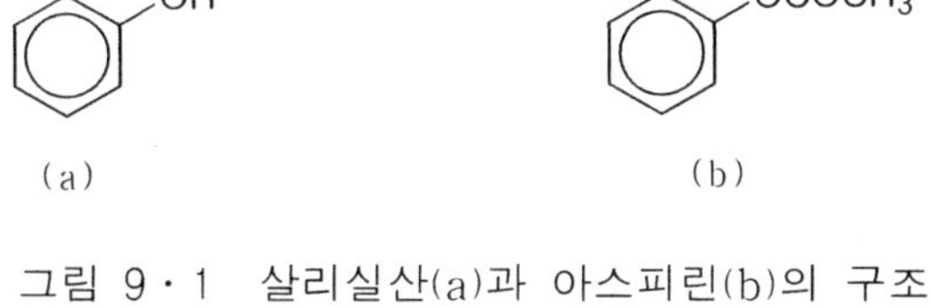

그림 9·1 살리실산(a)과 아스피린(b)의 구조

살리실산을 아세틸화하는 한 단계의 단순 반응으로 만들어진다.

이러한 아스피린은 지난 한 세기 동안 해열진통제로서 수많은 사람들의 고통을 덜어주었고 인류에게 큰 공헌을 해왔다. 육체적 고통만큼 참을 수 없는 고통은 없다. 어디가 못 견디게 아파서 밤을 새워 본 사람만이 그러한 고통을 이해할 것이다. 누군가가 통증은 모든 사람에게 지구 위에 사는 특권에 대해서 부과하는 세금이라고 하였다. 어떤 사람에게는 무겁게 또 어떤 사람에게는 가볍게 부과되지만 누구나 고통이라는 세금을 결코 피할 수는 없다고 하였다.

생리적으로 통증이란 신체기능에 이상이 생겼음을 알려주는 위험신호이기도 하다. 이 신호가 없다면 사람은 위험에 무방비한 상태로 노출되어 생존하기 어려워지게 된다. TV에서 "동물의 세계"란 프로그램에서 생포된 한 맹수의 어금니가 오랫동안 앓아 퉁퉁 부어 있는 것을 빼 주는 것을 보았다. 그 긴 시간 동안 얼마나 아팠을까 하는 생각을 하면 지구 위에서 사람만큼 큰 호강을 누리며 사는 존재는 없다는 생각이 든다. 사람 같으면 진통제 한 알로 잠시 통증을 진정시키거나 치과에 가서 신경치료를 받던가, 아니면 앓든 이를 뽑아버린다든지 할텐데, 동물들은 이러한 능력이 없으니 동물에게 부과하는 세금이야말로 아무래도 너무 가혹한 것 같다.

자연계에서 살리실산은 주로 버드나무 껍질에 당과 결합한 살리신(salicin)이란 배당체로 많이 들어 있다. 그래서 버드나무 껍질의 추출물은 옛날 이집트 시대부터 그리스, 로마, 암흑시대, 문예부흥기를 거쳐 19세기에 이르기까지 여러 가지 통증의 진통제로, 때로는 해열제로 넓이 사용되어 왔다. 버드나무 추출물을 통증에 사용했다는 기록은 지금부터 3500년 전의 기록인 이집트의 Ebers papyrus에 이미 기록되어 있으며 그로부터 천년이 지난 그리스의 히포크라테스 시대에도 열과 통증, 분만고통에 버드나무 추출물을 사용했다는 기록이 남아 있다.

이러한 버드나무 추출물의 약리작용에 대한 과학적인 연구의 시작은 1763년에 Stone이 버드나무 추출물이 해열작용이 있다고 보고한 데서부터 시작된다. 19세기에 들면서 이들 추출물 중의 성분 연구가 이루어지기 시작했으며 1838년에 Piria는 살리신으로부터 살리실산을 얻었으며 이 성분이 진통작용을 내는 유효성분임을 밝혀냈다. 1874년에는 Kolbe가 살리실산을 화학적으로 합성하여 대량생산의 길이 트였고 따라서 값도 대폭 하락하여 그 전의 십분의 일로 떨어지게 되었다.

이러한 살리실산은 나트륨염으로 만들어 류머티즘 질환에 진통제의 특효약으로 또 해열제로 많이 사용되게 되었다. 그러나 살리실산염은 페놀성 수산기가 역겨운 단맛을 내기 때문에 환자들이 싫어했으며 그래서 독일의 바이엘사는 살리실산 유도체의 합성에 관심을 가지게 되었다. 1853년에는 바이엘사의 Gerhadt는 아세틸살리실산, 즉 아스피린을 합성하였으나 이것은 순수한 상태로 얻어진 것이 아니고 특별한 작용도 발견하지 못하여 별 관심없이 사장되고 말았다.

바이엘사에서 발간한 아스피린 100년사를 보면 공식적인 아스피린의 탄생은 1897년 8월 10일 바이엘사의 연구원인 Felix Hoffman이 살리실산을 무수초산으로 아세틸화하여 아스피린을 처음으로 순수한 상태로 합성한 것으로 되어 있다. 이렇게 만든 아스피린은 원료 약품인 살리실산이 염화철에 의한 정성반응이 나타나지 않을 정도로 순수하였다.

Hoffman은 München 대학에서 약학을 전공하였고 박사학위까지 받은 화학자이다. Hoffman의 아버지는 류머티즘성 관절염을 앓고 있었는데 진통제로 살리실산염을 복용하고 있었다. 이 약의 맛이 워낙 나쁘고 역겨워서 그는 항상 그의 아들에게 먹기 편한 진통제가 없느냐고 투덜대기를 잘 하였다고 한다. Hoffman은 그가 합성한 아스피린을 그의 아버지에게 투약하여 보았다. 그 결과 놀랍게도 아스피린은 맛이 나쁘지도 않아 먹는데 아무런 지장이 없었고 진통효과도 더 우수하다는 것을 알게 되었다. 그리하여 이러한 아스피린의 우수성이 점차 사람들에게 알려지기 시작하게 된 것이다.

이러한 아스피린의 작용을 약리학적으로 정립하기 시작한 사람은 바이엘의 약학연구소 책임자였던 Dresser 교수이다. 그는 처음에는 이 일을 별로 탐탁히 여기지 않아 몇 번씩이나 거절하다가 1899년 Wohlgemut와 함께 아스피린의 임상시험을 시행하기로 했다. 그 결과는 그는 아스피린의 뛰어난 효능을 확인했을 뿐만 아니라 그후에는 열렬한 아스피린의 지지자가 되었다. 그의 약리실험 결과를 종합하여 보면, 아스피린은 살리실산염보다 진통작용이 우수하며 위장장애, 식욕감퇴와 같은 부작용이 현저하게 적고, 심장에 대한 부작용도 나타내지 않았다. 또한 아스피린에는 역겨운 단맛이 없어서 먹는데 아무런 문제가 없었다.

이러한 아스피린의 성공이 확인되자 살리실산의 다른 유사한 에스테르 화합물을 많이 합성하여 그 작용을 검토하였으나 그 어느 것도 아세틸산의 에스테르인 아스피린만 하지 못하였다. 그리하여 아스피린은 해열진통제로서의 탄탄대로를 마련하게 되었던 것이다. 그러나 아스피린의 운명은 그의 조국인 독일만큼이나 평탄치 못하였다. 1차 세계대전에서 패한 독일은 전비보상으로 Bayer aspirin의 상표를 미국에게 넘겨주었으며 미국에서는 경매에서 Sterling Drugs사에 낙찰되게 되었다. 이러한 아스피린에 대한 특허권은 1917년 소멸되었다.

통증을 없애 주는 약물은 크게 두 부류로 나눈다. 하나는 뇌의 지각피질에 작용하여 통증에 대한 역치를 올려 통증을 느끼지 못하도록 하는 것으로 모르핀이나 데메롤과 같은 마약성 진통제가 이 부류에 속하는 약이며 이들은 아주 심한 통증에 사용되고, 탐닉성 중독을 일으킨다. 다른 하나의 부류는 통증을 일으키는 충격이 지각피질로 전달되는 것을 차단하여 통증으로 인식이 되지 않도록 하는 것으로, 이 부류의 진통제는 탐닉성 중독을 일으키지 않는다. 물론 아스피린은 후자에 속한다. 그런데 이들의 진통작용은 비교적 약하여 격렬한 내장통증보다 주로 두통, 근통증, 관절통 등과 같은 가벼운 통증에 사용될 뿐이다.

아스피린을 위시해서 그후에 개발된 여러 가지 비스테로이드성 소염제들이 해열진통 및 소염작용을 나타내었다. 이들 약물들은 다양한 구조의 화합물들로서 화학적으로 서로 큰 관련이 없다는 것이 특징이다. 여기에 속하는 중요한 약으로는 미국에서 일반약으로 취급하는 것만 해도 아스피린, acetaminophen, ibuprofen, naproxen sodium, ketprofen, fenoprofen 등이 있다.

이들 중에 아스피린은 살리실산염이고, acetaminophen은 aniline 유도체, 그 나머지는 propionic acid 유도체이다. 영어로 이들을 통틀어서 nonsteroidal antiinflammatory drug라고 하며 이것을 약해서 NSAIDs라고 부르기도 한다. 또한 이들을 대표하는 것이 아스피린이므로 aspirin-like drugs라고 부르기도 한다.

이러한 아스피린의 해열진통작용과 소염작용이 어떠한 기전으로 일어나는가 하는 것에 대하여 많은 연구가 이루어졌으나 처음 반세기 이상 상당한 기간 동안 별다른 성과가 나타나지 않았다. 아스피린은 그 구조가 간단하지만 그 작용기전은 그리 간단하지 않았던 것이다.

그러던 중에 1971년에는 영국의 약리학자 Vane경은 아스피린의 작용은 통증을 덜어주고 염증발생에 관여하는 프로스타그란딘의 합성을 억제하여 그 작용을 나타낸다는 것을 규명하였다. 다소의 논란은 있었으나 이러한 업적으로 그는 노벨 의학상을 받게 되었다. 이러한 아스피린의 작용은 다른 NSAIDs의 작용과 같은 기전으로 일어나는 것이며 이들은 프로스타그란딘류의 생합성에 관여하는 효소인 COX(cyclooxygenase)의 작용을 억제하는 것으로 알려지게 되었다.

이러한 COX에는 COX-1과 COX-2가 있으며 아스피린은 이 효소들 모두와 비선택적으로 공유결합을 형성하여 이들을 비가역적으로 억제하는 것으로 알려지고 있다. 혈액응고에 관여하는 혈소판에서도 이러한 반응이 일어나는데 혈소판에는 이러한 비가역적 반응으로 소멸되는 효소를 그 자체가 보충할 단백질 합성 능력이 없기 때문에 아스피린의 장기간 사용에 특히 민감하다. 그래서 아스피린의 가장 중요한 부작용은 장기간 사용에 따라 혈액응고에 필요한 시간이 길어지고 출혈현상이 생기는 것이다.

아스피린의 우수한 효과가 알려지면서 그 사용이 급증하게 되었다. 진통제의 시장이 워낙 넓기 때문에 아스피린의 시장성은 너무 커서 엄청난 양이 소비되었으며 수십 년 동안 최고의 진통제로 군림하여 왔다. 그래서 아스피린은 “세기의 약”으로까지 평가받았으며 가정상비약의 최우선 품목이 되었다. 1969년 미국이 인공우주선 아폴로II호를 우주로 보낼 때에 응급 처치함에 들어갈 약품목록에 아스피린이 필수적으로 들어가게 된 것은 당연한 일이라 하겠다.

그후 많은 새로운 해열 진통제와 소염제들이 개발되었으나 아스피린은 아직도 가장 많이 쓰이는 해열진통제, 소염제로 그 자리를 지키고 있으며 미국에서만 하루에 20톤이 소비되고 1년에 200억 개의 아스피린 정제가 소비된다고 한다. 이러한 아스피린이 너무 쉽게 구할 수 있기 때문에 그만큼 그 작용이 과소 평가되는 경향이 없지 않다고 주장하는 사람들도 있다.

아스피린은 심각한 부작용이 거의 없으며 알레르기 반응을 나타내는 사람이 있긴 하지만 크게 우려할 정도는 아니다. 어린아이들이 독감이나 수두와 같은 바이러스성 질환의 회복기에 아스피린을 쓰면 갑작스런 구토나 심한 두통과 같은 치명적인 Reye 증후군이 나타날 수 있다는 경고는 있지만 아직 그 상관관계가 확립된 것은 아니며 단지 이러한 경우에 아스피린 대신에 acetaminophen과 같은 것을 사용하도록 권장하고 있다. 아스피린의 약화사고의 대부분은 어린아이들이 아스피린 캔디를 너무 많이 먹어서 생기는 경우이다. 그만큼 아스피린은 안전한 약으로 분류할 수 있는 것이다.

아스피린은 체내의 산, 염기 평형에 영향을 미칠 수 있으며 호흡을 흥분시켜 과호흡을 일으킬 수도 있다. 또 아스피린은 정상인에게서 출혈시간을 길게 하며 위벽의 점막을 부식시켜 위출혈을 일으키기 때문에 혈액응고기전이 약하거나, 비타민 K 결핍증이 있거나 혈액 항응고제를 쓰고 있는 사람에게는 금기되는 약이라고 하겠다. 또 술을 같이 마시면 이러한 출혈의 가능성이 커진다. 한때는 이러한 부작용이 아스피린의 사용에 걸림돌이 되기도 하였다. 그러나 이러한 아스피린의 부작용은 다시 아스피린을 중요한 치료제로 재도약시키는 원동력이 되었다는 것은 역설적이라 할 만하다.

이러한 아스피린의 위에 대한 자극을 막기 위해서 아스피린 제제에 aluminium glycinate나 aluminium hydroxide 등과 같은 제산제를 첨가하여 buffered aspirin을 만들기도 하지만 별 큰 뜻이 없다고 알려지고 있다.

아스피린을 복용할 때 입 안에서 씹어 많은 물과 같이 먹으면 위에 대한 부담에 도움이 된다고 한다. 또 아스피린은 요산의 분비를 억제하기 때문에 통풍환자의 증상을 악화시킬 수도 있고, 높은 용량으로 장기간 사용시에 신장에 대한 부담을 배제할 수는 없다.

아무리 아스피린이 안전하다고 하지만 진통목적으로 어른에게는 10일 이상, 아이들은 5일 이상 계속해서, 그것도 많은 용량의 사용은 좋지 않다. 체내에 아스피린과 같은 살리실산염의 농도가 너무 과다하면 위험신호로 귀울림(tinnitus)같은 증상이 생기며 이때는 약의 복용을 즉시 중단해야 한다.

아스피린은 만성, 염증성 질환인 류머티즘성 관절염에 효과적이어서 아스피린만 가지고도 이 질환을 조절하는 것이 가능하다. 그러나 이때에 개인의 반응에 따라 적절히 용량을 조절해야 하기 때문에 의사의 지도를 받아야 한다. 적은 용량을 사용하였을 때에도 진통작용으로 통증은 없어지지만 염증이 없어진 것이 아니기 때문에 병이 진행되어 뼈와 관절이 손상을 받게 되는 것이다. 그래서 이러한 경우에는 많은 용량을 장기간 사용하게 되는데 이때에 아스피린의 부작용이 또 문제가 된다.

아스피린이 들어 있는 약은 미국에서만 의사의 처방없이 살 수 있는 일반약인 OTC(over-the-counter) 품목에만 400여 종에 달한다. 그래서 FDA는 아스피린의 안전성과 효능에 특별한 관심을 갖고 전문가들로 panel을 형성하여 이 문제를 집중적으로 검토하도록 하였다.

그들이 검토하고 분석한 연구 결과의 결론은 아스피린은 안전하고 효능이 뛰어난 약이라는 것이다. 단지 아스피린이 혈액응고시간을 길게 할 수 있기 때문에 분만 전후에 출혈을 염려하여 임신 말기 3개월 동안은 사용을 금할 것을 권장하였고 이들 약품의 표지에는 알레르기 반응을 일으키는 사람, 천식환자, 임신 말기 3개월 내에 있는 임신부와 위장장애, 궤양, 출혈 또는 항응고제를 복용하는 사람들에 대한 경고문을 반드시 넣도록 하였다.

이러한 아스피린은 해열진통, 소염작용 이외에도 당뇨병 환자의 혈당을 낮추는 작용, 고지혈증 환자의 혈중의 콜레스테롤 농도를 낮추는 작용이 있다는 연구가 있다. 특히 많은 사람들은 아스피린이 혈소판이 혈액응고를 유도하는 물질이며, 강한 혈관 수축제인 thromboxane A2의 생성을 억제하여 혈관 내에서 혈액응고를 막는 작용이 있다고 하는 연구결과에 큰 관심을 갖게 되었다.

사람들은 아스피린의 이러한 성질을 활용하여 새로운 심장병 같은 질병에서 혈전 생성을 막는 약으로 개발하는 데 큰 관심을 갖기 시작하였으며 이 분야의 연구가 활발하게 되었다. 그래서 1978년 캐나다의 신경학자인 Barnett은 다량의 아스피린을 계속 투약하면 뇌의 일과성 허혈 발작의 가능성이 낮아지고 2차발작 또는 이로 인한 사망위험을 현저히 저하시켜 주며 뇌졸중의 위험을 감소시켜 준다고 보고하였다.

이외에도 아스피린이 심근경색이나 뇌경색의 발병과 이로 인한 사망을 현저하게 낮추어 준다고 하는 등의 연구결과가 무수히 많이 보고되었다. 이리하여 아스피린의 투약은 뇌졸중 위험에 있는 환자들에게 그 위험을 감소시켜 주기 위한 표준요법이 되게 된 것이다.

또한 건강한 사람은 물론 심장발작이나 협심증의 경력이 있는 사람들도 아스피린을 적은 용량으로 계속 복용하면 심장발작의 위험을 크게 낮출 수 있다고 한다. 그래서 미국과 유럽을 망라하여 수많은 남자들을 대상으로 하는 이러한 작용에 대한 임상시험을 시행하였다. 그 결과는 아스피린을 복용하는 사람들에서 이러한 증상의 발생이 18~47% 감소된다는 것이 확인되었다. 여자의 경우는 87,000명의 여성 간호사를 대상으로 시행한 시험에서 나타난 결과, 건강한 여성보다 심장발작의 경력이 있는 여성, 50세 이상이며 담배를 피우고 고혈압 고지혈 환자에게서 상대적으로 보호작용이 더 크다는 것을 알게 되었다.

그래서 1996년 FDA는 급성 심장마비의 위험이 의심되는 경우, 아스피린의 사용을 강력히 권고하게 된 것이다. 이러한 용도로서의 아스피린의 용량은 진통을 위한 용량보다 훨씬 적은 용량(50~100 mg/day)을 사용한다. 그런데 이런 용량을 결정하는 것은 그리 단순한 일이 아니다.

사실 단순한 해열진통, 소염제로서의 아스피린의 수명은 그 한계에 이르고 있다고 할 수 있겠다. 그러나 이제 아스피린은 이러한 중요한 새로운 작용과 용도를 발견함으로써 제2의 도약의 발판을 마련하게 되었다. 현대의학에서 심장질환의 중요성을 이해한다면 아스피린의 중요성과 가능성을 쉽게 이해할 것이다. 그래서 바이엘사는 "아스피린의 장래는 이제 막 시작되었다"라고까지 하고 있는 것이다.

그런데 최근에는 이러한 아스피린이 굳건히 지키고 있는 의약품 왕자의 자리에 서서히 그림자가 드리우기 시작했다고 믿는 사람들이 생기게 되었다. 이러한 그림자의 주인공은 다름 아닌 1998년 말에 FDA의 승인을 받은 아스피린의 사촌뻘이 되는 선택적 COX-2 억제제들이다.

그 대표적인 것이 refecoxib(diaryl-substituted furanes), celecoxib(diaryl-substituted pyrazoles) 등과 같은 것들이다. 지금까지의 NSAIDs는 COX-2와 함께 COX-1를 다 억제하여 위출혈이나 위궤양을 유발하는 등의 부작용을 일으켰다. 이들과는 달리 선택적 COX-2 억제제는 COX-2에만 작용하여 충분한 해열진통, 소염작용을 나타내지만 COX-1에는 작용하지 않기 때문에 여기에 따르는 부작용, 즉 아스피린이 나타내는 위출혈을 일으키는 등의 여러 가지 부작용을 없앨 수 있게 된다. 그래서 이들은 아스피린이 가지고 있는 부작용을 최소화하면서 그 작용을 더 크게 증폭시키는 약들인 것이다.

그러나 이들의 아스피린에 대한 위협은 그러한 단순한 해열진통, 소염작용에 있는 것이 아니다. 이들은 출현한지 불과 몇 년 안 되는 일천한 역시에도 불구하고 이들의 작용에 대한 광범위한 연구가 이루어지고 있으며 지금까지의 이러한 연구의 결과는 선택적 COX-2 억제제가 여러 가지 질병의 획기적인 새로운 치료제로 개발될 가능성이 매우 높다는 것을 보여준 것이다.

우선 이들은 대장암, 두경부암, 폐암 등 각종 암 발생을 예방하는 암 예방약으로 개발될 가능성이 크게 높다. 즉 COX-2라는 효소는 세포들이 자연적으로 죽어 없어지는 과정을 억제하고 암세포의 전이를 도와주며 암세포에 영양 공급원이 되는 혈관형성을 도와주는 작용을 한다고 한다. 따라서 이러한 효소의 기능을 억제하면 세포가 암 직전단계에서 암으로의 진행을 억제하고 또 암세포 성장과 전이를 억제할 수 있게 된다. 뿐만 아니라 이들은 또 알츠하이머와 같은 난치병의 치료제로 개발될 가능성까지 거론되고 있다.

네덜란드의 한 연구팀의 연구에 의하면 NSAIDs 제제를 매일 복용한 환자들에게서 알츠하이머 발생이 80%나 낮다는 것이 보고되었는데 이것은 이들 약이 뇌에 생기는 사소한 염증을 없애주며 또한 뇌세포의 퇴화를 촉진하는 베타아밀로이드라는 단백물질의 생성을 억제하여 이러한 치매억제작용을 나타낸다고 추정하고 있다. 그런데 선택적 COX-2 억제제는 NSAIDs보다 부작용이 덜하고 소염작용이 우수하기 때문에 이러한 치매억제작용도 훨씬 강할 것으로 예상하고 있다.

그래서 가까운 장래에 이들에게 기대되는 작용들이 긍정적으로 확립되어 아스피린보다 더 우수하고 많이 사용되는 약으로 개발되는 날이 올 것을 기대하여 본다.

제10장 약의 상호작용

병원에 가서 진료를 받고 처방전을 받을 때 약이 하나만 처방되어 나오는 경우는 드물고 보통 서너 개를 같이 먹도록 나온다. 거기에다 주사를 맞을 때도 있고 또 환자가 의사의 처방없이 먹는 일반약도 있을 수 있다. 또 일반약에는 여러 가지 성분이 들어있는 것이 보통이므로 사람들이 동시에 여러 가지 약을 같이 복용하는 것은 어쩔 수 없는 일이라 하겠다.

단순한 고혈압의 경우에도 몇 가지 약을 같이 쓰는 것이 보통이다. 또 치료효과를 보강하기 위한 것뿐만 아니라 먹는 약으로 생길 부작용을 막기 위해서도 또 다른 약을 먹어야 한다. 치료할 증상이 복잡해지면 거기에 따르는 약들도 많아질 수밖에 없는 것이다.

예를 들어, 심장마비 같은 어려운 치료에서는 이뇨제, 혈관확장제, 강심배당체 등을 같이 사용하여 적당한 심장 박출량을 유지시켜 주며, 부종을 막아 주도록 해야 하기 때문에 여러 가지 약을 같이 사용하는 것은 불가피하다. 또한 항암요법이나 감염성 질환의 치료에도 수 종의 약을 같이 사용하는데, 이런 경우 몇 가지 약을 같이 쓰는 것은 약에 의한 치료 효과를 높일 뿐만 아니라, 악성세포의 출현을 지연시키고, 약에 대해 저항성을 나타내는 미생물이 생기는 것을 지연시키기 위한 조치인 것이다.

이와 같이 몇 가지 약을 동시에 같이 사용하는 것은 치료 목적상 어쩔 수 없는 적절한 조치라고 해야 하겠다. 그런데 우리나라에서 처방 하나에 처방되는 약의 가지 수가 몇 개인가 하는 것에 대한 통계가 아직 정확히 알려진 바 없지만 미국의 경우를 보면 한 사람의 입원 환자에게 평균 6종의 약을 같이 쓴다고 알려지고 있다.

이와 같이 여러 가지 약을 같이 사용할 때에 어떤 문제가 발생하는가? 그에 대한 답은 일단 이들 약 사이의 상호작용에 의하여 단독으로 사용할 때의 작용과는 다른 작용이 나타날 수 있다는 것이다. 이것은 한 약이 다른 약의 효능을 높이거나 줄일 수 있으며 또한 이들 약을 단독으로 사용할 때에는 나타나지 않았던 의외의 작용이 나타날 수도 있는 것이다. 그래서 때로는 이러한 작용이 위험을 가져올 수 있다는 것에 유의하여야 한다.

이러한 예기치 못했던 작용은 치료에 활용할 수 있는 것도 있지만 그보다 치료 효과를 저해하고 때로는 심각한 부작용을 가져올 가능성이 더 큰 것이다. 그뿐 아니라 약은 같이 섭취한 음식의 성분과도 상호작용을 일으킬 가능성이 있다는 것을 알고 있어야 한다. 따라서 이러한 약의 상호작용에 의해 일어나는 문제에 대처하기 위해서는 약을 처방하는 의사가 그 가능성과 그것이 어떻게 일어나는가 하는 메커니즘을 이해하고 여기에 관심을 가져야 한다. 또 처방을 처리하는 약사도 이러한 문제점을 찾아낼 수 있는 능력을 갖추고 있어야 하는 것은 기본적인 자세라 하겠다.

이러한 상호작용에 의한 부작용은 아주 드물게 일어나기는 하지만, 그러한 문제는 심각한 결과를 가져올 가능성이 있음을 간과해서는 안 되고 또 그만큼 소홀하기 쉬운 일이기도 한 것이다.

이러한 약의 상호작용에 의하여 발생하는 부작용의 빈도에 대한 통계는 통계를 좋아하는 미국에서조차 아직 이루어지고 있지 않다. 아마도 그것은 상호작용을 인정할 만큼의 증상이 나타나는 경우가 드물고 그 판단의 기준이 애매하기 때문이 아닌가 생각한다.

임상에서 이러한 약들의 상호작용에 의해서 심각한 문제가 일어날 가능성에 대하여 의사들은 다소 회의적이다. 예측에 의하면 2~3개의 약을 같이 사용할 때에 약 3~5%에서 이러한 상호작용이 일어날 수 있다고 한다. 입원환자는 평균 6개의 약을 같이 쓴다고 가정하면 이러한 가능성은 이보다 더 높아질 것이다.

그러나 이러한 상호작용으로 나타나는 영향은 대부분의 경우에는 그리 심각하지 않지만, 드물게는 심각한 결과를 초래할 수도 있기 때문에 간과해서는 안 될 것이다. 따라서 의사들도 그들의 치료과정에서 의약품의 병용에 따르는 상호작용에 대한 충분한 지식과 관심을 가져야 하는 것은 사고의 예방과 진료에도 도움이 되는 것이다.

약의 상호작용에 의한 효과 중에서 특히 주목하여야 할 것은 예기치 못했던 부작용이 나타나는 것으로 이러한 부작용은 특히 독성이 크며 낮은 치료지수(therapeutic indcx)를 가지고 있는 약에서 발생할 가능성이 높다. 이런 종류의 약에서는 약간의 약물농도 변화가 심각한 부작용을 가져올 수 있는 것이다. 또한 치료하는 질병이 심각한 상태이고, 치료가 충분하지 않으면 곧 생명의 위협을 가져올 수 있는 경우 이러한 상호작용이 임상적으로 더욱 중요해진다.

이러한 약과 약 사이의 상호작용은 크게 약동력학적(pharmacokinetic) 상호작용과 약동태학적(pharmacodynamic) 상호작용으로 나눌 수 있다. 약동력학적 상호작용은 약의 흡수, 분포, 대사 및 배설 과정에 어떤 영향을 주어 결과적으로 작용부위에 도달하는 약물의 농도에 영향을 미쳐 나타나는 효과이다. 거기에 반해서 약동태학적 상호작용은 약물이 수용체와 결합하는 과정에 같이 관여하거나 두 약이 기능적으로 관련된 작용을 나타내는 경우이라 하겠다.

우선 두 약물이 섞이면 서로의 물리화학적 성질에 변화를 가져와 약효에 영향을 미칠 수 있다. 예를 들어 정맥주사용 주사제인 두 약물을 섞으면 약물들 사이의 물리화학적 상호작용에 의하여 불용성 침전을 생성하거나 침전은 아니더라도 분산상태에 변화를 가져오고 또 물리적 안정성(stability)과 같은 성질의 변화뿐만 아니라, 성분의 변화를 가져올 수 있는 것이다.

다른 제제나 생체 내에서도 이와 같은 상호작용은 흔히 일어난다. 예를 들어 tetracycline계 항생제를 복용할 때 우유나 제산제를 같이 먹으면, 이들 중에 들어 있는 Ca^{+2}이나 다른 금속이온이 그 항생제와 불용성 착화합물을 형성하기 때문에 장에서 약이 잘 흡수되지 않게 된다. 또 담즙산염을 흡착하여 그의 재흡수를 막아 콜레스테롤의 혈중농도를 낮추는 약인 cholestryamine resin을 복용하는 경우 이 약은 담즙산염뿐만 아니라 thyroxine, warfarin, 스테로이드 호르몬, 강심배당체 등과 같은 약들도 강하게 흡착하여 흡수를 방해하여 그 약효에 큰 변화를 가져올 수 있다고 알려지고 있다. 이 resin은 양하전을 띠고 있고 강한 흡착력을 가지고 있어서 그 밖의 많은 다른 약물들도, 특히 음이온성 약물을 흡착하여 흡수를 억제할 가능성을 가지고 있는 것이다.

또 위장의 움직임과 먹은 음식의 양과 종류도 약의 흡수속도와 흡수정도에 영향을 미칠 수 있다. 위장관의 움직임을 낮추는 약을 같이 쓰면 약이 위장관에 머무는 시간이 길어져 흡수의 정도가 높아지게 된다. 그러나 임상적으로 이러한 것은 그리 중요하게 취급되고 있지는 않다.

한편 장에서의 미생물과 약과의 상호작용도 매우 복잡하다. 항생물질을 복용하면 위장 내의 미생물의 상태에 큰 영향을 미쳐 미생물에 의해 합성되는 물질의 합성을 억제할 수 있다. 예를 들어 항생제에 의하여 비타민 K 같은 성분의 합성이 억제된다. 이런 경우 비타민 K와 경쟁하는 경구용 항응고제를 같이 쓰면 그 효과가 예상보다 높게 나타날 수 있다고 알려지고 있다.

또 만약 약이 장내의 미생물에 의하여 대사를 받는 경우에 항생제의 사용은 이러한 대사를 억제하며 결과적으로 이러한 약물의 흡수를 촉진할 수 있는 것이다. 이러한 현상은 digoxin을 복용하는 환자에게서 관찰된다.

지금까지 약은 주로 단순확산에 의해서 세포막을 이동하는 것으로 알려지고 있으나 최근에는 많은 약들도 세포에 존재하는 수송계에 의해서 이동된다고 알려지고 있다. 그 중에서 가장 관심을 끌고 있는 수송계는 PGP(P-glycoprotein)이다.

이러한 PGP는 장, 신세뇨관, 담낭관, 뇌막의 세포 등에 분포되어 있으면서 이들을 통한 약물의 이동에 관여하고 있는데 만약 이러한 PGP의 기능이 다른 약에 의하여 영향을 받는다면 이를 통해 이동하는 약들의 흡수, 분포, 배설 등이 큰 영향을 받게 될 것이다. 실제로 cyclosporin A, quinidine, verapamil, itracomazole과 clarithromycin 등과 같은 약은 이러한 PGP를 억제하며 반대로 rifamin은 PGP의 생성을 유도한다고 알려지고 있다. PGP는 비교적 최근에 알려진 것으로 이 분야의 연구가 앞으로 더욱 활발해질 것으로 예상하고 있다.

또한 많은 약들이 혈장단백질과 잘 결합한다. 이러한 결합은 그 약의 분포, 배설, 대사 속도에 영향을 미쳐서 그 속도를 감소시켜 약의 반감기를 길게 만들며 작용의 세기는 감소시키지만 작용시간은 길게 만든다. 이러한 작용을 하는 대표적인 단백질은 알부민이다.

알부민은 혈장단백질의 50% 이상을 차지하고 분자량이 69,000이고, 등전점이 pH 5인 단백질로 혈장에서 음하전을 하고 있으나 주로 산성 약물과 결합한다. 또 1개의 알부민 분자에는 정전기적 하전점은 많지만 불과 한두 개의 약물만이 결합할 뿐이다. 따라서 이러한 결합은 정전기적 인력이 아닌 특이적 결합이라 추정된다. 이러한 단백질과 결합되어 있는 약물은 경쟁적으로 그 자리에 결합하는 다른 약에 의해 치환되어 밀려나면, 유리상태가 되어 약효를 크게 하고 또 부작용도 높여 주는 변화가 일어나고, 예상치 못했던 독 작용이 나타날 수 있게 되는 것이다.

일반적으로 분포부피(apparent volume of distribution)가 적은 약물, 즉 혈장에 많이 분포하는 약물에서 이런 효과가 크게 나타난다. 그러나 이렇게 유리된 약은 즉시 조직의 단백질과 결합하고 또 배설과 대사가 더 많이 일어나는 등 생체의 완충작용에 의하여 그 효과는 그리 길지 못하다고 한다. 그러나 여러 개의 약을 같이 사용할 때에는 이러한 약과 단백질과의 결합이 단독으로 있을 때보다 덜 일어날 가능성이 있기 때문에 예상하지 않던 효과가 일어날 가능성은 항상 염두에 두고 있어야 할 것이다.

동시에 투약한 약 성분들이 대사와 관련된 상호작용을 통하여 작용에 영향을 미칠 수 있다는 것은 상식적이라고 하겠다. 약의 대사는 주로 간에 있는 cytochrome P450이라는 효소계에 의하여 이루어진다.

이 효소계는 광범위한 구조의 물질을 대사시키는데 하나의 약 성분이 다른 약 성분의 대사에 관여하는 효소를 억제하거나 그것을 효과적으로 유도할 수 있으면 그 상대 약의 유효농도를 증가시키거나 감소시켜 약리작용에 큰 영향을 미칠 수 있게 된다. 이러한 종류의 상호작용은 약 성분들 사이뿐만 아니라 약과 음식성분 또는 다른 화학물질 사이에서도 일어날 수 있는 것이다.

예를 들어 발비탈계 수면제를 계속 사용하면 그 용량을 점차 증가시켜야 한다. 이것은 발비탈의 사용으로 이 약을 분해시키는 효소계가 점차 발달되어, 작용을 나타내기 위해서는 더 많은 용량의 약을 필요하게 되는 것이다. 또한 술을 매일 마시는 사람에게는 valium, librium, miltown 같은 tranquilizer의 작용이 잘 나타나지 않는다. 이것은 장기간 알코올의 복용이 이러한 약들을 대사시키는 효소를 유발하기 때문이다.

한편 흡연자에게 talwin이나 darvon과 같은 진통제를 사용할 때에는 nicotine이 이들 진통제의 대사를 촉진하기 때문에 더 많은 용량을 써야 한다. 이렇게 다른 약에 의해 유도된 효소에 의하여 큰 영향을 받는 약으로는 경구 항혈액응고제, 에스트로겐 피임약, theophylline, mexiletine, methadone, HIV protease inhibitor, 베타 아드레날린 효능억제제 등을 열거할 수 있다.

또한 하나의 약이 다른 약의 대사에 관여하는 효소를 억제하는 작용이 있으면 같이 복용할 때에 그 약의 대사를 방해하여 높은 혈중농도를 유지시키고 따라서 예상하지 못하였던 부작용을 유발할 수 있는 경우도 있는 것이다. 그러한 예로서 phenytoin을 복용하는 전간 환자에게 chloramphenicol을 투약하면 phenytoin 대사가 억제되어 혈중 phenytoin의 농도가 독성을 나타내는 수준으로 상승하게 된다.

그런데 이러한 약물의 대사에서 사람의 약물의 대사 능력은 나이가 들수록 급격하게 떨어진다는 것에 유의하여야 한다. 체중의 단위무게당 들어 있는 효소의 활성을 비교하면 나이가 들수록 기하급수적으로 감소하게 되는데 신생아 때의 데이터는 말할 것도 없이 20대의 자료를 근거로 하여 이를 60대까지 확대 적용하여 의약품 대사에 대한 이들의 영향을 이야기하는 것은 무리한 일이라 하겠다. 유능한 의사라면 이러한 변수를 충분히 고려하여 약물치료에 임하여야 할 것이라 생각된다.

또한 어떤 약들은 신세뇨관에 있는 능동수송이 일어나는 자리에서 상호작용에 의하여 다른 약의 신장을 통한 배설을 억제하여 그 효능에 영향을 미칠 수 있다. 이러한 작용은 주로 음이온성 물질의 수송에서 일어난다. 그 예로 probenecid는 페니실린의 배설을 억제하여 혈중 농도를 높이고 반감기를 길게 해준다. 이와 유사하게 methotrexate의 신장배설은 probenecid, salicylate, phenylbutazone 등에 의하여 억제되고 그 결과 methotrexate의 독작용은 이들 약에 의해서 크게 상승될 가능성이 있는 것이다.

이러한 유형의 상호작용에 비하여 약동태학적 상호작용은 서로 유사하거나 반대되는 작용을 나타내는 약물들을 병용했을 때에 일어나는 상호작용이다. 같은 효능을 가지고 있는 두 약을 같이 사용하였을 때에 그 효과는 이 두 약의 효능의 합한 것으로, 즉 상가적(additive)으로 나타날 것이다. 그러나 때로는 이보다도 더 큰 효과가 나타날 수 있다.

즉 2+2=5란 논리가 성립할 때가 있는데 이를 상승작용(synergism)이라고 한다. 예를 들면 발비탈계 수면제와 알코올은 이러한 상승작용을 나타내어 이들이 각각 단독으로 나타내는 중추신경억제작용을 더한 것보다 더 큰 억제작용을 나타내어 호흡억제 등으로 위험한 상황에 도달할 수 있는 것이다. 그래서 술을 마셨을 때에는 수면제를 먹지 말고 반대로 수면제를 먹었을 때에는 술을 금하라고 한다.

그 밖에도 알코올은 tranquilizer, 항히스타민제, 진정제의 작용을 상승시켜 주는 것으로 알려지고 있다. 그래서 술을 마시고 감기약을 먹으면 심하게 졸리기 때문에 차를 몰거나 기계를 만지는 것은 위험하다고 경고한다. 또한 식욕억제제를 epinephrine과 같은 다른 교감신경흥분제나 맥각 알카로이드와 같이 쓰면 심혈관을 지나치게 흥분시킬 수 있으며 고혈압 치료약물의 치료효과를 상쇄시킬 수 있게 되는 것이다.

최근에 미국의 FDA는 마황과 kola nut 성분이 같이 들어 있는 일반약의 부작용의 가능성을 경고하고 있다. 즉 마황의 ephedrine과 kola nut의 caffeine과의 상호작용으로 나타나는 상승작용이 생명의 위협까지 가져올 수 있다고 한다. 또한 많은 사람들이 안전하다고 생각하기 쉬운 아스피린도 dicumarol 같은 항응고제와 같이 복용할 경우에는 정상적인 혈액응고에 필요한 혈소판의 수를 감소시켜서 dicumarol의 항응고작용을 상승시켜 비정상적인 출혈 상태를 가져올 수 있는 것이다.

한편 약이 다른 약의 반대되는 치료효과를 나타낼 때 그 약의 효과를 없애거나 감소시킬 수도 있다. 그 좋은 예가 중추신경흥분제인 caffeine인데 중추신경억제제인 진정제의 효과를 상쇄시킨다. 또 orinase 같은 경구용 혈당강하제를 혈당상승작용이 있는 아드레날린양 화합물과 같이 복용할 때에도 이러한 현상이 나타난다.

이러한 상호작용은 약과 약들 사이에만 일어나는 것이 아니라 약과 음식 사이에도 가능한 것이며, 때로는 이러한 것이 심각한 결과를 가져올 수도 있다고 알려지고 있다. 예를 들어 우울증 환자가 항우울제로 MAO(monoamine oxidase) inhibitor인 약을 복용하는 경우 이 사람이 오래된 치즈나 다른 발효식품을 먹으면 갑자기 심한 두통과 고혈압이 생기고 심하면 뇌출혈로 죽기까지 하는 부작용을 일으킬 수 있다고 보고되고 있다.

이것은 발효식품 안에 들어 있는 tyramine이나 다른 아민 성분이 흡수되면 MAO가 이들을 산화시키느라 정상적인 중추신경계를 흥분시키는 아민을 충분히 대사시키지 못하여 일어나는 것이다. 그래서 이러한 유형의 항우울제를 복용하는 사람은 특히 오래된 치즈나 젓갈과 같은 발효음식을 피해야 한다.

또한 경구용 피임약을 쓰는 사람에게는 엽산이나 비타민 B_6가 결핍되기 쉬운데 보통 이런 문제는 그리 심각하지 않다고 알려지고 있지만 평소 이러한 성분이 결핍되어 있는 사람에게는 피임제 사용은 심각한 문제를 일으킬 수도 있게 된다. 이런 사람은 신선한 녹색 야채를 많이 먹어 엽산을 충분히 공급해 주어야 한다.

이러한 여러 가지 유형의 약의 상호작용에 의해 나타나는 문제는 무수히 많다. 환자를 약물로 치료하는 과정에서 예상치 못했던 반응이 나타나면 일단은 그것이 이러한 약물의 상호작용에 의한 것이 아닌가 의심해 보고 이에 대한 적절한 조치를 취하는 것이 필요하다 하겠다.

또한 환자가 다른 일반약이나 한약, 또는 다른 의사가 처방한 약을 함께 복용하고 있을 가능성도 확인해 보아야 하며 약을 처방하고 조제하는 과정에서의 오류의 가능성과 다른 환자에게 가야 할 약이 바뀌었을 가능성도 점검해 보아야 한다.

또한 약물치료에서 가능한 한 불필요한 약은 배제하고 처방을 단순화시키는 것도 이러한 상호작용의 기회를 감소시키는 방법 중 하나라고 하겠다.

그런데 우리나라에서는 한약을 많이 복용하고 있는 편인데 이러한 한약과 약물 사이의 상호작용으로 일어나는 문제에 대한 검토가 아직 잘 이루어지지 않고 있다. 이러한 연구는 매우 중요한 일이며 약학계가 당면한 여러 가지 과제 중의 하나라고 생각한다.

제11장 DDT와 환경호르몬

옛날부터 인류의 역사는 수없는 재난과 싸우고 이를 극복하는 과정이었다. 수시로 찾아와 사람의 목숨을 무더기로 앗아가는 전염병이며, 흉년이 들어 식량이 모자라 초근목피로 간신히 목숨만을 유지하기도 하고, 어느 때 홍수나 대지진이 일어날지 몰라 두려움에 떨 수밖에 없었다. 옛날 사람들은 이러한 재난들을 하늘이 노하여 사람에게 벌을 내리는 것이라 체념하고 살아왔지만 하늘은 이러한 노여움을 너무 자주 보여주지 않았나 한다.

전염병이라고 하면 14세기 유럽에 창궐한 흑사병이 그 대표적인 것으로 주민의 3할 이상이 이 병으로 죽었다고 하니 그 두려움은 가히 짐작할 만하다. 그러나 이러한 전염병은 이제는 그 감염경로가 밝혀지고 예방접종과 항생물질이 개발되어 이미 공포의 대상은 아니다.

그러면 식량문제는 어떠한가? 옛날에 흉년은 가뭄과 홍수 때문에 생기는 것이라 하였지만 사실은 그보다도 더욱 심각한 것은 병충해에 의한 피해가 더 큰 원인이었다고 할 수 있다. Pearl Buck의 "대지"란 소설을 보면 메뚜기 떼가 지나간 자리의 피해가 나온다. 또 지금도 농사를 지어본 사람이라면 농약없이는 농사가 불가능하다는 것을 잘 알 것이다. 그만큼 식량증산을 위해서는 병충해를 없애기 위한 농약의 사용은 필수적이고 그러한 살충제의 개발이 없었다면 오늘날 지구상의 인구인 60억의 1/3 정도도 먹여 살리기 어려운 형편이었을 것이다.

1930년대까지만 해도 농사에서 이러한 병충해를 막기 위해서 사용하는 농약이란 기껏해야 납의 비산염, 담배가루, 비눗물, 석유 등과 같은 것을 사용하여 왔을 뿐이었다. 그러나 이러한 약들의 효과는 실망스러운 것이었다. 그러나 1940년대에 들어서면서 상황은 급변하였다. 이것은 스위스의 제약회사인 Geigy사의 Paul Müller가 새로 DDT라는 획기적인 살충제를 개발해 내고 이것을 계기로 하여 많은 새로운 유기염소계 살충제가 개발되어 살충제 시대의 문이 활짝 열리게 된 것이다.

이러한 살충제의 개발은 벌레를 매개로 하는 전염병 퇴치는 물론, 농사에서 병충해를 쉽게 구제하여 식량증산에 결정적인 기여를 함으로써 인류가 기아에서부터 해방되고 삶을 향락할 수 있는 계기를 마련하여 준 것이다. 우리나라에서도 해방 후 진주한 미군과 6.25 전쟁 중에 미군에 의하여 DDT 소독으로 사람을 한없이 괴롭히던 이와 벼룩을 완전히 퇴치하였던 일들을 사람들은 아직도 잘 기억하고 있다.

이러한 DDT의 화학명은 1,1,1-trichloro-2,2-bis(4-chlorophenyl) ethane으로 그 화학구조는 그림 11·1에 나와 있다. 이러한 DDT는 그 명성만큼이나 다른 이름도 많다. 국제보건기구인 WHO

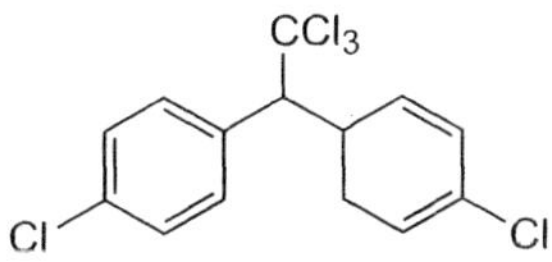

그림 11·1 DDT의 화학구조

는 cleofenotane이란 이름을 지어주었지만 영국에서는 dicophane, 미국에서는 chlorophenothane이라고 부른다. 그러나 DDT란 이름이 너무 유명하여 그것으로 어디서나 잘 통한다.

이러한 DDT의 발견으로 Müller는 당연히 노벨 의학상을 받았고 이 약은 2차대전 중에 창궐하던 모기나 이를 효과적으로 박멸하여 말라리아나 발진티부스와 같은 전염병의 퇴치에 결정적인 역할을 하면서 연합군 승리에 많은 공헌을 하였다. 사실 이 DDT를 처음으로 합성한 것은 그보다 60여 년 전의 Zeidler란 사람에 의해 이루어졌다. 그러나 그때에는 DDT에 이러한 살충작용이 있다는 것을 알지 못하였던 것이다.

살충제는 사람에게는 피해가 없이 해충만을 죽여야 하기 때문에 그러한 살충제가 갖추어야 할 무엇보다 가장 중요한 조건은 엄격한 선택적 독성(selective toxicity)을 나타내어야 하는 것이다. DDT는 이러한 관점에서 높은 합격점을 받는 화합물이라고 하겠다.

이러한 DDT의 가장 두드러진 물리적 성질은 극히 소수성이어서 물에는 전혀 녹지 않고 기름에는 잘 녹는 것이다. 이러한 성질은 그의 약리작용과도 무관하지 않다. DDT는 기름에 녹인 상태에서는 비교적 잘 흡수되지만 가루 또는 현탁액으로 복용하면 잘 흡수되지 않는다. 또 DDT는 피부를 통해서도 잘 흡수되지 않는다. DDT를 과량으로 복용했을 경우에도 그 중 많은 부분이 높은 지용성 때문에 곧 지방조직으로 들어가 저장되고 작용부위까지 도달하지 않으므로 그리 큰 독 작용을 나타내지 않는다. 따라서 DDT를 먹고 죽은 사람이 아직까지 보고되지 않고 있다. 그 치사량은 쥐에서 LD50가 250 mg/kg 정도 된다고 알려지고 있을 뿐, 사람에게는 아직 그 정확한 값이 알려지지 않고 있다. 사람이 이러한 DDT를 먹고 죽은 경우가 몇 있다고는 하지만 직접적인 사망원인은 DDT 때문이 아니라 사용한 용매인 석유 때문으로 알려지고 있다.

이러한 DDT는 그후에 뒤따라 합성된 많은 어느 다른 유기염소 살충제보다 효력이 우수하고 독 작용이 적으며 또한 값이 싼 살충제였기 때문에 그만큼 인기가 있었다. 또 이 약은 화학적으로 매우 안정하여 자연계에서 쉽게 분해되지 않고 오래 잔류하기 때문에 한 번 살포하면 1년 가까이 그 효력이 지속되므로 더욱 경제적이었다.

이러한 DDT의 우수한 살충효과와 바람직한 성질 때문에 DDT는 크게 각광을 받아 1940년대에서부터 1960년대에 이르기까지 살충제의 대명사로 군림하여 왔으며, 또 그 덕으로 말라리아나 발진티브스와 같은 벌레를 매개로 하는 질병을 퇴치시킬 수 있었을 뿐만 아니라 병충해도 없애서 인류를 위한 식량증산에 결정적으로 기여하게 된 것이다.

DDT의 과량 투여로 인한 중독증상으로는 주로 혀나 입술, 얼굴 등의 감각이상이 오는 것이다. 이러한 DDT의 살충작용의 작용기전에 대해서는 명확하게 알려지지는 않았으나 신경전달과정에서 sodium channel에 끼어 들어가 channel이 자극에 의해 일단 열리고 난 후에 다시 닫혀지는 과정을 억제하여 활동전위를 계속 유지시켜 신경전달계를 교란하여 살충작용이 나타난다고 추정하고 있다. 그런데 이러한 작용은 온도가 올라갈수록 감소하는데 이것이 온혈동물인 사람에게서는 DDT의 독 작용이 크게 나타나지 않고 비교적 안전함을 부분적으로 설명하고 있는 것이기도 하다.

그런데 아이러니컬하게도 DDT의 이러한 성질, 즉 매우 안정적이어서 자연계에 오랫동안 남아 있고, 우리 몸 속의 지방조직에 계속 축적되어 몸으로부터 제거가 매우 어렵다는 성질은 DDT의 사용에 심각한 문제점을 가져왔고, 결국에는 DDT를 살충제로 사용하는 것 자체를 불가능하게 만들었던 것이다.

농약으로 사용된 후에 농작물에 묻거나 물에 흘러 들어온 잔류 DDT는 음식물을 통하여 계속 우리 몸에 들어와 축적하게 되는 것이다. 즉 하천이나 호수 또는 바다로 씻겨 나간 DDT는 식물성 플랑크톤에 흡착되고 이것을 동물성 플랑크톤이 먹으면서 그 농도를 축적하여 나간다. 이것을 다시 작은 물고기가 계속 먹으면서 그들 몸에 축적되고 이것이 그보다 더 큰 물고기로 축적되며 또 물고기를 잡아먹는 새들이나 먹이사슬의 최정상에 있는 사람에게까지 축적되게 되는 것이다.

참고로 그 당시 뉴욕 Long Island의 강물의 수질분석의 결과를 보면 물에서의 DDT의 농도는 0.00005 ppm, 플랑크톤에는 0.04 ppm인데 반하여 갈매기에는 75.5 ppm으로 나타나 이러한 축적의 경로를 단적으로 잘 보여주고 있다.

이러한 가능성 때문에 장기간 DDT의 사용에 따른 환경문제는 심각해졌다. 그리하여 DDT가 인체에 높은 농도로 축적되어 만성 중독 증상을 나타내고 질병을 유발할 수 있을 뿐만 아니라, 생태계에 심각한 영향을 미칠 가능성이 환경단체나 학계에 의해서 계속 지적되어 왔다. 그래서 이러한 의혹에 대한 답을 얻기 위하여 많은 사람들이 여러 가지 실험을 시행하였다.

그런 실험들 중 하나는 건강한 지원자들을 이용하여 보통 사람이 DDT에 노출되었을 때 하루 섭취하는 평균 양의 천 배나 되는 용량인 DDT 35 mg를 매일 25개월 동안 복용시키면서 그 상태를 관찰하는 실험을 시행하였다. 그 결과는 이러한 DDT의 장기 복용으로 특별한 질병의 발생은 관찰되지 않았다. 그러나 이것은 그보다도 훨씬 더 긴 세월 동안 미량의 DDT에 계속 노출되었을 때에 암 발생을 촉진하거나 다른 중대한 결과를 초래할 가능성은 배제할 수 없는 것이었다.

또 DDT를 많이 사용하는 곳에서 특별히 간암 발생이 증가되었다는 증거도 아직 없었다. DDT를 살포하는 일에 전문적으로 종사하는 사람 3800명을 대상으로 그들의 사망률을 조사하여 일반인의 사망률과 비교하였는데 사망률의 차이는 없었고 단지 백혈병, 특히 골수성 백혈병과 뇌와 폐의 암 발생으로 인한 사망이 다소 많았을 뿐이었다.

그래서 당장은 DDT의 축적에 의한 심각한 문제점은 나타나지 않았으나 미래에 대한 여러 가지 가능성과 불확실성 때문에 1972년에는 미국에서는 모든 공중보건 업무에서 DDT의 사용을 금지하였고 또 특수한 작물 이외의 농작물에 DDT의 사용을 금지하였다. 이어 많은 다른 나라들도 이와 유사한 조치를 취하였다. 그러나 아직도 열대지방에서는 말라리아 퇴치를 위해서 DDT를 사용하고 있는 형편이며 일부 국가에서는 아직 사용이 금지되어 있지 않다.

이러한 DDT를 위시하여 유기염소 살충제로 methoxychlor, 또 aldrien, dieldrin 같은 chlorinated cyclodiene류, gamma-BHC인 lindane 등 많은 화합물이 개발되었다. 이들의 작용, 부작용, 잔류성 등에 다소의 차이는 있었으나 지금 이들은 대부분 유기인제제로 대치되었다. 이러한 유기인제제의 살충제는 acetylcholine 분해효소를 비가역적으로 억제하여 살충작용을 나타내는 것으로 그 대표적인 것이 parathion이다. 이들은 자연계와 인체에 축적되지 않고 발암성이 거의 없으며 그 효과가 빠르다. 그러나 이들은 독성이 워낙 강하여 흔히 치명적인 급성중독으로 인명을 앗아가는 사고를 일으키기도 한다.

이러한 DDT의 잔류성 때문에 1940년대 이후부터 살아온 사람은 불가피하게 일생 동안 계속해서 DDT에 노출되고 이를 섭취하여 지방조직에 축적하여 온 셈이 된다. 이렇게 장기간 동안 계속 반복 노출되면 혈중 DDT의 농도는 꾸준히 증가하다가 비교적 일정한 값에 도달하는 정상 상태(steady state)를 유지하게 되는데, 미국의 경우 1990년경에 측정한 값은 약 3 ppm으로 이 값은 1970년대에 측정한 값에 비하여 약 반으로 떨어진 값이다. 이러한 결과는 DDT가 이미 그 사용이 중단되었기 때문에 오염의 상태가 점차 호전되고 있음을 보여주는 것이다.

인체에 축적되었다 하더라도 DDT에 노출을 중단시키면 DDT는 천천히 몸에서 감소된다. 그 속도는 하루에 축적된 DDT의 1% 정도가 빠져 나온다고 한다. 이들은 배설되기 이전에 천천히 탈할로겐이 된 후에 cytochrome P450에 의하여 산화되어 배설되는데 이때에 생기는 대사물 중에는 DDE와 DDA 같은 것이 중요하다고 알려지고 있다.

사람은 비교적 낮은 용량의 DDT에 노출되어도 간에 있는 산화효소계인 cytochrome P450를 유도하여 활성화시켜 자신이 대사를 일으킬 뿐만 아니라 외부에서 들어온 약이나 다른 이물질, 스테로이드 호르몬 등의 산화반응까지도 촉진하여 이들의 대사에 변화를 일으키게 된다. 이러한 현상은 조류에서 성호르몬의 대사를 촉진하여 이것으로 인하여 생기는 내분비 불균형이 새의 칼슘대사, 산란, 둥지틀기 등과 같은 행태에 큰 영향을 미쳐 이들의 새끼치기 의욕을 저하시키고 새끼의 생존율을 감소시키는 것과 직접적인 관계가 있다고 생각하게 되었다.

또한 문제를 더욱 복잡하게 만드는 것은 DDT 자체가 여성호르몬과 같은 작용을 하여 성의 발현 등과 같은 과정에 문제를 야기시키고 또 새알의 껍질의 석회화를 위해 필요한 Ca-ATPase를 억제하여 석회화를 저해하는 등의 여러 가지 부작용을 야기시키는 것이었다.

우려하던 이러한 DDT에 의한 피해가 다시 본격적으로 이야기되기 시작한 것은 DDT의 사용이 중단된 후 많은 세월이 지난 1996년 3월 미국의 Colburn 여사 등에 의해 저술된 "Our Stolen Future"란 책이 출간된 다음이다. 이 책의 요지는 DDT나 PCB (polychlorinated biphenyls)와 같은 물질은 자연계에서 파괴되지 않고 남아 있으면서 생물의 생체에서 내분비 교란물질로 작용하여 생식장애 등 여러 가지 호르몬과 같은 작용을 나타내어 이들 생물의 생태계를 파괴할 뿐만 아니라 그 생물계의 장래의 존재까지 위협하고 있다는 것이다.

이 책의 내용은 모든 사람에게 큰 충격이었다. 물론 그 전에도 소수의 학자들에 의하여 이러한 위험가능성에 대하여 여러 번 경고가 있어 왔지만 일반 대중의 관심을 끌지는 못하였다 그러나 이 책이 출간됨으로써 이러한 문제는 많은 사람들의 관심의 대상이 되었으며 다른 여러 나라에서도 큰 반응을 일으켜 이제 이러한 문제는 인류 모두의 문제로서 부각되기 시작하였다. 이를 계기로 하여 이러한 유형의 물질들을 통틀어 환경호르몬이라고 부르게 되었다. 환경호르몬이란 한마디로 말해 환경 속에 있는 호르몬과 같은 작용을 가진 물질을 총칭하는 용어인 것이다.

호르몬이란 우리의 몸 내부에서 분비되어 극히 미량에서 여러 가지 중요한 생리기능을 조절하는 물질이다. 이러한 호르몬에는 여러 가지 종류가 있다. 그 중에서 환경에서 특히 큰 문제가 되는 것은 성호르몬이다. 이러한 성호르몬은 크게 남성호르몬(androgen)과 여성호르몬으로 나눌 수 있으며 또 여성호르몬은 다시 난포호르몬(estrogen)과 황체호르몬(progestin)으로 나뉜다. 이들은 생체에서 콜레스테롤로부터 만들어지며 스테로이드 골격을 하고 있는 소수성이 큰 물질들이다.

그림 11·2에서 보듯이 대표적인 에스트로겐인 estradiol은 남성호르몬인 testosterone이나 다른 스테로이드계 호르몬과 달리 골격의 환 중의 하나인 A환이 벤젠 고리로 되어 있으며 거기에 수산기가 붙어 있는 구조를 하고 있는 것이 그 특징이다.

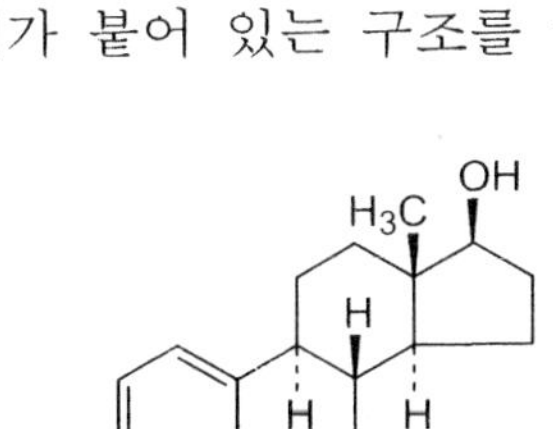

(a)

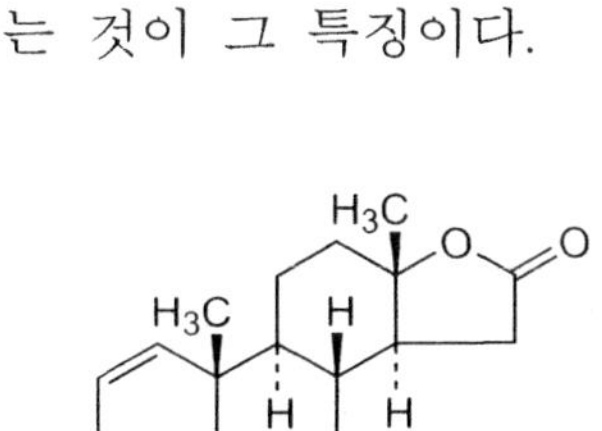

(b)

그림 11·2 Estradiol(a)과 Testosterone(b)의 화학구조

사람들이 흔히 생각하는 것과는 달리 호르몬, 특히 에스트로겐과 같은 여성호르몬은 초미량에서 엄청나게 큰 생리작용을 나타낼 수 있으며, 그 때문에 이들은 독극물에 준하는 물질이라고 하여도 과언은 아니다. 특히 생체의 발생 시기에 이 호르몬이 작용하면 특히 심각한 영향을 나타낼 수 있게 된다. 포유동물의 암컷에는 성의 주기가 있다. 일정한 주기로 발정기가 되면 뇌의 시상하부에서 뇌하수체를 자극하여 난포자극호르몬(FSH)과 황체형성호르몬(LH)을 분비하여 난소에 보낸다. 이들의 자극에 의하여 난소에서 에스트로겐이 분비되어 자궁내막을 증식시키며 질을 비후하게 만든다. 이것이 멘스로 이어지는 것이다.

한편 이와는 달리 수컷은 이와 같은 주기가 없이 언제든지 생식할 수 있는 상태에 있다. 그 동안의 연구 결과에 의하면 뇌 기능이 아직 발달하지 않은 출생직후의 암쥐에게 에스트로겐을 투여하면 이러한 성주기가 사라지게 된다. 그후 이들 쥐의 성장을 관찰하여 본 결과 에스트로겐을 계속 투여한 쥐들은 난소에서 배란이 일어나지 않고 자궁이 비정상적으로 비대해지며 질의 상피세포가 이상 증식을 보였다.

DES(diethylstilbestrol)는 스테로이드 골격을 갖지 않는 값싼 합성 에스트로겐으로 estradiol의 구조유사체이다. 한때는 미국, 중남미 등 여러 곳에서 이 물질의 에스트로겐 유사작용이 수정란의 착상을 도와주어 유산방지작용이 있다고 하여 임산부에게 많이 사용하였던 약이다. 이렇게 사용한 DES는 태반을 통하여 태아의 성장과정에 중대한 영향을 주게 되었으며 이렇게 해서 태어난 아이들에게서 여러 가지 예측하지 못했던 증상들이 나타나기 시작하였다. 이러한 증상으로는 암 발생, 생식기 기형 등 다양하며 이들을 통틀어 "DES syndrome"이라고 부르게 되었다.

이러한 것은 포유류 생명체, 특히 그의 발생초기에서는 DES뿐만 아니라 여러 가지 이러한 호르몬 유사물질이 얼마나 위험한 영향을 미칠 수 있는가 하는 것을 극명하게 보여준 좋은 예인 것이다. 이 사건은 미국에서 일어난 큰 약화사고의 하나로 기록되고 있으며 이와 유사한 많은 사건들 중의 하나에 불과하다.

그런데 이러한 에스트로겐 작용을 나타내는 물질은 천연 에스트로겐이나 합성 에스트로겐 유사물질뿐만이 아니고 자연계에 곳곳에 이러한 작용을 가진 물질이 많이 널려 있다는 것을 처음에 사람들은 잘 알지 못하였다. DDT를 위시해서 절연체로 많이 쓰이는 PCB(polychlorinated biphenyls), 플라스틱에 사용하는 bi-phenyl A 등 그 수가 생각보다 많으며 식물성분 중에서도 geni-stein 등 여러 가지 식물에스트로겐(phytoestrogens)도 발견되어 관심의 대상이 되고 있다. 그림 11·3을 보면 이들 화합물의 구조

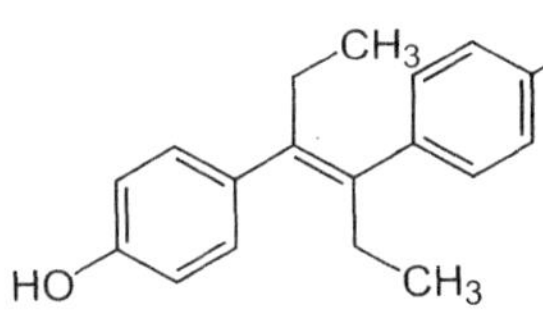

diethylstilbestrol

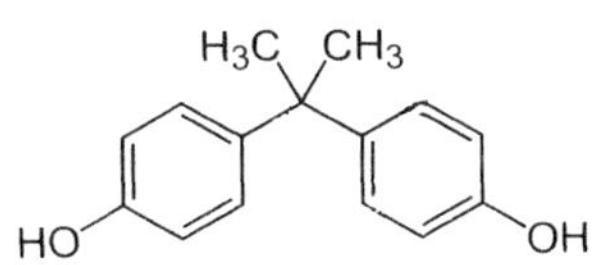

bisphenol A

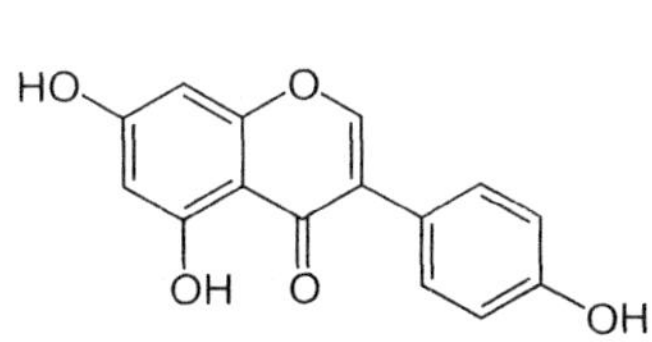

genistein

그림 11·3 비스테로이드성 에스트로겐 화합물

가 에스트로겐 화합물과 유사함을 쉽게 알 수 있다.

이런 유형의 물질 중에 특히 DDT나 PCB와 같이 구조의 특징이 여성호르몬의 구조와 비슷하고 또 자연계에서 잘 분해되지 않으며 소수성이 강하여 인체에 잘 축적되는 물질에서 이러한 에스트로겐과 유사한 작용을 나타내는 물질은 그 영향이 심각할 수밖에 없는 것이다. 이러한 화합물들은 이런 특성으로 포유동물의 생리현상에 큰 영향을 미칠 수 있으며 특히 생명체가 태어나 성분화가 충분히 이루어지지 않은 상태에서 이들 물질에 노출되면 심각한 결과를 가져올 수 있게 된다. 이러한 결과를 보여주는 현상들이 그 사이 지구에서 곳곳이 나타나고 있었다.

거슬러 올라가 보면 미국에서는 1970년대에 오대호에 살고 있는 갈매기들의 알 80%가 부화되지 못하고 죽어 갔으며 이것은 호수로 씻겨 들어온 농약인 DDT와 그의 대사산물인 DDE가 먹이사슬에 들어와 갈매기에 축적되어, 알이 석회화되는 과정을 방해하여 알 껍질이 약해진 결과라고 판정이 났었다. 또 1980년대에 들어서 플로리다 주의 아포프카 호수의 악어들 중에 수컷에서는 음경이 크게 작아진 것들이 많이 나타났으며 암컷에서는 1개의 난자만 있어야 할 난포에 몇 개의 난자가 들어 있는 것들도 발견되었는데, 이들은 모두 DDT와 같은 환경호르몬의 영향이라고 하였다.

또 일본에서도 1997년 7월부터 1년 동안 행해진 다마강의 잉어 생태를 조사해 보았더니 포획한 잉어들의 특징이 암컷의 비율이 압도적으로 높고 또 새끼 잉어의 수가 절대적으로 줄어들었다는 것이다. 이것은 생태계에서 암컷의 비율이 급격하게 높아지고 있으며, 수컷은 불임화되고 있다는 것을 반증하는 것이었다. 다마강의 수질을 분석해본 결과 이런 생태계 파괴의 원인은 오염된 공업용 세제가 분해되어 생기는 nonylphenol에 의한 것임이 밝혀지게 되었다. 그런데 다마강의 수질은 nonylphenol의 오염농도가 그리 높지는 않았다. 이것은 생체가 특별한 상태에 있을 때에는 극소량의 호르몬도 생리상태에 결정적인 영향을 미칠 수 있다는 것을 보여주는 것이기도 하다.

환경호르몬은 생체 내의 내분비계를 교란시키는 물질이다. 그 중에서도 성호르몬의 교란이 가장 심각한 문제를 일으킨다. 뇌의 시상하부에는 여러 가지 성호르몬의 수용체가 있어서 성호르몬의 양이 모자라면 난포자극호르몬(FSH)과 황체형성호르몬(LH)을 분비하여 난소나 정소에서 성호르몬이 증산된다. 반대로 성호르몬의 양이 많을 때에는 FSH와 LH의 분비가 억제되고, 따라서 분비되는 호르몬도 감소하게 된다.

환경호르몬은 이러한 조절기능을 해치고, 또 그 자체가 호르몬 작용을 나타내기도 한다. 생물은 성에 상관없이 남녀 성호르몬을 가지고 있으며 그들은 그 나름대로 역할을 하고 있다. 환경호르몬은 이러한 호르몬의 균형을 교란시키는 것이며, 결과적으로 성의 분화, 생식기의 이상발육과 그 기능의 이상으로 연결된다.

이들 중에서도 가장 심각한 것은 여성호르몬의 작용을 가지고 있는 에스트로겐 유사물질들에 의한 영향이라고 하겠다. 이들은 에스트로겐 수용체에 결합할 수 있는 구조를 가지고 있기 때문에 결합 그 자체가 여성호르몬의 작용을 나타내고 또 신호전달을 교란시켜 생체 내에서의 여성호르몬의 생산을 중단시키게 된다.

에스트로겐 화합물의 화학구조상 특징은 여러 개의 환 중 하나인 A환이 벤젠환이며 여기의 p-위치에 수산기가 붙어 있는 구조이다. 환경 에스트로겐 유사물질들도 그 구조적인 특징은 수산기 또는 이와 비슷한 기가 붙어 있는 벤젠환 구조를 가지고 있는 것들이다. 그래서 이들은 에스트로겐 수용체에 에스트로겐 대신에 결합하여 작용을 나타내는 것이다.

물론 환경호르몬은 천연 에스트로겐에 비하여 비교할 수 없을 만큼 그 결합력이 약하다. 따라서 그만큼 그 작용도 약할 것이다. 그래서 몸의 여러 기관이 이미 충분히 발달되어 있는 성인의 경우에는 환경호르몬이 침입하였다고 하여도 별 큰 영향을 받지 않는다. 그러나 개체가 태아기와 같이 미발달한 상태에서는 상황은 완전히 달라진다. 임신 초기에 에스트로겐 유사물질에 노출되면 생식기에 여러 가지 이상이 오는 등 여러 가지 중대한 현상이 나타날 수 있는 것이다.

한편 DDT의 대사산물인 DDE는 반대로 안드로겐 수용체에 결합하여 남성호르몬의 결합을 방해하고 결과적으로 남성호르몬의 작용을 방해한다고 알려지고 있다. 이러한 환경호르몬의 작용은 성호르몬에서만 있는 것은 물론 아니다. 최근에는 아직 잘 규명되고 있지는 않지만 갑상선, 부신피질 호르몬에서도 이와 유사한 현상이 나타난다고 하고 있다.

이러한 환경호르몬의 작용은 천천히, 그리고 은밀하게 나타낸다. 이렇게 아무도 모르게 일어나는 여러 가지 작용들에 의한 결과가 여러 곳에서 여러 가지 형태로 나타나고 있다. 최근에 특별한 관심을 끄는 것들 중에는 남성들의 정자의 수가 크게 감소하였고, 그 움직임이 무기력해졌다는 것이다. 즉, 정자의 생식능력이 감소되었다는 이야기이다.

이러한 현상은 환경호르몬과 분명히 무관할 수 없는 것이다. 또한 많은 남성의 생식기에 어떤 이상을 가져오고 있으며, 무엇보다 여성의 경우 환경호르몬은 더욱 뚜렷하게 생식기의 이상을 초래하고 있다. 특히 최근에 급증하고 있는 자궁내막증의 발생원인으로 환경호르몬이 지목되고 있다고 한다. 또한 환경호르몬은 여성의 유방암, 질암, 자궁암과 남성의 전립선암, 정소암 등과 관련이 있다고 알려지고 있다. 이러한 사례들을 일일이 열거하는 것은 너무 흔해 별다른 의미가 없고 그저 자연이 인류에게 보내는 경종에 불과하다고 하는 것이 더욱 적절하겠다.

이제까지 사람들이 만들어낸 화학물질은 천만 종이나 된다고 한다. 이제 사람들은 이러한 것들을 자연계에 아무렇게나 내버려서는 안 되며 엄격히 통제해야 한다는 것을 이해하였다는 것은 때늦은 감이 있으나 다행한 일이라고 하겠다. 이렇게 많은 화학물질 중에서 환경호르몬이나 여기에 준하는 독성을 나타내며 생명체의 생존에 위협이 될 수 있다고 의심이 되는 것으로 약 160여 종을 꼽고 있는데 이 숫자는 앞으로 증가할 전망이다.

그런데 여기에 포함된 물질들 중 많은 것은 우리의 생활 깊숙이 들어와 있는 물질들이다. 이들을 더 이상 사용하지 않고 우리 주위에서 제거하는 일은 지구의 장래가 걸린 중대한 일이라고 하겠지만 또 그렇게 쉬운 일도 아니다. 이들 중에서 최근에 가장 주목을 받는 것은 아무래도 다이옥신이라고 하겠다.

다이옥신이란 PCDD(polychlorodibenzo-*p*-dioxin)와 이와 비슷한 구조, 또 특성과 독성을 가지고 있는 여러 가지 유사물질을 총칭하는 것인데, 70여 개의 화합물이 여기에 속한다고 알려지고 있다. 보통 다이옥신류라고 하면 다이옥신과 구조, 성질, 독성까지 비슷한 PCDF(polychloro-dibenzofuran)까지 포함하는 것이 보통이다.

이러한 다이옥신은 일부러 공업적으로 어떤 목적을 위하여 만든 공산품이 아니다. 이들은 주로 유기염소계 농약의 합성이라든지 각종 유기염소계 플라스틱 제조와 제지, 철강, 펄프산업과 같은 화학공정에서 부산물로 생길 수 있는 물질인 것이다. 또 쓰레기 소각장 같은데서 염소나 브롬을 함유하는 PVC와 같은 고분자화합물을 태울 때에도 생길 수 있다. 이외에도 자동차 배기가스, 화력 발전소 등에서도 배출되며, 농약을 살포한 산림에 산불이 났을 때에도 생긴다고 한다.

다이옥신들은 환경호르몬처럼 화학적으로 안정하며, 소수성이 강하여 생체에 축적되며, 맹독성 물질로 우리 몸에서 여러 가지 독성을 일으킬 가능성이 많다. 다이옥신이 호르몬 교란작용이 있다고 믿고 있지만 그 작용기전은 다른 환경호르몬보다 훨씬 더 복잡하고 또 잘 규명되지 않고 있다.

다른 환경호르몬과는 달리 다이옥신은 에스트로겐 수용체에 작용하는 것이 아니라 알릴탄화수소(Ah) 수용체에 결합하여 독성을 나타내며, 이러한 결합이 강할수록 독성이 강하다고 알려지고 있다. 그러나 이러한 작용의 실체는 잘 알려지지 않았다고 하는 것이 더 타당할 것이다. 특히 산모에게 축적된 다이옥신이 모유를 통해서 유아에게 옮아가서 부작용을 가져올 것을 우려하는 사람들도 많다.

다이옥신류는 다른 환경호르몬과는 달리 현대 산업사회에서는 다분히 자연발생적이라는 데에 더욱 큰 문제가 있는 것 같다. 보통 환경호르몬으로 작용하는 물질들은 어떤 목적을 위해 공업적으로 만들어지는 것이므로 그의 오염을 원천적으로 통제하는 것이

가능하다. 그러나 사람들의 끝없는 욕구를 충족시키기 위한 공산품의 생산은 불가피하고 또 매일같이 쏟아져 나오는 합성수지 쓰레기는 환경보전을 위해 소각이 불가피하다.

이러한 과정에서 다이옥신이 방출되고 환경의 오염은 불가피하고, 자연에 다이옥신은 계속 축적되어 나갈 것이며, 장차 사람들에게 현실적인 위협이 되는 날이 곧 올 것이다. 이러한 사태를 예견하고, 사람들에게 알리고, 그에 대처하는 것은 모든 지식인이 해야 할 몫이라고 하겠다.

제12장 물과 생명

지구 위에서 물만큼 흔하고 또 중요하며 흥미있는 성질을 가지고 있는 물질은 다시 없을 것이다. 또한 물만큼 많은 연구가 이루어졌으나 아직 충분히 알려지지 않은 화합물도 드물다. 특히 생명현상에서 물이란 생명의 기원이고 "생명" 그 자체라고 하여도 과언이 아니라 할 만큼 중요한 물질인 것이다.

지구 표면의 70%가 바다이고 바닷물은 지구 위의 물에 97%를 차지하고 있다. 지구표면을 평평하게 만들면 바닷물은 3000미터의 깊이가 된다고 하니 아마도 그 양의 많음이 짐작되리라 본다. 한편 우리가 쓰는 담수는 지구 위 물의 극히 일부에 불과하고 그것도 담수의 대부분이 남극이나 북극의 빙산으로 존재한다고 한다. 지구 표면에서는 끊임없이 엄청난 양의 물이 증발하였다가 떨어지는 회전이 이루어지고 있다.

옛날에는 낭비한다는 말로 "물 쓰듯 한다"라고 하였다. 그러나 이제는 물은 그렇게 낭비할 대상이 아니라 소중한 자원이라는 것을 누구나 다 잘 알고 있는 사실이다. 인구는 증가하고 산업의 발달과 생활수준의 향상으로 물에 대한 수요는 급격히 커지는데 비하여 지구 위의 수자원은 한정되어 있다. 그것마저도 산업폐수와 생활오수로 오염되기 시작하여 이제 물 문제는 우리 모두가 해결해야 할 과제가 된 것이다.

그러면 생명 현상에서 물의 역할은 어떠한지 살펴보자. 생명체에서 수분의 함량을 보면 낮게는 세균포자에서 30% 이하인 것도 있고, 높게는 97%에 이르는 해양생물도 있다. 사람은 보통 체중의 58%가 물이다. 사람에 따라 차이가 많아서 마른 사람은 70%까지 높지만 뚱뚱한 사람의 경우에는 50% 밖에 되지 않으며 심한 비만의 경우에는 45% 정도 밖에 되지 않는 경우도 있다. 신생아의 경우 수분의 함량이 75%에 달하며 점차 성장함에 따라 감소하게 되고 10년이면 정상이 된다. 그래서 사람을 걸어 다니는 물주머니라고 부르기도 한다.

사람의 몸은 수많은 세포로 이루어져 있으며 물은 세포내액에 41%, 세포외액에 13%, 혈관 내 혈액으로 3% 정도 분포하고 있다. 조직 중의 물의 함량은 조직에 따라 크게 틀려 신경조직에서는 84% 정도로 높고, 간은 73%, 근육은 77%, 피부에는 71% 정도이며, 지방조직에서는 30% 정도로 낮다. 한편 혈장, 위액, 침 같은 체액에는 물의 함량은 90~99.5%에 달한다. 이러한 물은 신체의 각 조직에 영양 성분과 산소를 공급해 주고 또 노폐물을 수거하는 역할을 한다.

사람은 하루에 2리터 정도의 물을 마시며 그 중에서 60%가 신장을 통하여 소변으로 나가고, 28% 정도가 허파를 통하여 또 피부와 대변을 통하여 각 6% 정도가 분비된다. 이러한 것은 여건에 따라서 변하는데 보통 피부를 통하여 하루 0.3~0.4리터의 물을 내보내지만 덥거나 과격한 운동을 할 때에는 1.5~2.0리터까지 분비하게 된다. 한편 신장의 사구체는 하루 230리터나 되는 많은 양의 혈장을 여과해 낸다. 이렇게 여과된 수분이 모두 소변으로 나온다면 사람은 몇 분조차도 견디기 힘들 것이다. 그러나 여과된 수분의 대부분은 신장의 사구체에서 재흡수되고 하루에 불과 1.5리터 정도의 물만이 소변으로 배설될 뿐이다.

의약품을 투약한 경우에도 약이 흡수되고 난 후에 조직으로 분포되는 과정은 이들 조직의 물에 대한 친화력, 조직의 수분함량 등과 깊은 관계가 있다는 것은 쉽게 이해할 수 있다. 약이 몸에서 골고루 퍼진다는 가정하에 일정 용량을 인체에 정맥 주사한 후 혈중농도를 측정하여 얻은 결과에서 용량을 혈중농도로 나누어 얻은 값이 약물이 체내에서 퍼진 부피가 된다. 이것을 겉보기 분포부피(apparent volume of distribution)라고 한다.

이 값들을 보면 수용성이 큰 tolbutamide 같은 것은 불과 7리터 정도이지만 소수성이 큰 quinacrine 같은 것은 수만 리터가 된다. 이것은 약은 조직에 골고루 퍼지는 것이 아니며 이러한 값이 실제로 약이 퍼지는 부피가 아니라는 것을 뜻한다. 물에 잘 녹는 약은 같은 용량에서 혈중농도가 높기 때문에 분포부피가 작게 나오고 반대로 수용성이 낮고 조직에 잘 결합하는 약은 그 반대가 되는 것이다. 이러한 약의 분포부피는 실제로 약이 분포하는 부피는 아니지만 생체 내에서의 약물의 움직임을 이해하는 데 도움이 된다.

체내의 수분은 크게 세포내액과 세포외액으로 나누고, 세포외액은 혈액 및 림프액, 세포간액과 특수액으로 나눌 수 있다. 체내에서 수분과 전해질의 평형과 산, 염기 평형을 유지하는 것은 생명

유지를 위해 기본적인 중요한 생리현상이다. 이러한 현상은 전해질에 의한 삼투현상과 세포막의 선택적 이온 투과성, 혈장 단백질의 물에 대한 친화력 등이 관여하는 것으로 이를 조절하는 기관은 신장이다.

신장이 충분한 염류를 배설하지 못하면 수분도 체내에 억류되어 부종이 생기고 반대로 나트륨 이온 같은 것을 재흡수를 하지 못해 너무 많이 배설하게 되면, 물이 빠져 나가 탈수가 되고 혈액농축이 일어나게 된다. 지나친 구토나 심한 설사가 장시간 지속될 경우에 물과 전해질을 빨리 보충해주지 않으면 탈수에 의해 생명을 잃을 수도 있다. 체내 총 수분의 10%를 잃으면 열이 심하고 혼수상태가 되며 20%를 잃으면 생명을 잃게 된다. 그러나 인체는 이러한 상황에 대처하여 수분의 수급을 조절하여 항상성을 유지할 수 있는 기능을 갖추고 있다.

체내에서 이러한 수분의 조절은 시상하부에 있는 갈증센터(thirst center)가 수행한다. 여기에는 체액의 삼투압, 즉 전해질 농도에 민감하게 반응하는 삼투압수용체(osmoreceptor)가 있어서 이를 조절한다. 체내에서 수분을 잃거나 섭취가 충분치 않게 되면 탈수상태가 되고, 혈장의 전해질 농도가 높아지면 이 수용체가 목마르다는 신호를 중추신경계에 보내어 물을 마시게 한다.

또 혈액의 부피가 감소하면 심혈관에 있는 부피수용체(volume receptor)가 angiotensin을 활성화하여 갈증센터를 자극하게 된다. 또한 삼투압수용체에 의해 ADH(antidiuretic hormone)의 분비를 조절하여 소변으로 빠지는 수분을 조절하게 된다. ADH는 신장을 자극하여 수분의 재흡수를 촉진하는 호르몬으로, 이것의 조절에 의해 탈수상태에서는 소변의 양이 하루 500 mL까지 감소되고, 많은 물을 섭취한 상태에서는 1500 mL 이상으로 체내의 수분의 양을 조절한다.

그런데 우리 몸은 수분과 전해질의 섭취에 관계없이 생각보다 훨씬 일정한 혈액의 부피를 유지하고 있다. 이것은 앞에서 말한 수분조절 기전 이외에도 혈액의 부피가 커지면 동맥혈압이 높아져 신장으로 하여금 더 많은 수분을 배출토록 하고 반대로 혈액부피가 감소하면 동맥혈압이 떨어져 수분이 덜 배출하게 되어 혈액부피는 항상 정상이 되도록 하는 기능이 있는 것이다. 그러나 이런 방법에 의한 조절작용은 천천히 평형상태가 이루어지는 것이므로 긴 시간을 필요로 한다.

지구 위의 생물은 처음에는 해양생물로 나타나서 점차 진화하여 육지로 올라 왔다고 한다. 그래서 사람 혈액의 전해질 조성도 바닷물의 조성과 흡사하다. 해양에 있을 때 생물들은 얼마든지 많은 물을 사용하여 체내에서 생긴 노폐물을 배출할 수 있었다. 그러나 이들이 육상에 올라와 살기 위해서는 극히 제한된 양의 물만을 사용할 수 있을 뿐이다. 사람의 경우 하루 1.5리터의 소변으로 나오는 수분을 사용하여 이물질을 배출시켜야 한다. 따라서 해양동물이 육상동물로 진화하기 위해서는 좀더 효과적으로 노폐물을 배설시킬 수 있는 기능이 있어야 생존이 가능한 것이다.

이러한 목적으로 육상 척추동물은 해양동물과는 다르게 효소계가 발달되어 있어 체내에 들어온 이물질을 좀더 극성이 큰 물질로 바꾸던지 분비되기 쉬운 구조로 바꾸어 주게 된다. 이러한 대사반응은 그 반대도 있지만 일종의 해독작용으로 볼 수 있는 것이다. 물질이 극성이 커지면 세포막 통과가 어려워 세뇨관에서 재흡수가 잘 되지 않아 효과적으로 소변으로 빠져 나오게 된다.

예를 들어 벤젠은 독성이 크다. 그러나 벤젠에 메틸기가 하나 더 붙은 톨루엔은 그 구조가 벤젠과 거의 같은 데도 독성이 그리 심하지 않다. 이것은 벤젠에 비하여 톨루엔은 메틸기의 대사가 쉽게 일어나서 극성 화합물로 쉽게 변하여 분비도 잘되고 재흡수도 억제되기 때문이다. 그래서 체내에서 벤젠의 반감기는 수 시간인데 비해 톨루엔은 수 분에 불과하고, 그만큼 빨리 체내에서 빠져나가기 때문에 독성이 감소하게 되는 것이다.

물의 화학식은 H_2O로서 너무도 간단한 구조의 화합물이다. 그러나 그 구조와 성질은 그리 간단치 않으며 여러 가지 흥미있는 특성을 가지고 있다. 물은 그와 비슷한 구조의 다른 화합물에 비하여 어는점과 끓는점이 월등히 높으며 열용량도 매우 크다. 또한 얼음의 밀도가 물보다 낮고 4℃에서 가장 밀도가 높다. 그래서 물은 표면 위에서부터 얼기 시작하며 얼음은 압력을 가하면 더욱 굳어지지 않고 녹게 된다.

물은 물을 만드는 산소와 수소 사이에 형성된 결합의 쌍극자 때문에 극성이 매우 크고 분자들 사이에 수소결합이 효과적으로 이루어지고 있어서 강한 응집력을 나타낸다. 물의 여러 가지 특성은 이러한 구조적인 특성 때문에 나타나는 것이다. 이러한 물의 구조에 대한 연구는 그 중요성 때문에 무수히 많은 사람들에 의해 이루어지고 있으나 아직 뚜렷한 결론은 없는 것 같다. 단지 물은 단순한 분자 하나하나로 이루어지고 있는 집합체가 아니라 많은 수의 분자들이 빠른 속도로 이합집산을 반복하고 있는 회합체인 flickering cluster로 보고, 이러한 이합집산 중에서도 어떤 골격을 유지하고 있다는 것이 일반적인 견해라고 보아야 할 것이다.

생체에서의 물의 구조, 성질과 기능에 대한 연구는 순수한 물에 대한 연구보다 훨씬 어려운 과제이다. 생체에서 물은 크게 결합된 물과 유리상태의 물로 나눌 수 있다.

생체 내의 물은 많은 전해질과 다른 물질들을 녹이고 있으며 생체성분과 결합되어 있거나 콜로이드 분산계를 이루어 젤 상태로 존재한다. 따라서 순수한 물의 구조와 성질에 대한 지식을 생체계에 연장하여 적용하는 것에도 한계가 있다고 하겠다. 이러한 물의 여러 가지 특성 중에서 극성이 크고 수소결합 능력이 강하다는 것은 전해질이나 극성이 큰 물질을 잘 녹이는 용매의 작용이 크고 또한 부분적으로 극성을 나타내는 물질을 잘 분산시키게 된다는 것을 뜻한다.

반대로 극성이 낮은 소수성 화합물은 녹이지 못한다. 만약 소수성 화합물이 물 안으로 들어오면 물의 강한 응집력 때문에 소수성 물질은 밀려나게 된다. 결과적으로 소수성 물질들 사이에는 친화력이 그리 크지 못함에도 불구하고 결합이 이루어져 서로 뭉치게 된다. 이러한 결합을 소수성 결합(hydrophobic bonding)이라고 하며, 이러한 결합은 생명 현상에서 중요한 역할을 하게 된다.

사실, 이러한 물에 의한 탄화수소 화합물의 소수성 결합은 지구 위에 생명을 출현시킨 원동력이라고 할 수 있다. 지구가 생긴 후에 탄소 화합물인 탄화수소가 만들어지고 여기에 친수성 기가 도입되어 계면활성을 나타내는 물질이 되었다. 이들이 물 속으로 녹아 들어가면, 물의 강한 응집력 때문에 밀려 나가 이들은 표면에 단분자막층을 형성하게 되고 이들 단분자막층 2개가 겹쳐지면 라멜라 구조를 하게 되어 세포막의 구조가 된다. 만약 이들이 vesicle를 형성하여 여기에 단백질이 붙어서 어떤 기능을 나타내게 되면 결국은 생명체의 기본단위인 세포로 이어지게 되었으리라는 것을 상상할 수 있다.

또한 물은 단백질과 같은 생체의 구성 물질과 큰 친화력을 나타내고, 물분자들 사이의 강한 응집력에 의한 소수성 결합 등으로 생체 구성성분들이 그들의 생리작용을 내기에 알맞은 conformation을 유지시켜 주는 데도 중요한 역할을 하고 있다.

그러나 생체에서 물의 중요성은 이러한 물의 물리적 성질만에 있는 것이 아니다. 이보다 훨씬 더 중요한 것은 물의 화학적 성질이라고 하겠다. 물은 극히 일부가 수소이온과 수산화이온으로 해리하고 있으며 그 자체가 수소이온을 내는 산이기도 하고 또 수소이온을 받아들이는 염기이기도 하다.

이 해리반응의 이온적은 $K_w = 10^{-14}$으로 매우 낮으며 이값은 pH의 기준이 되고 또 완충작용의 기본이 된다. 혈액에는 물 이외에도 많은 완충작용을 나타내는 물질들이 공존하고 있어 일정한 pH 7.4 값을 유지시켜 주고 있다. 따라서 좀처럼 pH 7.35 이하나 7.45 이상으로 변하지 않는 pH 항상성을 나타낸다.

또 물은 쉽게 수소이온을 내는 용매이라 생체반응에서 단순한 매체가 아니고, 거의 모든 생체 내 화학반응에 긴밀하게 관여하고 있는 물질이기도 하다. 그래서 물은 생명유지에 절대적으로 필요한 전자가 관여하는 많은 산화환원반응(redox reaction)의 좋은 매체가 된다. 따라서 체액의 pH가 미세하게 변화하더라도 신체기능에 엄청난 변화를 가져온다는 것을 쉽게 짐작할 수 있다.

생체막을 통한 물의 이동은 생체막의 기본골격이 지질이라서 물은 통과하기 어려울 것 같이 생각되지만 물은 생각보다 훨씬 빠르고 용이하게 생체막을 이동한다. 생체막은 지질 단분자막의 이중층으로 되어 있는 단순구조이며 그리 완벽한 격리막이 아니어서 틈새 공간이 많아 물과 같은 작은 분자는 쉽게 통과할 수 있기 때문이다. 그러나 다른 수용성 분자들은 물보다 크기 때문에 그 크기가 커질수록 투과성이 급격히 감소하게 된다. 이온과 같은 것은 전기적으로 하전되어 있을 뿐만 아니라 강하게 수화하고 있어서 그 크기가 커진 상태기 때문에 지질막을 투과하지 못하게 된다.

또한 물은 이온들의 통로(channel)인 단백질을 잘 통과하여 이동하기도 한다. 그래서 적혈구막을 통해서 1초 동안에 적혈구 내액의 300배나 되는 물이 출입한다고 알려지고 있다. 이러한 물의 이동은 평형을 유지하고 있기 때문에 적혈구의 크기는 변화가 없으나 만약 들어가는 속도와 나오는 속도가 다르게 되면 세포가 수축되거나 팽창하게 된다.

이러한 물분자의 이동은 기본적으로 단순확산이다. 용액 중에서 미시적으로 분자들이 끊임없는 열운동으로 무작위 운동을 하고 있으며 그 결과 거시적으로는 한 위치에서 다른 위치로 이동하게 되고, 이들 전체의 이동방향은 높은 농도에서 낮은 농도로의 이동이 되는 것을 의미한다.

열역학에서 이러한 물질의 이동 방향을 나타내는 방법으로 성분 i의 chemical potential, μ_i를 많이 사용한다. 즉 물질은 높은 μ_i 상태에서 낮은 μ_i쪽으로 스스로 이동하려고 한다. 그런데 수용액 중의 용매인 물의 μ_i값은 용액이 되면 감소하게 된다. 이때에 그 감소의 정도는 용질의 종류에 상관없이 용액 중 용질의 알맹이의 수에 따라 일정하게 감소하게 된다. 그래서 이들 알맹이의 몰농도를 osmolarity라고 하여 나타낸다. 그런데 세포막은 물분자는 통과시키지만 용질은 통과시키지 않는 반투막이기 때문에 물이 높은 μ_i쪽에서 낮은 μ_i쪽으로 들어갈려는 경향에 의해서 압력, 즉 삼투압이 생성되고 이러한 현상을 삼투(osmosis)라고 한다. 따라서 세포가 받는 압력은 그 계 자체의 압력(hydraulic pressure)과 함께 삼투압(osmotic pressure)이 작용한다.

이러한 세포막을 통한 물의 이동은 주로 삼투현상에 의한 것이고, 이때 생기는 삼투압은 생리현상에서 매우 중요한 역할을 한다. 체액의 성분들에 의한 삼투압은 van't Hoff식으로 계산하면 5790 mmHg이나 되고 실험적으로 측정한 값은 5500 mmHg으로 7기압 정도의 큰 압력이다. 이러한 이론값과 실제값 사이의 차이는 체액 중의 성분들과 물분자 사이의 상호작용에 의한 물의 활동도 감소에 의한 것이다.

또한 사람은 온도 조절 능력이 뛰어난 온혈동물이기도 하다. 그 기전은 시상하부에 있는 갈증센터와 체온조절센터의 역할에 의한 것이다. 이들은 feedback 메커니즘으로 체내의 수분의 양과 체온을 일정하게 조절하여 항상성(homeostasis)을 유지시켜 준다. 우리의 몸이 체온 조절의 필요성이 감지하면 열 발생량을 조절하고 땀을 분비하고, 혈관을 확장하거나 수축하고 모근을 편성하는 방법 등으로 체온을 조절한다. 그러나 이러한 체온의 항상성을 유지하는 데는 물의 큰 비열이 중요한 역할을 한다.

물은 온도가 쉽게 변하지 않는 물질이기 때문에 넓고 큰 바다가 지구의 온도 변화를 막아 주듯이 우리 몸의 수분은 체온을 쉽게 변하지 않도록 조절하여 생명 유지가 가능하도록 만들어 준다. 또 물의 열전도성은 신체의 한 부분에서 열을 많이 받더라도 그것을 신속하게 넓게 퍼트려 국소적으로 온도가 크게 변하는 것을 조절하여 준다.

최근에는 물에도 건강에 유익한 구조의 물과 나쁜 물이 있다고 하여 흥미롭다. 이 학설에 의하면 액체상태의 물은 많은 부분이 오각이나 육각으로 된 고리모양의 물분자들의 회합체로 존재하고 세포 내에 육각수가 많을 때에는 생리 활성을 정상적으로 유지해 주는 방향으로 작용하며, 반대로 오각수는 세포의 생리 활성을 혼란시키는 쪽으로 작용한다는 이론이다. 따라서 생체 내에서 물의 상태는 노화, 암, 당뇨병 등과 같은 질병의 발생과 밀접한 관계가 있다는 추론이 가능해진다.

이러한 가능성을 뒷받침하는 실험적인 증거로 핵자기공명을 이용하여 정상 세포와 종양 세포 주위의 물분자의 수소의 스핀-격자 완화시간을 측정하면, 병변 세포 주위의 물에서는 완화시간이 정상 세포에서보다 크게 감소하므로 병변 세포 주위의 물분자들은 정상보다 난잡하다는 것을 그 증거로 내세우고 있다.

또한 체내 세포의 물 환경은 마시는 물에 의하여 영향을 받게 되므로 생체의 성질과 잘 맞는 물, 즉 육각수가 풍부한 물을 섭취하면 세포의 물 환경을 개선시킬 수 있어서 질병의 예방 및 치료에 기여할 수 있다는 것이다. 이러한 육각수가 풍부한 물을 얻는 구체적인 방법으로서는 가능한 한 찬물이나 눈이 섞인 물, 자장을 처리한 물, 전해질 특히 물의 구조를 보강해 주는 전해질이 들어 있는 물의 섭취를 권장하고 있다.

그러나 이러한 학설은 아직 이론적으로 확립된 것은 아니고 임상적으로 입증된 것도 물론 아니어서 이에 대한 평가는 아직 이르며 더 많은 연구와 검증이 있어야 한다고 생각한다. 한편 필자의 생각으로는 위와 같은 실험결과는 병변조직과 정상조직의 물에 대한 친화력의 차이에 의해서도 생길 가능성이 있음을 배제할 수 없다고 생각한다. 친화력의 차이는 당연히 물의 구조의 변화를 가져올 것이 분명하기 때문이다.

어쨌든 인체의 큰 부분을 차지하는 물의 상태가 건강의 유지에 매우 중요하다고 함은 충분한 설득력을 가지고 있고 가능한 깨끗한 물, 몸에 좋은 물을 마시고 싶다는 것은 우리 모두의 소망일 것이다. 그래서 장차 물이 질병을 치료할 수 있는 치료약으로서 개발되었으면 하는 것도 모든 사람들의 바램인 것이다.

필자는 오래 전에 병원 약국 제제실에서 포도당, 링거액, 생리식염수 같은 혈관주사용 수액을 만드는 일을 한 적이 있다. 그때 주사실에서 환자가 드러누워 내가 만든 5% 포도당을 맞고 있는 것을 보면 다소 불안한 생각도 들고 궁금하기도 하여 환자에게 기분이 어떠냐고 물어 보았더니 몸이 아주 개운하다고 대답했다.

아마도 이것은 포도당의 작용이라기보다도 충분한 물이 몸에 들어가 노폐물도 배설시켜 주고 수분의 평형도 유지시켜 주기 때문이 아닌가 생각한다.

제13장 부신피질 호르몬

부신(adrenal gland)이란 양측 신장 위에 붙어 있는, 하나의 무게가 4 g 정도밖에 되지 않는 아주 작은 내분비기관이지만 그 크기에 비하여 역할은 엄청나게 중요하다.

부신은 해부학적으로 부신수질(adrenal medulla)과 부신피질(adrenal cortex)로 나뉘며 여러 가지 중요한 생리활성을 나타내는 호르몬성 물질을 분비하는 기관이다. 그 중에서도 부신수질은 혈관 및 심장운동에 관여하는 에피네프린이나 놀에피네프린과 같은 호르몬을 분비하며 부신피질은 50여 종의 스테로이드 구조의 호르몬을 분비한다.

부신피질이 분비하는 물질은 크게 두 부류로 나눌 수 있는데 그 하나는 탄수화물의 대사에 관여하는 당질코르티코이드(glucocorticoid)성 물질로 코티솔, 즉 하이드로코티손이 그 대표이고 다른 하나는 체내 전해질의 양을 조절하는 염류코르티코이드(mineralocorticoid)으로 알도스테론으로 대표된다. 이외에도 androgen과 같은 소량의 성호르몬들을 분비하기도 한다.

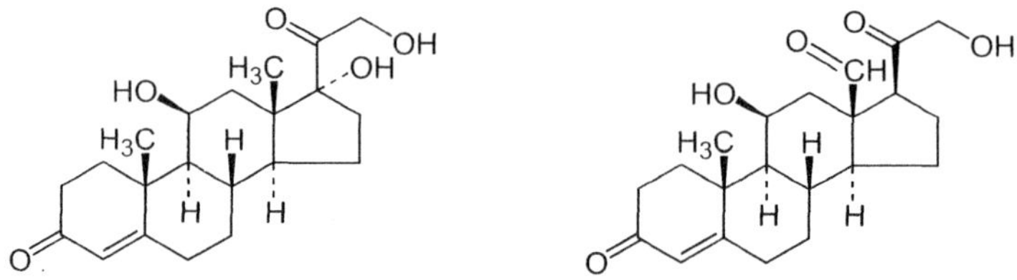

그림 13·1 하이드로코티손(a)과 알도스테론(b)의 구조

이러한 부신피질 호르몬에 대한 연구는 Addison씨병에서 출발하였다. 이 병은 부신피질이 결핵이나 다른 원인에 의하여 괴사가 일어나면 체내의 전해질과 수분의 균형이 깨져서 조직탈수가 생기는 등 여러 가지 증상이 나타나는 아주 희귀한 질병으로서 1930년대까지만 해도 발병 후 치사율이 5년 이내에 96%에 이르는 병이었다.

이 병의 주된 증상의 원인은 신장의 세뇨관이 나트륨 이온과 칼륨 이온을 잘 구별하지 못하여 나트륨의 재흡수가 잘 안 되서 수분과 같이 빠져나가고, 반대로 칼륨이 너무 많이 재흡수되어 생기는 체내 전해질의 불균형 때문에 생기는 질병이다. 그 당시에도 이 질병이 생겼을 때 부신피질에 이상이 있는 것을 알았기 때문에 이들 사이의 상관관계에 주목하게 되었다.

1930년대에 들어서 부신피질에 대한 많은 연구가 이루어져 부신피질에서 분비하는 물질이 결핍되면 체내 전해질의 불균형과 탄수화물 대사에 이상을 가져오고, 부신피질 추출물이 이러한 이상을 없애 준다는 것을 알게 되었다. 이러한 많은 연구의 결과에서 부신피질의 광범위한 역할이 알려지기 시작하였고 이들이 체내의 전해질과 수분의 항상성을 유지시켜 주며, 탄수화물의 대사에서 중요한 역할을 하고 있음이 알려지게 되었다.

또한 이러한 부신피질 호르몬은 뇌하수체 전엽에서 분비되는 ACTH(adrendcorticotropic hormone)에 의해 분비가 촉진된다는 것을 알게 되었다. 이러한 많은 연구를 통하여 부신피질은 생명을 유지하는 데 있어 그 역할이 절대적임을 알게 되었고, 사람들은 그 성분에 큰 관심을 갖게 되었다.

1935년에는 미국의 Mayo 연구소에서 유기화학자 Kendall은 부신피질 추출물에서 자신이 Compound E라고 불렀던 물질인 코티손을 분리하여 미량을 결정으로 얻는 데 성공하였다. 그는 동물실험에서 이 화합물이 근육활동에 큰 영향을 미치고 추위, 독물 기타 다른 생리적 스트레스에 대한 저항능력을 크게 높여 준다는 것을 알게 되었다. 그러나 이 물질을 얻는 데 시간이 너무 오래 걸리고 또 어려워 충분한 양을 얻기가 힘들었다. 때문에 이 물질의 생리활성을 규명하기 위해, 필요한 충분한 양을 얻기 위해 화학적으로 합성을 시도하였다. 그러나 그는 전 합성에 성공하지 못했고 단지 이 물질의 부분 합성에만 성공했을 뿐이었다.

그후에 이 화합물의 합성에 대한 관심은 줄어들어 다소 소강상태가 계속되었다. 그러나 2차대전이 발발하고 1941년에는 독일의 루프트바페 전투기의 조종사들에게 고공비행을 위해 이 코티손을 투약한다는 소문이 돌자 갑자기 미국에서 이 분야에 대한 연구가 다시 불붙기 시작하였다. 그래서 코티손의 개발은 이제 미국의 국가적인 긴급한 과제가 되었고 많은 연구가 활발하게 이루어지게 되었다.

이러한 연구들이 결실하여 Mayo 연구진은 Merck사와 공동으로 하는 연구에서 담즙산을 출발물질로 하여 부신피질 호르몬 중의 하나인 11-dehydrocorticosterone의 합성에 성공하였다. 그러나 여기서 합성한 화합물을 Addison씨병의 치료에 사용하여 보았으나 별 효과가 없어서 크게 실망하고 말았다. 1942년에는 Reichstein과 Shoppee는 부신피질 추출물에서 28종의 스테로이드 화합물을 분리하여 그 구조를 결정하였다.

1946년에는 Merck사의 Sarett는 코티손의 부분합성에 성공하였으며, 그후 1948년 9월 드디어 37단계의 긴 합성과정으로 코티손의 전 합성에 성공하였다. 이제 코티손은 동물의 장기에서 미량으로 어렵게 추출해서 얻는 것이 아니라 화학적으로 합성하여 밀리그램 단위가 아닌 그램 단위로 얻을 수 있게 된 것이다. 이리하여 코티손뿐만 아니라 다른 여러 가지 구조의 스테로이드 화합물을 합성하여 대량으로 얻을 수 있는 길이 열리게 되었고, 이러한 합성 화합물을 풍족하게 써서 그들의 생리활성을 규명하는 것이 가능하게 되었다.

또한 1952년에는 Tait와 Simpson은 부신피질 추출물에서 염류코르티코이드 작용이 있는 성분을 분리 정제하고 그 구조를 밝혔으며, 이것을 알도스테론이라 명명하였다.

코티손이 합성될 무렵 Mayo Clinic의 Hench 박사는 임산부에서는 류머티즘성 관절염이 일시적으로 없어지는 것을 발견하고, 이와 유사한 현상이 간염이나 황달 환자에서도 흔히 일어나고 있다는 것에 주목하게 되었다. 그는 또 간의 담낭 성분인 담즙산의 구조가 부신피질 호르몬의 스테로이드 골격과 유사하다는 것에도 유의하여 류머티즘성 관절염의 증세와 부신피질의 기능 사이에 어떤 상관관계가 있을 가능성이 크다는 것에 관심을 갖게 되었다. 그래서 그는 이러한 가설을 실험적으로 증명하려고 하였다.

드디어 1948년 9월에 그는 관절염 환자에게 코티손을 투약하는 실험을 실행했으며 그 결과는 극적인 성공이었다. 이리하여 앉은뱅이를 일어서게 하는 "기적의 약물"인 부신피질 호르몬이 탄생하게 된 것이다. 이러한 업적으로 Hench는 Kendall과 Reichstein과 함께 공동으로 노벨의학상을 받게 되었다.

이러한 부신피질에서 분비되는 물질들은 대부분 스테로이드 골격의 화합물들이며 생체에서는 주로 콜레스테롤에서 만들어진다. 그후의 연구에서 부신피질 호르몬의 주성분은 코티손보다도 코티솔, 즉 하이드로코티손이라는 것이 밝혀지게 되었다.

부신피질 호르몬 중에서 염류코르티코이드 호르몬의 작용은 원위 신세뇨관에서 나트륨 이온의 재흡수를 증가시키고, 또 칼륨 이온의 배설을 높여 주는 중요한 작용을 하지만 약학적으로 큰 용도는 없는 편이다. 반면에 당질코르티코이드 호르몬은 탄수화물, 지질, 단백질의 대사에 관여하며 소염작용, 근의 작업능력 항진, 항알레르기작용, 히스타민의 생성 억제 등과 같은 다양한 생리활성에 관여한다. 따라서 당질코르티코이드 호르몬계는 광범위한 의약학적 응용을 가지고 있는 화합물들임이 밝혀지게 되었다. 그런 까닭으로 당질코르티코이드계 호르몬계 약물들은 다양한 분야에 적용되는 의약품의 총아로 군림하게 되었다.

생리활성을 나타내는 부신피질 호르몬 화합물들의 구조의 공통점은 스테로이드 골격의 4, 5위치에 이중결합을 가지고 있으며, 또 3위치에 케톤기를 가지고 있는 것이다. 그런데 당질코르티코이드계 화합물도 염류코르티코이드계 성질을 전혀 안 가지고 있는 것은 아니다. 이러한 성질은 이들을 소염제로 개발하는 과정에서 장애요인으로 작용한다. 그래서 코티솔의 구조를 바꾸면서 소염작용은 높이고 나트륨 이온의 억류효과와 같은 부작용을 낮추도록 해서 치료효과를 극대화하는 구조를 찾으려는 많은 노력이 이루어지게 되었다.

이러한 노력들이 성공하여 현재 사용되고 있는 많은 합성품에서는 높은 용량에서도 전해질 효과는 별 문제가 되지 않는다. 그런데 이들의 소염작용과 탄수화물, 단백질 대사에 대한 효과는 언제나 비슷하게 나타나서 이 두 효과는 같은 타입의 수용체에 의하여 조절되는 것이 아닌가 추정하고 있다. 또한 이들의 화학구조의 변화에 따르는 생리활성의 변화는 이들의 흡수, 단백질 결합, 대사, 분비 등과 같은 성질의 변화에도 일부 기인한다고 추정하고 있다.

현재 의약품으로 사용되는 부신피질 호르몬 제제의 대부분은 천연의 것보다 약리작용이 훨씬 더 우수하고 염저류(salt retension)작용이 적은 합성 화합물로서 그들 중에서 대표적인 것은 푸레드니솔론, 베타메타손, 트리암시롤론 덱사메타손 등이 흔히 볼 수 있는 것이다.

부신피질 호르몬과 불가분의 관계가 있는 ACTH에 대한 연구도 많이 이루어져 1946년 Armour사의 Mote가 이를 결정으로 얻는 데 성공하였고 1955년에는 Li 등에 의하여 ACTH는 39개의 아미노산으로 구성된 폴리펩티드임이 밝혀지게 되었다. 사람이 육체적 또는 정신적으로 스트레스를 받으면 수 분 이내에 이러한 ACTH의 분비가 때로는 20배까지 많아지고 결과적으로 코티솔의 분비가 촉진되어 스트레스에 대응하게 된다는 것이 알려지게 되었다.

의약품으로서 부신피질 호르몬의 작용 중에서 가장 중요한 것은 소염작용이라고 하겠다. 조직이 손상을 받으면 손상된 세포에서부터 히스타민, 부래디키닌, 단백질 분해효소 등과 같은 물질이 분비되어 염증발생과정을 활성화시키고 그 부위로 혈류가 증가되게 된다. 또한 모세혈관으로부터 혈장이 유출되어 조직액의 응고가 일어나며, 백혈구가 들어가서 조직의 손상이 치유되는 것이 염증발생의 일반적인 기전이다. 코티솔은 이러한 염증발생의 전 과정에 관여하여 소염작용을 나타낸다고 알려지고 있다.

우선 lysosome 세포막을 안정화시켜서 이것이 터져 단백질 분해효소가 빠져 나오는 것을 억제하고, 말초혈관의 투과성을 감소시켜 혈장과 백혈구의 이동을 감소시키고, 백혈구가 삼킨 조직을 소화하는 것을 억제하여 염증성 물질의 방출을 막으며, 면역작용을 억제하여 T cell이나 항체가 염증이 있는 지역으로 들어가는 것을 막고, 열을 억제하여 혈관확장의 정도를 감소시킴으로써 소염작용이 나타나게 된다.

우리 몸에서 코티솔은 하루에 1.5 mg 정도 분비되며, 12 μg/dL 정도의 혈중농도가 유지된다. 반면에 알도스테론은 하루에 150 μg이 분비되고, 6 ng/dL의 혈중농도가 유지된다. 코티솔은 글로불린이나 알부민과 같은 단백질과 강하게 결합하여 96%가 결합형으로, 4%는 유리상태에서 세포외액을 이동한다. 반면에 알도스테론은 혈장단백질과의 결합력은 약하여 빈 정도가 결합된 상태에서 이동한다. 이들은 주로 간에서 글루그론산과 결합하고 일부는 황산기와 결합하여 75% 정도는 소변으로, 나머지는 담즙으로 배설

된다.

이러한 부신피질 호르몬의 부작용은 크게 두 가지 부류로 나눌 수 있다. 첫째는 높은 용량으로 장기간 사용에서 오는 부작용이며, 다른 하나는 장기간 사용 후 갑자기 투약을 중단할 때 오는 부작용이다. 장기간 사용에 따른 부작용은 주로 체내의 수분과 전해질과의 평형 파괴 때문에 생긴다. Cushing씨 증상, 즉 달 모양의 얼굴이 되며 부종, 고혈압, 고혈당, 당뇨 등이 나타난다. 그 외에도 감염증에 대한 방어력이 약화되고 면역기전이 저하되어 감염 특히 결핵이 전파되기 쉬워진다. 소화기 궤양에서 출혈이 일어나기 쉬워지고 창상치유가 지연되는 등 많은 부작용이 나타난다.

또한 부신피질 호르몬의 장기간 사용은 뇌하수체와 부신의 기능을 저하시켜 그 기능이 크게 떨어지게 되는데 이때 갑작스레 외부로부터의 공급을 중단하면 이들 장기가 그 원래의 기능을 회복할 시간적인 여유를 갖지 못하여 심한 스트레스성 상황이나 심한 감염증에 적응하지 못하게 된다. 이는 심각한 문제를 가져올 수 있는 것이며, 따라서 이들 약물의 장기간 사용 후 투약의 중단은 소량씩 천천히 계획된 절차에 따라야 한다.

스테로이드 골격의 화합물은 비단 부신피질 호르몬뿐만 아니라 남성호르몬, 여성호르몬, 피임약, 심장약, 이뇨제, 항생제 등 다양한 생리활성을 가진 화합물을 망라한다. 이러한 스테로이드 화합물은 특별한 관능기를 가지고 있지 않으면서 약간의 구조의 차이에 따라 천차만별의 작용을 나타내는데 이것은 경이로운 일이라고 아니할 수 없다.

그 구조는 넓적하고, 유연성이 적으며 소수성이 크다는 특징만을 가지고 있을 뿐이다. 이들이 어떻게 그렇게 다양한 생리활성을 나타낼 수 있는가 하는 것을 분자 수준에서의 설명하는 것조차 아직 충분하다고 할 수 없으며 따라서 이 분야의 연구는 더욱 발전할 가능성을 가지고 있는 것이다.

이러한 스테로이드 화합물들에 대한 이야기는 현대 스테로이드 산업의 아버지로 알려진 Russel E. Marker의 이야기를 하지 않고는 아직 완성되지 않은 것이다. Marker는 대학원을 나와 여러 곳에서 유기화학 분야의 일을 하다가 1935년 펜실베이니아 주립대학으로 와서 스테로이드 화학에 관한 연구를 시작하였다. 거기서 그는 스테로이드 호르몬 화합물 합성의 값싼 원료물질을 찾는 데 관심을 갖게 되었고 여기에 전념하게 되었다. 1939년에 그는 식물 사포닌 성분인 sarsasapogenin의 구조를 밝혀 이를 확립하였으며, 그 화합물의 측쇄를 떼어내어 pregnane를 만드는 데 성공하였다.

그는 즉시 이 방법을 활용하여 높은 수득률로 식물 성분인 diosgenin으로부터 스테로이드 호르몬 성분 중의 하나인 progesterone을 만드는 데 성공하였다. 이러한 방법으로 그가 비교적 손쉽게 만든 이 화합물을 출발 물질로 사용하면 다른 스테로이드 호르몬의 합성 단계가 훨씬 더 단축되고 손쉬워진다. 따라서 Merck사에서 개발한 코티손의 전 합성 방법보다 훨씬 짧은 공정으로 스테로이드 화합물의 합성이 가능하게 되는 것이었다. 그러면 이제 애써 만든 Merck사의 공정은 쓸모 없는 것이 되어 버리고, 그가 개발한 공정이 엄청난 경제성이 있는 공정이 되는 것이다.

상업적인 성공의 가능성을 예감한 그는 diosgenin을 많이 함유하고 있는 원료를 찾아 식물채집의 원정을 떠났다. 1939년에서 1942년까지 멕시코와 미국 서남부 지역을 뒤지며 400여 종의 식물을 채집하여 이들의 성분을 분석한 결과, 멕시코 지방에서 얻은 식물인 barbasco와 cabeza de negro가 diosgenin의 함량이 높다는 것을 발견하게 되었다. 그런데 cabeza가 barbasco보다 diosgenin 함량이 5배 가량 높기는 하였으나 채집이 어려워 포기하고 barbasco를 사용하여 앞선 방법으로 progesterone을 대량으로 얻는 데 성공하였다. 이리하여 그는 스테로이드 산업의 혁명을 가져오게 한 것이다.

그러나 미국의 제약회사들은 여기에 별 큰 관심을 나타내지 않았다. 그래서 그는 1944년 1월 21일 스스로 다른 두 사람과 같이 Syntex Lab.란 회사를 설립하였다. 그 전까지는 progesterone은 가격이 그램당 80달러였으나, 이 방법의 출현으로 값싸게 대량생산이 가능해졌으며, 50센트 이하로 떨어졌고, 또 톤 단위로 대량생산을 할 수 있게 되었다.

그러나 1945년에 Marker는 이 회사에서 물러나고 남은 두 사람이 다른 화학자들과 같이 협력하여 스테로이드 합성에 관한 일을 계속하였다. 1951년과 1953년 사이에 Searle사와 Syntex사는 각각 norethynodrel과 norethindrone이란 피임약의 개발에 성공하였다. 이러한 과정 중에서 멕시코 정부는 이 식물의 중요성을 인식하여 이를 국유화하게 되었다.

현재의 제약공업에서 모든 스테로이드 화합물의 합성은 diosgenin이나 콜레스테롤 혹은 콩에서 얻는 stigmasterol에서부터 만들어지며 이들의 측쇄를 떼어내는 방법으로는 미생물에 의한 손쉬운 반응을 활용하고 있다.

제14장 약물송달(Drug Delivery System)

약물송달이란 Drug Delivery System을 번역한 말로서 마치 차량으로 약을 실어 배달하는 것처럼 들린다. 하지만 이것은 우리나라 말과 영어 사이의 어감 차이에서 생기는 것이고, 흔히들 간단히 DDS라고 이야기한다.

이러한 DDS는 약물 제제의 조성이나 형태 또는 화학구조를 바꾸기도 하고 특수한 장치를 사용하여 체내에서 약물의 흡수, 분포, 대사, 배설과 같은 약동력학적 성질을 바꾸거나 체내 거동을 개선하여 약물을 생체의 특정 위치의 표적기관에 높은 농도로 도달시키며 또 효과적으로 결합시킴으로써 장시간 동안 더 우수한 약효를 내도록 하는 기법을 연구하는 학문이다. 이러한 기법을 통하여 약의 부작용을 최소화하고 약리작용을 극대화시키는 약학연구의 한 분야라고 하겠다. 다시 말하면 같은 약일지라도 좀더 가공과 치장을 잘하여 사용하기 편리하고 약효가 좋은 약으로 만들려는 시도라고 할 수 있겠다.

이러한 DDS에 대한 연구는 1970년대부터 세계적으로 활발하게 이루어지기 시작하여 약학연구에서 한 시대의 유행이 되었다. DDS의 개발은 비교적 적은 경비와 노력으로 짧은 기간 내에 새로운 치료제를 창출할 수 있는 방법이 되기 때문에 신약을 개발하는 새로운 수단으로 부상하게 되었고 많은 사람들이 여기에 큰 관심을 갖게 되었다.

이러한 DDS의 응용 범위는 새로 발견되는 신약에는 물론이고, 이미 사용되고 있는 기존의 약물들도 그 적용의 대상이 된다. 또 제약회사들의 연구실 서랍 속에는 오랜 기간 동안 신약개발의 과정 중에서 약효가 우수한 후보약물을 발견하였으나 이를 제제화하는 과정에서 흡수가 잘 안되든지, 세포막의 투과가 어렵다든지 하는 송달 과정에서의 여러 가지 문제 때문에 제품으로 개발을 유보하고 사장되어 있는 물질들을 많이 가지고 있었다.

그런데 최근에 이러한 DDS 기술의 발달은 이렇게 사장되어 있는 후보약물을 revival시킬 수 있는 계기를 만들게 되었다. 즉, 이미 폐기되었던 품목도 이러한 제제기술을 사용하여 새로운 제형을 찾던지 화학구조를 다소 변형시켜서 제제화 과정에서 생겼던 문제점들을 보완, 제거하여 새로운 치료제로 다시 개발할 가능성이 높아지게 된 것이다. 특히 우리나라와 같이 신약개발의 역사가 짧아서 기술과 자본, 경험이 모자라는 어려운 여건에서는 이러한 DDS의 개발은 신약개발로 가는 지름길이라고 하여 더욱 관심이 크다.

사실 이러한 약물의 형태를 바꾸어 사용하기에 편리하고 효과를 크게 하려는 노력은 이미 약의 역사와 같이 한다고 할 수 있다. 원시시대 초기의 약은 천연물을 그대로 사용하였을 것이다. 근세만 하여도 약이라면 입을 통해 먹는 것이고 상처에 바르는 것이 고작이었다. 그러나 경험이 쌓이면서 먹는 약도 차차 가루로 만들거나 엑기스로 하여 먹기 쉽고 약효가 빨리 나타나는 형태로 조금씩 발전하게 된다. 이렇게 오랫동안 내려오는 투약의 형태에 그야말로 혁명을 가져온 DDS의 개발은 약물을 직접 인체에 집어넣는 주사제의 개발이라고 하겠다.

그러나 이러한 대업적이 17세기 Oxford 대학의 Christopher Wren과 Robert Boyle에 의해서 이루어졌다는 것을 아는 사람은 드물다. 우리는 Boyle이라고 하면 고등학교 시절 화학 시간에 기체의 부피와 압력과의 관계를 법칙으로 만든 사람으로만 알고 있다. 그러나 이들은 동물의 방광과 새의 깃털을 사용하여 개의 정맥에 약물 용액을 주사하는 것을 처음으로 성공하여 주사제의 개발을 선도한 사람들이기도 하다.

따라서 이 두 사람을 DDS 연구의 원조라고 하여도 과언은 아닐 것이다. 이러한 주사제는 그때까지 약이란 의례이 입을 통해 먹는 것이란 고정관념을 깨고 좀더 신속히 일정한 용량을 인체에 투약할 수 있는 믿을 수 있는 새로운 투약방법이 되었다. 이러한 주사제의 개발은 약리 실험에서 실험동물에게 쉬운 방법으로 약물을 일정한 양으로 주사한 후 약효를 관찰할 수 있게 되어 약리학 발전과 신약개발에도 결정적인 기여를 하게 된 것이다.

DDS의 연구를 위해서는 우선 인체의 해부학적 구조와 그 기능, 질병이 생기는 메커니즘과 그 치료 방법을 잘 알아야 하며, 사용하는 약의 물리화학적 성질과 생체 내의 동태는 물론 제형의 특성과 제조공정을 이해하여야 한다. 따라서 DDS의 연구와 개발에는 물리, 화학, 생물, 공학, 의학, 약학을 두루 망라한 광범위한 종합적인 지식을 필요로 한다. 그러하기 때문에 어떠한 다른 연구분야에서 보다도 DDS만큼 광범위한 학문 사이의 학제간 공동연구를 필요로 하는 분야가 없다고 하여도 좋을 것이다.

최근의 DDS 연구에서 의약품의 투약 경로는 인체의 모든 부분이 활용된다. 입은 말할 것도 없이 눈, 코, 항문, 질, 피부 등, 밖으로 노출된 모든 기관이 다 그 대상이 되며, 투약방법도 사람이 생각해 낼 수 있는 모든 방법을 다 동원한, 다양한 환상적인 방법과 기술이 활용된다. 이러한 여러 가지 다양한 방법들은 다 나름대로의 장·단점들을 가지고 있다.

이러한 의약품의 DDS의 기술에서 공통적으로 해결해야 할 가장 중요한 두 가지 명제가 있다. 그 하나는 제제에서부터 약물이 일정한 속도로 오랜 시간 동안 방출되도록 하는 방출제어(controlled release)의 문제이고, 다른 하나는 표적으로 하는 기관에 약물을 집중적으로 송달시키고 불필요한 다른 곳에는 가지 않도록 하여 약물의 부작용을 최소화하고 치료효과를 극대화시키는 표적지향(targeted delivery)의 문제라 하겠다.

초기의 DDS의 연구는 주로 방출제어에 대한 것이었다. 예를 들어 약을 입으로 먹으면 위장관에서 약의 흡수속도는 약의 농도에 비례하는 1차 과정(first-order process)이기 때문에 초기에는 빠른 속도로 많이 흡수되어 높은 혈중농도를 나타내지만, 흡수된 약물도 빠른 속도로 배설되거나 대사되어 없어진다. 때문에 혈중농도의 변화가 심하며 치료에 필요한 일정농도 이상을 유지시켜 주기 위해서는 약을 자주 투약하여야 하는 제약과 불편함을 가지고 있다.

그러나 이러한 제제에서부터의 방출속도를 일정한 속도로 나오도록 조절하여 오랜 시간 동안 방출하도록 만들면 이러한 문제는 해결될 것이다. 즉 방출속도가 농도 이외의 인자에 의하여 결정되는 0차 과정(zeroth-order process)으로 만드는 것이 DDS에서 가장 중요한 기술이라고 하겠다.

이러한 연구는 오래 전부터 시도되어 왔으나 그 중에서 가장 큰 성공을 거둔 것은 아무래도 1950년대의 SK&F의 Spansule의 개발이라고 하겠다. 이것은 약물을 무수하게 많은 작은 구슬 모양으로 만들고 이들의 두께가 서로 다르게 밀납으로 코팅을 하여 캡슐에 충진한 것이다. 그러면 이 구슬들은 위장관에서 녹는 속도가 서로 다르기 때문에 비교적 긴 시간 동안 큰 변화없이 필요한 혈중농도를 유지시켜 준다. 이러한 Spansule은 상업적으로 대성공을 거두었으며 요즘도 쓰고 있는 감기약 "콘택"이 여기에 속한다.

그러나 이러한 기술은 DDS에서 가장 초보적인 기술에 불과하다. 최근에는 방출제어의 기술이 획기적으로 발달되어 전에는 전혀 생각하지도 못했던 방법까지 동원하여 방출을 한층 더 정밀하게 조절함으로써 미리 설계된 시간에 따라 프로그램되어 혈중농도를 수 시간 동안뿐만 아니라 수 년까지도 조절할 수 있게 되었다.

이러한 목적으로 요즘 흔히 쓰는 방법 중의 하나는 약물을 구형 혹은 실린더 형의 용기(reservior)에 넣고 그 주위를 생체에서 분해되지 않는 silicone rubber 같은 고분자 화합물로 씌운 것을 피하에 이식하는 방법을 많이 쓴다. 이 경우 약물의 방출속도를 고분자막을 확산되어 나오는 속도로 조절하는 것이다.

이러한 목적으로 ethylene-vinyl acetate copolymer, hydrogel, 이온교환수지 등이 흔히 사용된다. 이러한 제형의 개발이 상업적으로 성공한 예는 무수히 많다. 예로서 피임약 levonorgestrol을

silicone rubber tubing에 넣고 밀봉한 것을 팔의 피하에 이식하면 5년 이상 피임을 지속시킬 수 있는 Norplant란 제제가 개발되게 되었다. 또 녹내장 환자는 안압을 내리기 위해서 pilocarpine 안약을 번거롭게 하루에 네 번씩이나 넣어야 한다. 그러나 이것을 엷은 부드러운 막 상태의 방출제어형 제제로 하여 눈의 수정체 밑에 붙이면 아주 적은 양으로 일주일 동안 안압을 효과적으로 조절할 수 있게 되었다. 이러한 형태의 방출제어형 제제에도 문제가 없는 것은 아니다. 우선 다 쓰고 나서 외과적으로 꺼내어야 하며 혹시 도중에 사고로 제형이 깨어지면 약물이 한꺼번에 방출되는 위험이 있는 것이다.

또 하나의 방법은 약물을 고분자 매트릭스에 균일하게 분포시키고 구형 또는 실린더형으로 하여 이것을 피하에 이식하는 것이다. 이 방법은 앞선 방법과는 달리 파손의 염려는 없으나 일정한 방출속도 유지가 힘들고 다 쓰고 나서 이것 역시 외과적으로 제거해야 한다. 이러한 매트릭스 방법을 사용하여 경구투여가 어려운 고분자형 약물인 insulin, interferon, endorphin, bradykinin, angiotensin, 성장 호르몬 등과 같은 약물을 효과적으로 투약할 수 있는 가능성이 확인되고 있다.

또한 흥미있는 것은 이러한 제형을 입, 위장관, 코, 질과 같은 점막에 부착시켜 원하는 부위에 좀더 집중적으로 장시간 동안 머물며 약물을 송달시키는 방법이 연구되고 있기도 하다. 또한 약물을 생체에 해가 없고, 분해되어 없어지는 고분자 골격에 화학적으로 결합시키고 이식시켜 체내에서 가수분해 또는 효소작용을 통해 일정한 속도로 약물이 떨어져 나오도록 하는 방법 등이 활용되기도 한다.

흥미있는 것은 삼투현상이 방출제어에 활용되기도 한다. Alza사의 Oros정이 여기에 속한다. 이것은 고형약물을 핵으로 하여 그 주위를 반투막으로 씌우고 레이저광으로 작은 구멍을 뚫는다. 체내에서 물이 반투막을 통하여 들어가서 약물을 녹이면 삼투압이 생기게 되어 이 압력에 의해서 약물이 작은 구멍으로 천천히 빠져나오게 하는 것이다. 이때 약물의 방출속도는 반투막의 성질과 두께로서 조절할 수 있는 정제인 것이다. 이외에도 제제로부터 약물의 방출속도를 조절하여 지속형으로 만드는 예는 무수히 많다.

그 동안 많은 약물이 DDS 연구의 대상이 되었으나 그 중에서 혈당을 조절하는 인슐린만큼 많이 연구된 약물도 드물 것이다. 그러나 아직도 이러한 기술을 활용한 인슐린 제제가 상품으로 나왔다는 소식은 듣지 못하였다. 인슐린은 큰 분자인 폴리펩티드로 위장관에서 분해되고 생체막을 잘 통과할 수 없기 때문에 흡수가 잘 되지 않아 입으로 먹는 제제가 불가능하여 주사로 해야 한다.

그런데 인슐린은 혈액 중에서 반감기가 매우 짧아 불가피하게 자주 주사하여야 하는 불편함이 있다. 따라서 인슐린을 DDS의 기술을 사용하여 자주 주사하지 않아도 되는 사용하기 편리한 제제로 만드는 것은 너무나 중요한 일인 것이며, 따라서 많은 사람들이 이러한 연구를 활발하게 수행하여 왔으나 단지 부분적으로만 성공하고 있을 뿐이다.

제어방출형 제제에서 큰 문제점 중 하나는 일단 투약한 후에는 제제의 방출속도를 임의로 바꾸지 못한다는 것이다. 인슐린의 방출제어형 제제에서도 혈당이 높을 때에는 약물을 일정속도로 방출하지만 혈당이 어떤 수준 이하로 떨어지면 방출을 멈추게 하는 혈당신호의 feedback에 의한 조절기능이 필요하다. 이러한 방법에 대한 연구도 많이 이루어지고 있으나 그것이 쉬운 작업만은 아니라는 것을 쉽게 짐작할 수 있다. 또한 아주 적은 기계적인 펌프를 생체에 이식하여 일정한 속도로 인슐린을 방출하고 그 기능이 혈당의 농도로 조절이 되는 방법이 연구되고 있기도 하다.

약물을 표적지향성 제제로 만드는 것은 방출제어의 문제보다 더 바람직하고 또 훨씬 더 어려운 과제라고 하겠다. 약물을 불필요한 부분으로 가는 것을 억제하고 병이 난 기관과 같은 체내의 특정부위에 효과적으로 보내는 것, 즉 표적지향형으로 하는 것은 제제의 설계에서 가장 바람직한 일인 것이다.

DDS에서 제제를 이러한 표적지향으로 만드는 방법으로 우선 약물을 환부에 집중하여 직접 투약하는 방법을 쓰기도 하지만 이는 극히 제한적이다. 그래서 약물을 제제학적으로 성질을 바꾸거나 화학구조를 바꾸어 표적지향으로 만드는 것이 보편적으로 사용하는 방법인 것이다.

약물은 그의 물리화학적 성질이나 제제의 물리적 성질에 따라서 체내 각 기관에 대한 친화력과 체내 거동의 차이가 생기게 된다. 따라서 이러한 성질을 이용하여 특정 위치로 약물을 송달시키는 원리가 표적화에 주로 활용된다. 이러한 방법으로는 약물을 microsphere, emulsion, liposome, nanoparticle과 같은 미립자성 운반체로 하는 방법이 흔히 쓰인다. 예를 들어 약물을 지질막 vesicle인 리포솜에 봉입하여 주사하면 취장, 간, 골수 같은 특정 기관에 많이 들어가게 되므로 이 부위에 표적화가 어느 정도 가능한 것이다.

한편 약물의 화학구조를 다소 변경하여 물리화학적 성질을 바꾸어 특정 위치로 집중시키기도 한다. 파킨슨씨병은 뇌의 dopamine 결핍으로 일어나는 증상인데 이러한 dopamine은 수용성이어서 그대로 투약하면 뇌척수막을 잘 통과하지 못한다. 그러나 이것에 trigonelline과 같은 다른 구조를 붙여 소수성 prodrug으로 바꾸면 뇌척수막을 쉽게 통과해서 뇌로 들어가며 뇌에서 원래의 약으로 분해되어 약효를 나타내게 된다.

또한 이러한 표적화에는 제제에 항체나 렉틴 같은 생물학적 인식물질을 부착시켜 항원 항체반응 등으로 마치 유도 미사일이 표적을 찾아가는 것처럼 특정 부위로 이동시키는 방법에 대한 연구도 매우 활발히 진행중이나 아직 실용단계는 아니지만 언젠가 곧 현실화가 될 것이다.

한편 약물을 어떤 특정부위로 들어가는 것만을 억제하는 방법도 표적화의 한 수단이 된다. 이러한 방법을 역표적화(inverse targeting)라고 한다. 예를 들어 감기약에 보통 들어 있는 항히스타민제는 졸음을 유발하는 부작용을 나타낸다. 이러한 부작용을 없애기 위해서 항히스타민제의 화학구조를 다소 변형시켜 뇌척수막을 통과하여 중추신경계에 들어가는 것을 어렵게 만들면 이러한 중추신경계에 대한 부작용이 최소화된, 즉 졸음을 유발하지 않는 항히스타민제가 되는 것이다.

이러한 DDS에 대한 연구는 앞으로도 계속 활발히 이루어질 것이며 그 결과 어떠한 환상적인 투약방법이 새로 개발될 것인가를 예측하기는 어렵다. 그러나 지금까지 나타난 DDS 연구의 결과는 매우 고무적이긴 하지만 그 가시적인 실용적 성과는 엄청난 노력에 비하여 크게 만족할 만하다고 하기에는 아직 이르다.

이러한 DDS 연구 중에서 비교적 성공한 것이 경피제제의 개발이라고 할 수 있다. 요즘 귀밑에 붙이고 다니는 멀미약이 이런 범주의 약인데, 여태까지 약이란 의례히 먹거나 주사를 맞는 것이란 생각을 바꾸게 한 것이 이러한 경피흡수 제제인 patch의 출현이라고 말할 수 있다. 이러한 patch 제제는 Alza사가 협심증 치료제인 nitroglycerine을 patch로 하여 큰 성공을 거둔 것이 시초이며 이를 시발점으로 하여 경피제제란 큰 문을 열게 된 것이다.

이러한 경피제제를 사용하여 피부를 통하여 약을 주입시키는 것은 우선 위의 부담을 없애고, 위에서의 약물의 분해를 막을 수 있으며, 또 위장에서 흡수된 약이 간에서 1차로 심하게 대사되어 없어지는 문제점을 피할 수 있으며, 또 오랫동안 약물의 혈중농도를 일정하게 유지시켜 주어 사용하기 편리하여 큰 관심의 대상이 되었다.

그래서 개발의 초기에 성급한 사람들은 머지않아 태반의 약은 경피제제가 될 것이라고 예측까지 하게 되었다. 그러나 연구가 시작된 지 4반세기가 지난 지금에 이르러서도 극히 제한된 수의 약물만이 경피제제로 개발되었을 뿐 기대에도 못 미치는 실정이다.

그 이유는 피부는 매우 우수한 보호막이어서 쉽게 약물을 통과시키지 않기 때문에 이러한 제제로 활용할 수 있는 약물은 극히 제한적일 수밖에 없다는 것이다. 경피흡수를 증가시켜 주기 위하여 경피흡수 촉진제를 사용하기도 하지만 제한적일 수밖에 없다. 이런 점들을 고려할 때에 patch로 활용될 수 있는 약물은 우선 간에서 대사가 잘 되는 약물로서, 주사제와 같은 제제로 하기가 힘들고 하루 필요용량이 아주 적으며 계속해서 일정한 혈중농도를 유지할 필요가 있는 약물에 한정하는 것이 보다 현실적인 전망이라고 할 것이다.

이러한 DDS의 개발을 통한 새로운 치료제의 개발은 제약회사들이 특허권을 가지고 있는 의약품의 특허기간이 끝날 때를 대비한 특허기간 연장의 시도이기도 하다. 또 이들은 다른 군소 연구실에서 이루어진 DDS 기술의 특허권을 많이 사들인다. 이것은 이들 기술을 그들이 직접 활용하려는 생각도 있지만 다른 경쟁회사에서의 개발을 미리 차단하려는 의도도 숨어 있는 것이다. 우리나라의 연구실들은 규모가 작은 곳이 태반이기 때문에 이러한 DDS의 기술을 개발하여 특허를 얻고 외국의 큰 제약회사에 특허권을 파는 벤처산업은 전망이 있어 시도해 볼 만한 것이라 하겠다.

이러한 DDS의 기술이 의약품의 개발에만 국한된 것은 아니다. 비료, 살충제, 제초제, 심지어 향수 개발 등 광범위한 분야에 응용하는 연구도 활발하게 진행되고 있다. 살충제를 방출제어형으로 한다면 여러 번 살포하는 수고도 덜고 한 번 살포하는 것으로 장기간 효과를 보아 매우 경제적이 될 것이며 또 약물의 유실이 적어 환경 친화적이기도 한 것이다.

앞으로 수십 년 후에 어떤 종류의 의약품이 나타날 것인지, 의약품 제제의 형태는 또 어떻게 변할 것인지를 예측하여 보는 것도 매우 흥미있는 일이겠지만 쉬운 일은 아니다. DDS의 기술이 발달되어 환상적인 투약방법들이 등장할 것이다.

그러나 아무리 이러한 것들이 개발되어도 알약을 입으로 먹고 경우에 따라 주사를 맞는 것은 아직도 변하지 않는 투약의 방법이고 이러한 방법은 가까운 장래에도 쉽게 변하지 않을 것으로 보인다.

제15장 약의 생체이용률

의약분업이란 새로운 의료제도의 도입과정에서 많은 사람들은 의약품 제제의 생물학적 동등성과 약의 생체이용률이란 말을 처음으로 듣게 되었을 것이다.

약의 생체이용률(bioavailability)이란 어떤 약을 먹었을 때(다른 방법으로 투약했을 경우에도 마찬가지지만) 우리 몸이 그 제제 중에 들어 있는 성분 중에서 얼마를 활용하는가를 나타내는 값이다. 또한 두 가지 제제가 생물학적으로 동등하다는 것은 두 제제의 생체이용률이 같아서 동일한 치료효과를 기대할 수 있다는 것을 뜻하는 것이다.

의약품을 경구 투여했을 때 중요한 것은 약의 흡수속도와 흡수정도이며 흡수속도가 빠르다고 반드시 흡수정도가 큰 것은 아니다. 위장관에서 약의 흡수정도는 생체이용률에 큰 영향을 미치지만 높은 흡수율이 반드시 높은 생체이용률을 의미하는 것은 아니다. 약이 흡수되고 난 후에도 간을 거치는 과정에서 많은 부분이 대사될 수 있으며, 그후에 순환계로 들어오는 약물의 양은 그만큼 적어질 수 있기 때문이다.

D란 용량을 복용할 경우 그 중 몇 할이 위장관에서 흡수되어 순환계를 통하여 전신으로 퍼지는가 하는 값을 F라고 한다면 실제로 우리 몸이 활용하는 약의 양은 FD가 된다. 이론적으로 여기서 F는 0에서 1까지 사이의 값을 가질 수 있다. 즉 0일 경우 약은 전혀 흡수되어 활용되지 않는다는 것이며, 1일 경우 전량이 흡수되어 이용된다는 것을 뜻한다. F값이 1에 가까우면 경구용 제제가 이 약의 제형으로 이상적이고, 이 값이 낮아질수록 경구용 제제로 알맞지 않아 주사제나 경피흡수제 등 다른 투약 형태로 바꿔야 한다는 것이다.

그러면 의약품 제제의 생체이용률은 어떻게 측정하는가? 어떤 비교치가 없으면 이러한 측정은 불가능하다. 이론적으로 약을 정맥주사하였을 때의 생체이용률을 1로 간주할 수 있기 때문에 이때 정맥주사 때의 값을 기준으로 하여 이용률을 비교, 측정하게 된다. 이러한 생체이용률이란 약의 흡수속도보다도 흡수정도와 관계가 깊은 값이기 때문에, 투약 후 어떤 시간대에서의 혈중농도를 비교해서 얻어지는 값이 아니라 투약 후 약이 전부 몸에서 빠져나갈 때까지 전 과정에서의 약의 혈중농도를 측정하여야 한다.

이러한 시간(t)에 대한 혈중농도(C_p)의 값을 전부 더해 얻은 값을 비교의 대상으로 사용한다. 즉, 이 값은 시간에 대해 혈중농도의 변화를 정적분한 값이며 이 값은 그래프 위에 그렸을 때에 그 곡선의 면적, 즉 AUC(area under curve)가 되는 것이다.

$$\mathrm{AUC} = \int_0^{\infty} Cp\,dt$$

이러한 생체이용률은 절대적인 값(F_{abs})과 상대적인 값(F_{rel})을 생각할 수 있다. 절대값은 우리 몸이 100% 이용할 수 있는 제제와 비교하는 것이다. 즉 약물 일정량을 정맥주사하여 얻은 AUC 값과 제제의 AUC를 비교하여 얻은 값이고, 상대값은 어떤 기준으로 하는 제제의 AUC와 비교하여 얻은 값인 것이다. 물론 이때 두 제제의 용량은 같아야 하고 틀릴 경우에는 그 값을 보정해 주어야 한다.

$$F_{abs} = \text{AUC, test dose/AUC, iv injection}$$
$$F_{rel} = \text{AUC, test dose/ AUC, reference dose}$$

혈중농도 대신에 소변으로 빠져나오는 약의 총량을 비교하여 측정하는 것도 가능하기는 하지만 보통 그 양이 너무 적기 때문에 특별한 경우에만 적용이 가능하고 일반적으로 혈중농도를 사용한 것보다 좋지 않은 결과를 얻는다. 여기서 절대값이 이상적이기는 하지만 문제는 정맥주사로 할 수 있는 약의 종류는 극히 제한되어 있다는 것이다.

이런 경우에는 정맥주사 대신에 근육주사를 사용하기도 한다. 그러나 많은 경우 이미 검증된 생체이용률을 가진 제제를 기준으로 사용하여 이것과 대상 제제의 AUC를 비교하여 측정하는 상대적인 값을 활용하는 것이 일반적인 방법이다. 또 이러한 F값에 100을 곱하여 백분율로 나타내는 값을 사용하는 것이 보통이다. 이러한 생체이용률의 측정은 신약개발에서는 물론, 새 제제의 개발에서도 많은 경우 허가 절차에서 요구되고 있다.

이러한 약의 흡수는 소화기관의 전 영역에서 일어난다. 위와 장에서는 물론이고 구강점막, 혀밑 점막, 직장 등 모든 곳이 흡수를 위한 장소가 될 수 있다. 그러나 흡수가 가장 잘 되는 곳은 상부 소장이다.

위는 기계적으로 음식물을 혼합하고 화학적으로 처리하는 곳이긴 하지만 약이 거기에 머무는 시간이 그리 길지 않으며, 또 표면적이 넓지 못하여 흡수를 위한 효과적인 자리가 되지 못한다. 거기에 비하여 장은 해부학적으로 꾸불꾸불한 구조인 Kerkring folds를 하고 있어 이러한 굴곡이 그 표면적을 3배 증가시키고, 그 위에 융모(villus)가 발달되어 있어 이것이 표면적을 10배 증가시키며, 또 그 위에 미세융모(microvillus)가 발달되어 brush order를 형성하여 그 표면적을 20배 증가시킨다. 결과적으로 전체적인 이러한 해부학적 구조의 특성이 표면적을 600배 정도 증가시켜 소장의 겉넓이는 약 200 m^2로 테니스장만큼이나 된다고 한다.

또한 십이지장에는 모세혈관의 그물 조직이 들어와 있어서 분당 약 1 L의 혈액이 흘러 약물의 흡수에 따르는 농도 구배를 효과적으로 해소시켜 흡수를 도와준다. 따라서 장은 소화된 영양분을 흡수하기 위하여 마련된 기관이라고 하겠다. 거기에 반해서 위는 표면적이 1 m^2밖에 되지 않으며 혈류량도 분당 0.15 L밖에 되지 않는다.

우리 몸의 위장관에는 약을 흡수 수송시키기 위한 특별한 수송계가 마련되어 있는 약이 많치 않으며 또 특별한 통로가 구비되어 있는 것이 아니어서 약이 흡수되기 위해서는 세포막의 지질막층을 단순 확산에 의하여 통과할 수 있어야 한다. 그래서 약이 잘 흡수되기 위해서는 적당한 소수성을 가져 지질막에 잘 분배되는 것이 가장 중요한 요건이다. 따라서 친수성이 큰 이온형보다도 비이온형이 흡수가 잘 된다. 약산과 약염기 약물은 액성에 따라 이온형과 비이온형의 농도의 비가 크게 틀려진다. 그래서 약산성 약물은 강산성에서 흡수가 잘 되는 비이온형이 되고 반대로 약염기 약물은 알카리성에서 비이온 형태가 증가하게 된다.

위장관은 그 위치에 따라 액성, 즉 pH가 크게 틀리기 때문에 이들 약물의 흡수에 큰 영향을 미치게 된다. 위의 pH는 1~2로 강산성으로 살리실산이나 발비탈 같은 약산 약물은 이곳에서 흡수되기 쉬운 분자형이 된다. 그러나 에페드린이나 키니네 같은 약염기 약물은 반대로 이온형이 되어 흡수가 잘 되지 않는 상태가 된다. 그러나 장으로 내려 갈수록 pH는 증가하여 소장의 상부에서 pH가 3~6이 되면 이러한 경향은 점차 감소되며 경향이 역전되기도 한다. 그러면 대표적인 약산 약물인 아스피린은 주로 위에서 흡수될 것 같이 보이지만 실제로는 주로 장에서 흡수된다. 이것은 엄청나게 넓은 장의 표면적을 생각하면 당연한 일인 것이다.

그러면 약은 소수성이 클수록 흡수에 도움이 되기만 하는 것인가? 세상의 이치란 그리 간단하지만 않다. 약물의 소수성이 지나치게 크게 되면 그만큼 물에 대한 용해도가 감소하게 된다. 이러한 경우 제제로 만들었을 때에 제형에서부터 약물의 용출이 잘 안 되고 흡수가 많이 되지 않아 그래서 생체이용률이 감소하게 되기도 하는 것이다. 또 분자의 크기에 따라서는 세포막에 분배되기는 하지만 거기서부터 빠져나가지 못하여 흡수가 잘 안 되는 경우도 있는 것이다.

그러면 의약품 제제를 경구 투여했을 때 그 이용률이 감소하는 원인과 그것에 대한 대책을 살펴보자. 의약품 흡수의 정도에 가장 큰 영향을 미치는 것은 의약품 그 자체의 물리화학적 성질과 제제의 형태이다. 그 중에서도 약물의 소수성이 가장 중요한 성질이라고 하겠다. 친수성이 너무 크면, 즉 소수성이 너무 적으면 생체막 투과가 어려워 흡수가 잘 되지 않는다. 그래서 이용률이 감소하게 된다. 이러한 유형의 약물은 좀더 소수성이 큰 유도체, 즉 소수성 prodrug으로 바꾸면 흡수를 증가시킬 수 있게 된다.

그러나 반대로 소수성이 너무 큰 경우에는 한정된 시간 동안 위장관에서 액에 잘 녹지 않기 때문에, 용출속도가 너무 느려 흡수가 되지 않아 율속단계가 되는 경우도 있다. 이런 유형인 약물의 경우에는 약물의 용출속도를 높이기 위해 제제 중 고체약물의 입자의 분말도를 높여 초미세 분말로 하여 비표면을 크게 해 용출속도를 증가시켜 주거나 수용성 prodrug으로 만들어 이러한 문제를 완화시키기도 한다.

Neomycin이나 streptomycin과 같은 aminoglycoside계 항생물질은 극성이 매우 큰 양이온성이라 장에서 복용량의 1% 정도밖에 흡수되지 않는다. 한편 griseofulvin은 소수성이 너무 커서 녹지 않아 흡수가 안 되어 초미세분말로 하여 흡수를 개선하려고 시도하는 경우이다.

또한 장은 계속 움직이고 있기 때문에 경구 투여한 의약품이 위장관에 머물러 있는 시간이 한정되어 있고 따라서 흡수도 한정된 시간 내에 이루어져야 한다. 약이 전 위장관에 머무는 시간은 보통 1~2일이고 주흡수 부위인 소장에 머무는 시간은 2~4시간에 불과하다. 따라서 약을 음식물과 같이 복용하거나 장운동을 감소시키는 다른 약과 같이 복용하면 이러한 장에 머무는 시간이 길어지고 흡수 정도가 증가하게 된다. 액체가 위를 비우는 과정은 1차 과정이며 반감기가 30분 정도이다. 음식, 특히 지방분은 이러한 약이 위에 머무는 시간을 길게 해준다. 그래서 빠른 흡수를 요하는 약은 공복에 복용하면 위에서 빨리 빠져나와 장에 도달하여 흡수가 빨리 일어나게 된다.

또한 약은 위장관의 내용물과 상호작용이 약물의 흡수정도와 생체이용률에 영향을 미칠 수도 있다. 예를 들어 tetracycline을 우유나 제산제와 같이 복용하면 칼슘이나 마그네슘 같은 이온과 난용성 complex를 형성하여 흡수율이 떨어지기도 한다.

한편 경구 투여된 약이 위장관에 머무는 동안뿐만 아니라 흡수되어 장관벽, 간 등과 같은 기관을 이동하는 과정에서 여러 가지 화학반응과 효소반응에 의하여 다른 물질로 분해될 수 있다. 예를 들어 위장에서는 페니실린 G 등 많은 약들이 강한 산성 때문에 산촉매반응으로 가수분해가 일어난다. 또 상부 소장에서는 효소에 의하여 약물이 분해될 수 있고, 하부 소장과 결장에서는 세균에 의한 대사반응이 활발하다. 또 약이 흡수되는 과정에서는 장관벽에서 대사가 일어날 수 있으며, 특히 간에는 대사반응을 일으키는 효소계가 발달되어 있어서 대사가 활발하게 일어나게 된다. 이러한 분해반응은 약의 생체이용률을 크게 감소시키는 원인이 되기도 한다.

간이란 우리 몸에서 화학공장과 같은 역할을 하는 곳이라 약물에 대한 대사가 활발하다. 위장에서 흡수된 약들은 문맥을 통하여 간으로 이동하고 거기서 전신으로 퍼지게 된다. 따라서 이들 약은 그곳에서 심한 대사를 받을 수 있으며, 약물에 따라서는 대사의 정도가 너무 심할 경우가 있다.

이러한 것을 first-pass effect 혹은 presystemic elimination이라고 한다. 대사가 너무 심하게 일어나면 경구용 제제의 생체이용률이 매우 감소하며 이러한 약물은 경구용 제제로 만들기가 곤란하다. 따라서 주사제 혹은 경피 흡수제와 같은, first-pass effect를 피할 수 있는 다른 투약 방법으로 사용할 것을 고려하여야 한다. 예를 들어 isoproterenol이나 nitroglycerin 같은 약물이 이러한 부류의 약물이다. Nitroglycerin을 경구용 정제로 하지 않고 혀 밑에서 녹여 흡수시키는 제제로 하든지 피부에 붙이는 경피제제로 하는 것은 이런 이유 때문이다.

현대사회에서는 많은 제약회사들이 수많은 제품을 만들어낸다. 그 중에는 같은 성분에 함량까지 같은 약들이 중복하여 있는 경우도 흔히 있을 것이다. 그래서 이러한 약을 처방하는 의사이나 약사는 물론 환자들까지도 혼란스럽게 된다.

그러면 과연 A사의 tetracycline 250 mg 캡슐은 같은 함량의 B사의 제품보다 치료효과가 더 우수할 수 있는가? 이러한 일은 화학적으로 있을 수 없는 일이지만 약제학적으로는 전혀 불가능한 일도 아닌 것이다. 이러한 문제는 이들 제제의 생물학적 동등성의 차이란 개념으로 설명하고 있다.

즉 원료약품의 물리적 성질의 차이, 처방과 부형제의 차이 등과 같은 이유로 두 제제의 생물학적 이용률이 틀릴 수 있는 것이다. 그러면 이러한 의약품 제제의 생물학적 동등성은 어떠한 절차를 거쳐 결정되는 것인가? 이러한 결정은 의약품 제제의 개발뿐만 아니라 제제의 상업적 가치 등과 직접 관련된 중요한 것이다.

이러한 절차는 제품의 개발과 허가에 관련된 일이므로 행정적인 guideline과 규정된 프로토콜에 따라 이러한 작업을 수행하여야 한다. 그러나 이러한 생물학적 동등성 시험을 모든 제제에 획일적으로 요구하는 것은 아니다. 혈중농도가 부작용과 치료효과에 민감한 것, 용해도나 용출속도가 생물학적 이용률을 결정하는 매우 중요한 인자가 되는 제제 등에 한해서 요구하고 있다.

만약 제제 A와 B 사이에 생물학적 동등성이 확인되었다면 처방조제에서 A를 B로 혹은 그 반대로 임의변경(generic substitution)이 허용되어야 한다는 것은 논리에 맞는 일인 것이다.

그럼에도 불구하고 이러한 일은 우리나라에서는 아직 허용되지 않고 있으며 이러한 제도의 경직성은 의료수가에서 약의 경비를 증가시키는 데 일조하고 있다고 한다.

미국 같은 나라에서도 이미 generic substitution law란 법이 있어서 이러한 문제에 대처하고 있다고 알고 있다. 어떤 주에서는 positive formulary 제도를 채택하여 서로 대체할 수 있는 품목들을 미리 정하여 놓고 있으며, 또 어떤 주에서는 negative formulary 제도로 대체할 수 없는 품목을 미리 정하여 놓고 시행하고 있다고 한다.

우리나라에서도 이러한 제도가 빨리 정착되어 좀더 합리적인 의약분업으로 나아가야 할 것이다.

— 제16장 녹색 화학(Green Chemistry)

지난 한 세기 동안 과학문명의 발달은 모든 분야에 걸쳐 인류의 생활 양식에 혁명적인 변화를 가져왔고 세계는 미증유의 태평성대를 이루었다고 하여도 과언이 아니다.

살충제의 개발과 농업기술의 발전은 농업 생산성을 극대화시켜 이제 사람들이 굶는 것에서부터 해방되었고 영양상태도 좋아졌다. 의학지식이 확산되어 위생관리를 잘하게 되었으며 항생제 같은 의약품의 개발로 많은 질병의 예방과 퇴치가 가능해져 인간의 평균수명은 날로 길어져 바야흐로 고령화 사회가 되었다.

사람들은 이제 추위나 더위를 모르는 안락한 방의 소파에 드러누워 멀리 지구 건너편에서 하는 미국의 야구 경기를 구경하게 되었고, 냉난방이 잘 된 자동차를 타고 슈퍼에 가서 많은 진열품 중에서 필요한 물건을 사는 등 쇼핑한다. 옛날에 그 귀하던 전화는 요즘은 남녀노소 모든 사람의 주머니에 하나씩 들어 있고, 그 조그만 한 물건으로 인터넷까지 한다니 정말 놀라 기절초풍할 세상이 된 것이다.

이러한 풍요로움은 자연과학의 발달에 의한 것이고, 한 세기 전만 해도 상상할 수 없었던 일이며 또 앞으로 자연과학이 얼마나 더 발전할 것인지 아무도 예측할 수 없는 것이라 하겠다. 그러나 이러한 물질의 풍요로움은 필연적으로 환경을 파괴하고 자원을 낭비하는 부작용의 희생 위에서 이루어졌다는 것을 모두들 잘 알고 있을 것이다. 이제는 지구상의 풍요로움이 언제까지 지속할 수 있으며(sustainability), 또 이러한 자연과학의 발달이 과연 인류의 행복을 위하여 꼭 필요한 것인지 하는 의문까지 제기하게 되는 상황에 이르게 되었다.

사람들의 엄청난 욕구를 충족시키기 위한 생산과정에서 나오는 여러 가지 유해한 물질들은 자연계에 축적되어 사람의 건강을 위협하고, 환경을 오염시키며, 생태계를 교란시키는 원인이 되었고, 사람들은 엄청난 분량의 쓰레기 처리에 고심하지 않을 수 없게 되었다.

또 지나친 에너지의 소비는 석유나 석탄과 같은 화석 연료를 지나치게 많이 사용하여 대기 중의 이산화탄소의 농도를 증가시켰으며 그로 인해 온실효과로 오는 지구 온난화와 같은 기상이변 등 많은 재앙을 목전에 두고 있게 되었다.

또 공해물질들의 광증감작용에 의한 오존의 분해에 의하여 오존층이 파괴되고, 자외선 흡수층이 점차 감소되어 높은 에너지의 자외선에 지나치게 노출됨에 따라 건강에 심각한 문제를 야기시키고 있기도 하다.

그러나 이러한 환경문제보다도 더욱 심각한 것은 지나친 물질과 에너지의 소비 때문에 머지않아 닥칠 석유와 같은 자원의 고갈 가능성이 매우 크다는 것이다.

오늘날의 인류문명은 지나치게 에너지 의존형으로 변하였으며 절약을 미덕으로 여기던 생각은 이제는 별 설득력이 없어졌다. 그러나 사람들은 설사 자원고갈과 같은 문제가 발생하더라도 과학이 이를 다시 해결 해주리라는 막연한 기대감 속에서 이를 별로 심각하지 않게 넘겨 버린다. 그러나 자연과학은 무엇이든 다 해결할 수 있는 도깨비 방망이가 아니다. 설령 석유가 완전히 고갈되지 않더라도 부족현상이 나타나 공급이 수요를 따르지 못하는 사태가 온다면 유가는 천정부지로 오를 것이며 피나는 석유 쟁탈전이 일어날 것은 불 보듯 뻔한 일인 것이다.

또한 석유는 화학공업의 출발점이 되는 원료이다. 이것을 출발점으로 하여 화학약품, 합성섬유, 살충제 등 거의 모든 화학제품이 만들어지는 것이다. 이러한 귀중한 석유를 태워서 에너지를 내는 데에 써버린다는 것은 너무 낭비이며, 비효율적인 사용이란 것을 사람들은 충분히 깨닫지 못하고 있다. 석유가 없는 지구, 그것은 상상하기 힘든 상황이고 그야말로 재앙, 그 자체인 것이다.

녹색운동이란 이러한 현대문명의 활동을 좀더 환경 친화적으로 하고 부존자원을 아껴, 인류와 지구를 오늘날의 번영과 같은 상태를 우리의 자손들에게 물려주어 그들도 우리와 같이 풍요로움을 누릴 수 있도록 하려는 운동이라 하겠다.

녹색이란 강렬한 색채이고 자연의 상징인 식물 엽록소의 색이기도 하거니와 나아가서 또 돈의 색이기도 하다. 지금까지 이 색은 환경운동가의 투쟁의 구호가 되어 왔다. 이러한 환경 운동가들은 환경 보전을 위해 여러 가지 운동을 하는 과정에서 이러한 환경 분야에 자연과학자들의 역할이 절대적으로 필요하다는 것을 인식하게 되었으며 과학자들도 점차 환경보전의 당위성을 절감하게 되었다.

이러한 환경운동에서 무엇보다 필요한 것은 환경 운동가들이 팽창하는 세계 인구의 수요를 위한 경제성장과 개발의 필요성을 인정하고 반대로 산업계는 미래세대를 위하여 자원과 환경의 보전을 무엇보다 앞서 고려하는 자세를 가져야 한다는 것을 서로 인정하는 것이라고 하겠다.

생산활동이란, 공학, 물리, 화학, 생물 등 과학의 모든 분야가 복잡하게 관련되어 이루어지는 과정이다. 그러나 이 중에서 화학의 역할은 결정적으로 중요하며 또 생산활동에서도 화학공정이 공해물질 발생의 주범임에는 틀림없다. 그만큼 생산과정에서 화학반응이나 화학공정을 환경 친화적으로 바꾸는 것은 환경보전을 위하여 중요하고 시급한 일이라고 하겠다. 따라서 화학이란 경제발전과 환경보전의 조화 속에서 이루어지도록 할 수 있는 과학이라고 할 수 있으며, 녹색 화학이란 이러한 환경문제에 특별한 관심을 가지고 있는 화학자들의 환경운동이다.

이들은 오늘날의 과학기술이 단지 오늘날 인류의 수요만을 충족시키는 것이 아니라 백년 후 우리 자손들의 수요 충족도 같이 생각하여야 한다는 것을 운동방향으로 제시하고 있다. 즉, 화학자들은 인간의 건강과 환경에 유해한 물질의 사용과 발생을 없애거나 줄이는 화학반응과 공정을 설계하고 개발함으로써 환경오염을 방지하고, 깨끗한 지구를 유지하며 생산과정에서 자원의 소비를 최소화함으로써 오늘만을 생각하는 것이 아니라 미래에도 계속될 수 있는 개발(sustainable development)을 지향하고 있다.

물론 이러한 운동은 화학자들만의 노력으로 이루어지는 것은 아니며, 다른 분야의 환경운동과 긴밀한 연대가 필요하고 또 이들 노력의 큰 효과를 나타내려면 학계, 정부, NGO 및 산업계가 협력하여 공동으로 노력할 때 가능하다는 것은 누구나 쉽게 알 수 있는 일이다.

1980년대 미국에서는 이러한 운동이 본격화되어 GCI(Green Chemistry Institute)가 발족하였다. 2001년 5월 GCI는 미국 화학회와 공동으로 Colorado 대학에서 모임을 가졌으며 여기에는 30개의 나라에서 온 200여 명의 학자와 정책 수립자들이 모여 현재 세계적으로 진행되고 있는 녹색 화학의 상황과 전망에 대하여 의견을 나누었다.

여기서 그들은 종래의 유해한 반응용 용매, 또는 분리용 용매를 다른 무해한 용매나 초임계 액체나 이온성 액체로 대치하는 문제, 농업에서 화학물질에 대한 의존성을 줄이는 문제와 유전자 조작 농산물 문제, 효소 반응과 같은 생물공학의 활용, 화학제품의 수명 문제, 원료의 회수 및 재활용, 녹색 화학 교육 문제 등과 같은 최근, 녹색 화학의 기술적인 발전과 문제점들에 대한 발표와 토론이 있었다.

또한 환경문제에서 유해물질의 축적은 세계가 공통으로 대처해야 할 문제이므로 이런 관점에서 세계적인 기상이변, 에너지 소비, 수자원 관리, 대기오염, 해양오염 등에 대한 의견교환이 있었다.

또 농업에서 생물공학의 역할과 유전공학의 필요성을 거론되기도 하였다. 여기서 사람들은 기존의 많은 생산기술들이 이미 환경친화적임을 확인하였고 현재 진행되고 있는 이와 관련된 많은 연구를 단순히 pilot program 수준을 넘어서게 하는 투자의 필요성, 새로운 녹색 화학의 기술을 채택할 때에 더 많은 인센티브의 필요성, 교육과 정보교환의 필요성 등을 역설하였다.

위에서 이야기한 것 중에서 흥미있는 것은 화학반응이나 공정에서 유해한 유기용매 대신에 초임계 액체를 용매로 사용하여 큰 성공을 거든 사례이다. 보통 유기용매는 휘발성이 크고 독성이 강하기 때문에 종업원의 건강을 해치고 환경을 오염시키는 대표적인 공해물질이다. 따라서 화학반응은 가능한 용매가 없는 조건에서 일으키는 것이 이상적이다. 그러나 불가피할 경우 물이든지 다른 사람에게 큰 해가 없는 용매을 사용하는 것이 바람직하다.

초임계액이란 기체가 임계온도 이하의 온도에서 높은 압력에 의해 액체상태가 된 것을 말한다. 탄산가스는 31℃, 73기압에서, 물은 374℃, 218기압에서 초임계 상태가 된다. 이런 물질들은 용매효과가 뛰어나고 사람에게 해롭지 않으며 쉽게 회수되어 재활용이 가능하여 반응 후 제품과 촉매의 분리가 용이하다는 많은 장점들을 가지고 있기 때문에 종래의 유기용매 중에서 일으키던 많은 반응들을 이러한 초임계액에서 일으키는 연구가 광범위하게 이루어지고 있으며, 또 실용 단계에 있다.

그 하나의 예로 1990년대에 Du Pont사는 chlorofluorocarbon 대신에 초임계 이산화탄소를 용매로 사용하여 테플론 합성에 성공하여 실용 단계에 이루고 있다.

또 Micell사는 드라이 클리닝, 금속세척, 섬유처리 과정에 초임계 이산화탄소를 활용하는 기술을 개발하였으며 수질을 오염시키고 발암물질로 알려진 perchloroethylene 대신에 액체 이산화탄소를 용매로 사용하는 드라이 클리닝 공장 체인을 만들어 이미 가동하고 있는 중이다.

또 전자공업에서 집적회로나 display 장치의 세척에 크게 응용

될 가능성을 예측하고 있다. 따라서 이러한 초임계 이산화탄소를 제조하는 시설은 여러 업체에서 활발히 건설하고 있다.

이러한 큰 성공을 거두고 있는 또 하나의 대체용매 물질은 이온성 액체이다. 이온성 액체란 보통 질소나 인을 가진 유기 양이온과 무기 음이온으로 이루어진 구조의 화합물들로 이온의 종류에 따라 다양한 성질의 것을 얼마든지 만들 수 있으며 이들 액체는 비휘발성이기 때문에 해롭지 않을 뿐만 아니라, 회수하여 재활용이 용이하고 유기용매의 대체물질로 큰 관심을 받고 있다.

이러한 이온성 액체를 매체로 사용하여 많은 수소화 반응, 생촉매 반응, 전기화학 반응 등을 성공적으로 수행하고 있다. 한 예로서 유기용매 중에서 linear alkylbenzene의 합성 과정에는 촉매로 황산이나 염화알루미늄이 필요하지만 이온성 액체 중에서는 촉매 없이 더 높은 수득률로 합성할 수 있게 되었다.

한 가지 특기할 만한 것은 후진국이라고 하는 중국에서조차 이러한 녹색 화학에 관심이 대단하여 이 회의에 학자들이 참석하였다. 이들이 발표한 중국에서 이루어지고 있는 녹색 화학의 연구의 사례로서는 biomass로부터 100% 메탄올을 만들어 자동차 연료로 사용하는 개발이 이루어지고 있는 것과 또 화학적 또는 기계적 처리를 하지 않고 단지 효소분해반응으로 짚(straw)으로부터 셀룰로오스를 분해하여 종이를 만드는 방법의 개발에 대한 발표가 있었다.

우리나라에서는 아직 이러한 녹색 화학에 특별한 관심을 가지고 있는 사람들의 모임이 있다는 소리를 듣지 못하였다. 그러나 기존 화학공업의 반응이나 공정이 이미 상당히 환경 친화적으로 바뀌었고, 또 바뀌고 있다고 알고 있다. 이러한 경향은 이미 세계적인 추세이고 그렇게 하는 것만이 앞으로 산업계에서 살아 남을 수 있는 길이기 때문이다. 이러한 변화에는 더욱 박차를 가해야 할 것이다.

오늘날의 환경오염을 방지한다는 것은 범세계가 연계해서 이루어야 할 과제이기 때문에 모든 나라가 공동으로 노력해야 하며 머지않아 이산화탄소 발생뿐만 아니라 여러 가지 오염원의 발생을 국제적으로 규제할 가능성이 목전에 와 있다고 하겠다. 이러한 문제에 능동적으로 대처하기 위해서는 사전 준비가 필요하다.

참고로 미국에서 GCI가 화학반응과 공정에서 환경보전과 자원 절약을 위하여 내놓은 열두 가지 원칙을 소개하면 다음과 같다.

1. 폐물질이 발생된 후 처리하기보다 그의 발생을 예방한다.
2. 합성방법에서 반응물들의 성분이 최대한 최종산물로 전환되도록 한다.
3. 사람의 건강과 환경에 유해한 물질의 발생과 사용을 최소화하는 공정을 시행한다.
4. 화학제품은 그 기능을 발휘하지만, 그 독성을 최소화되도록 설계한다.
5. 용매나 기타 보조물질은 가능한 사용하지 않거나 무해한 것을 사용한다.
6. 환경과 경제성을 고려하여 화학공정에서 에너지 수요를 최소화한다.
7. 반응 중에 생기는 물질은 가능한 재활용한다.
8. 공정을 단순화시켜 유도체의 발생을 최소화한다.
9. 선택적 촉매의 사용을 권장한다.

10. 화학제품은 그 기능을 다하고 난 뒤 무해한 물질로 분해되어 없어지고 자연에 남아 있지 않도록 설계한다.
11. 반응과정에서 유해물질 발생을 측정할 수 있는 분석법의 개발을 촉진한다.
12. 오염물질의 방출, 폭발, 화재 등 화학적 재난의 가능성이 낮은 물질을 선택한다.

우리나라의 제약산업에도 녹색 화학 이야기가 그대로 적용된다. 예를 들어 생약 성분을 추출하는 공정에 메탄올과 같은 유해한 유기용매 대신 이러한 초임계액을 사용한다면 환경 친화적일 뿐만 아니라 경제적일 수도 있고 잔류 유기용매 같은 골치 아픈 문제도 스스로 해결될 수 있을 것이기 때문이다.

제17장 콜레스테롤 이야기

나이가 들면서 건강 검진을 받으러 병원에 갔을 때 처음으로 듣는 건강에 대한 경고음은 고혈압과 고지혈증이란 옐로우 카드인 경우가 많다.

장년에 들어서면서 생활은 다소 안정되고 높은 칼로리 음식에 술까지 마시며, 운동부족에 신진대사는 떨어져 열량 소비가 낮아지면서 자연히 에너지가 지방으로 축적되어 배는 나오고 몸은 둔해지게 된다. 요즘은 살이 빠져 걱정하는 사람은 드물고 너도나도 체중이 너무 나가 음식 조절한다고 야단이며 적게 먹고 오래 살려고 한다. 열량 높은 영양식을 찾던 시대는 옛날 이야기이고, 지금은 열량 낮은 건강식을 선호하는 것이 어쩔 수 없는 시대의 흐름이다 하겠다.

그러나 무엇이 잘된 것인저 잘못된 것인지 분간하기 어려운 형편이 되었다. 이러한 고지혈증으로 생기는 동맥경화나 이와 관련된 증상으로는 관상동맥 심장질환, 허혈성 뇌혈관질환, 말초혈관질환 등이 그 주류를 이룬다. 이와 같은 질환은 최근 미국에서는 그 예방과 치료에 대한 지식이 크게 보급되어 점차 감소추세에 있기는 하지만 아직도 장년과 노년층의 사망 제1원인이 되고 있으며 우리나라에서는 이러한 질병 발생이 증가하고 있는 추세이다.

생체의 지질은 크게 중성지질(triglyceride, TG), 인지질, 콜레스테롤 등으로 나눈다. 그 중에서도 사람들이 특히 싫어하는 것은 콜레스테롤이라는 물질이다. 콜레스테롤은 다른 지질과는 달리 에너지원으로 사용되지 않으면서 동맥경화나 관상동맥 질환의 주범으로, 혈액 중에 이 물질의 농도를 낮추려고 노력을 하는 것이 건강유지의 첫 번째 과제가 되고 있는 형편이다.

그러나 이러한 콜레스테롤을 모든 사람들이 생각하는 것처럼 단지 건강을 해치는 흉악범으로 몰기에는 인체를 위하여 하는 일이 많고 중요하기 때문에 콜레스테롤의 입장에서 보면 억울하지 않을 수 없을 것이다.

생명체의 기본단위는 세포이고, 세포가 모여 조직이 되고, 이것이 어떤 기능을 나타내는 기관이 된다. 그런데 콜레스테롤은 세포가 주위의 액과 섞이지 않도록 차단하는 칸막이 역할을 하는 세포막을 만드는 성분 중의 하나이다.

세포막의 구성성분은 지질과 단백질이 그 주성분이며 지질은 주로 극성 지질인 인지질과 콜레스테롤으로 되어 있다. 지질은 세포막의 기본골격을 이루는 역할을 하고, 단백질은 생체막에 특정한 기능을 부여하게 된다. 그러나 세포막 골격이 단순히 인지질만으로 만들어졌다면, 그 막의 기계적 강도가 너무 약하고 틈이 많아 격리막으로서의 기능이 떨어져 잘 세게 된다. 그러나 여기에 콜레스테롤이 같이 섞여 들어가면 그 틈새들을 막아주어 세포막은 더 든든해지게 된다.

또한 콜레스테롤은 생체막의 유동성이 너무 클 때에는 이를 낮추어 주고, 반대로 너무 낮으면 이를 높게 조절하여 그 항상성(homeostasis)을 유지시켜 주는 역할을 하는 극히 중요한 물질인 것이다. 이러한 생체막의 유동성은 생체막을 통한 물질의 이동속도를 조절할 뿐만 아니라 세포막에 들어 있는 단백질의 입체적 구조와 움직임에 영향을 나타내어 단백질의 기능, 즉 생리활성에 큰 영향을 미치게 된다.

이러한 콜레스테롤은 담즙의 주성분인 담즙산의 전구물질이며, 또 생체에서 여러 가지 호르몬, 즉 부신피질 호르몬, 성호르몬과 같은 중요한 물질을 만드는 원료물질이 되기도 한다. 뿐만 아니라 사람의 피부의 각질에는 콜레스테롤이 많이 침적되어 있어서 피부의 보호막으로서의 기능을 강화시켜 준다. 만약 피부의 각질층에 콜레스테롤이 없다면 이러한 보호작용이 저하되어 설령 사람이 생명이 유지된다 하더라도 너무 많은 수분이 피부로부터 증발되어 사람은 하루종일 물만 마시다 볼일 다 볼 것이다.

최근에는 혈중 콜레스테롤의 농도가 정상보다 낮은 사람들에게서 오히려 암 발생률이 높다고 하는 역학 보고까지 있다고 하니 콜레스테롤의 농도가 낮은 것만이 반드시 좋은 것이 아닐 가능성도 있다. 이렇게 생체에서 다양한 역할을 하는 콜레스테롤의 중요성은 아무리 강조해도 결코 지나치지 않을 것이다.

콜레스테롤은 그림 17·1에서 보여주듯이 화학적으로는 스테로이드 골격을 가지고 있는 전형적인 스테로이드 화합물이다. 특별한 관능기가 없으며 넓적 평평하고 유연성이 적고, 화학적 활성도 크지 못하다. 이 화합물의 가장 두드러진 성질은 물에 잘 녹지 않

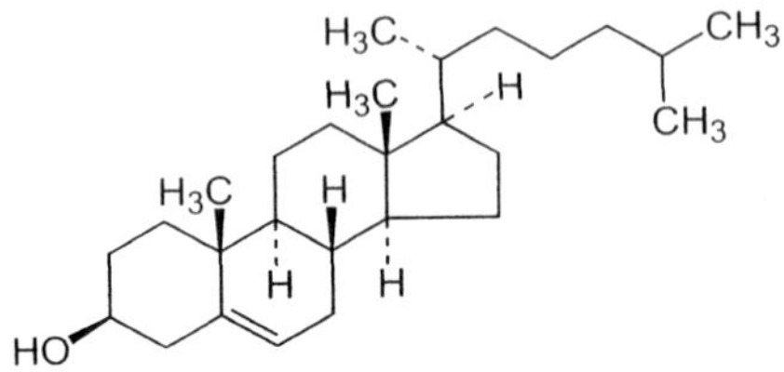

그림 17・1 콜레스테롤의 구조

는다는 물리적 성질이라고 하겠다. 세포막의 구성성분이 되는 것도 이러한 성질에 기인하는 것이고, 또 이 때문에 혈액 중에 많이 있으면 침적되어 혈관벽에 붙고 혈관이 막히기도 하는 것이다.

또한 담즙에서 침전되면 돌이 되어 담석증을 일으키기도 한다. 다른 지질인 TG도 물에 잘 녹지는 않지만 여러 조직에는 지방을 분해하여 지방산으로 분해시키는 효소계가 잘 발달되어 있기 때문에 이들에 의해 쉽게 지방산으로 분해된다. 지방산은 물에서 어느 정도 이온화되어 녹으며 단백질과 같은 성분과 결합하여 이동하기 쉽기 때문에 큰 문제가 없다. 콜레스테롤은 이러한 반응이 없으며 오히려 지방산과 결합하여 에스테르가 되면 더 잘 녹지 않는 상태가 된다.

화학물질의 사전이라고 할 수 있는 Merck Index를 보면, 물 100 ml에 콜레스테롤 약 0.2 mg이 녹는다고 했는데, 이는 믿을 만한 자료라고 생각하지 않는다. 권위있는 생리학 교과서인 Guyton's Medical Physiology를 보면 콜레스테롤은 물에 난용성(slightly soluble)으로 되어 있으나 필자의 생각으로는 불용성(insoluble)으로 분류해야 된다고 생각한다. 한편 Duncan의 Diseases of Metabolism에서는 물 1 L당 0.1 mg 이하밖에 녹지 않는다고 하여 문제의 본질을 이해하는 것 같다.

우리 몸에서 콜레스테롤은 신체의 조건, 식사와 생활습성에 차이가 있지만 보통 간에서 하루 1 g 정도가 합성되며 또 0.3 g 정도가 음식물에서 흡수된다. 그러면 물에 전혀 녹지 않는 콜레스테롤이 어떻게 혈액 중에 머물러 있고 한 곳에서 다른 곳으로 이동할 수 있을까? 이것을 이해하는 것은 순환기계 질환의 발생기전을 이해하는 데 결정적으로 중요하다.

이러한 콜레스테롤은 혈액 중에서 유리상태이거나 에스테르 구조로 다른 TG, 인지질, 단백질과 함께 섞여 리포프로테인(lipoprotein)이라는 알맹이를 형성하여 녹거나 현탁 상태로 되어 있고 또 이러한 상태로 혈액 중에서 한 장소에서 다른 장소로 이동하는 것이다.

리포프로테인은 단백질에 지질이 붙어 있는 구조로 이런 구조의 단백질을 아포단백질이라 한다. 여기서의 아포단백질은 리포프로테인의 구조적 안정성에 매우 중요하다. 또 많은 아포단백질은 리포프로테인과 수용체 사이의 상호작용에서 ligand 역할을 한다. 리포프로테인이 구형(sphere)을 이룰 때에 지질인 TG나 콜레스테롤 에스테르들은 아포단백질의 소수성 중심부에 들어가고 그 주위를 인지질이나 유리 콜레스테롤이 둘러싸고 있는 구조를 하고 있다고 추정하고 있다.

유리 콜레스테롤과 콜레스테롤 에스테르는 성질에 별 차이가 없는 것 같으나 이들이 리포프로테인이나 세포막 또는 micelle과 같은 구조에 들어갈 때에는 그 orientation, 즉 입체적 배열에 큰 차이를 나타낸다. 즉, 콜레스테롤 에스테르는 분자 전체가 소수성이어서 소수성 구조의 내부를 선호하는 데 반하여 유리 콜레스테롤은 분자구조의 끝 부분에 친수성 구조인 수산기가 붙어 있어서 탄화수소/물의 계면층에 배열하게 된다. 리포프로테인에서 콜레스테롤은 70%가 에스테르형으로 존재한다.

리포프로테인은 혈액을 초원심 분리할 때의 비중에 따라 분리되는 패턴에 따라서 여러 가지 리포프로테인으로 나눈다.

그 첫째는 chylomicron이란 것으로 이것은 장에서 음식부터 흡수된 TG(87%)가 중심이 되고, 그 주위에 콜레스테롤, 인지질, 아포단백질이 둘러쌓은 구조를 하여 물에 대한 친화력을 어느 정도 유지하여 알맹이 상태로 분산되어 있는 것이다.

이것들은 비교적 큰 알맹이로서 그 조성의 90%가 지질이다. 이들은 림프액으로 들어가 혈액으로 퍼져 간이나 조직으로 이동하게 된다. 또 이들은 반감기가 매우 짧아 한 시간도 못되어 지방조직이나 간의 말초혈관을 통과할 때에 지방분해효소에 의하여 TG는 분해되어 지방산으로 빠져나가고, 이 알맹이는 chylomicron remnant란 상태로 남아 있게 된다. 이렇게 남은 것들은 그 크기가 작아지고, 간에 도달하면 수용체와 결합하여 endocytosis란 과정으로 세포 안으로 들어가서 해체되게 된다.

지방성분이 많이 든 음식을 먹은 후 3~6시간이 되면 chylomicron의 농도는 급격히 높아져 혈장은 현탁된 상태가 되지만 10~12시간이면 다시 맑아진다. 이들의 혈중농도는 먹는 지방의 양에 의해 결정될 뿐이며 이것의 catabolism을 증가시키는 방법은 아직 없다.

한편 간이나 조직에 있는 대부분의 지질은 이보다 크기가 작고 비중이 큰 리포프로테인이 되어 그 상태로 이동하게 된다. 지방은 원래 비중이 작은 가벼운 물질이기 때문에 리포프로테인 중의 지질의 함량이 낮을수록 또 아포단백질의 물에 대한 친화력이 클수록 치밀한 구조를 하기 때문에 비중은 커지고 크기는 점차 작은 리포프로테인을 형성하게 되는 것이다.

이들 중에서 밀도가 1.006 이하의 부분을 초저밀도 리포프로테인(VLDL)이라 한다. 이들은 40~100 nm 정도의 비교적 큰 크기의 알맹이라서 현탁하게 보인다. 간은 TG와 콜레스테롤을 remnant에 분비하여 TG의 함량은 높고 콜레스테롤 함량은 보통인 VLDL 알맹이가 된다. VLDL은 TG를 운반하여 이를 말초혈관으로 이동시키고, 여기서 지방분해효소에 의하여 지방산으로 분해시키며, 이를 조직에 전달하여 여기서 다시 TG로 재조합하여 저장하게 된다. 이때에 남은 알맹이는 VLDL remnant라고 하며, 이들은 일부는 간에서 수거되고 일부는 중밀도 리포프로테인(IDL)으로 순환기계에 머물러 있게 된다.

그러나 IDL에 일부 남아 있는 TG까지도 대부분 제거되면 밀도가 더 커진 저밀도 리포프로테인(LDL)이 된다. 그러나 VLDL에 들어 있었던 콜레스테롤은 여기에 그대로 남아 있기 때문에 그 함량이 높아 LDL은 혈액 중 콜레스테롤의 2/3을 저장하는 주저장원이 된다.

이러한 LDL은 반감기도 비교적 길어 1.5~2.0일이나 되며, 그 조성은 TG는 낮고 콜레스테롤의 함량은 매우 높은 상태이기 때문에 동맥경화증의 발생과 직접 관련이 되는 부분이 되는 것이다. 따라서 이러한 LDL의 콜레스테롤 함량, 즉 LDL-C는 고지혈증의 지표가 되는 가장 중요한 위험인자로 간주되고 있다.

이러한 LDL은 LDL 수용체에 의하여 제거한다. 간에는 많은 LDL 수용체가 발현되어 있어서 여기서 혈중 LDL의 75%를 제거한다. 그래서 이러한 간의 LDL 수용체 발현을 조절하는 것이 LDL의 콜레스테롤의 농도를 낮추는 가장 효과적인 방법이고 식이요법의 주요 작용이며, 여러 가지 고지혈증 치료제의 작용기전이기도 하다.

또한 thyroxine이나 estrogen과 같은 호르몬이 이러한 수용체의 발현을 증가시킨다고 알려지고 있다. 이러한 LDL 수용체의 발현이란 복잡한 현상으로 세포가 유리 콜레스테롤의 농도를 조절하는 방법인 것이다.

또 밀도가 1.063~1.21이 되는 밀도가 높은 부분의 리포프로테인을 고밀도 리포프로테인(HDL)이라고 부른다. 이들은 알맹이의 크기가 아주 작으며 그 조성도 50%가 단백질이고 지질의 함량은 낮다. 이들은 콜레스테롤을 말초 세포에서부터 간으로 역 이동시키는 역할을 하며 동맥경화의 예방에 중요한 역할을 하게 된다. 따라서 HDL값이 높으면 동맥경화의 예방을 위해서 좋은 지표가 되는 것이다.

HDL의 합성과 대사는 복잡하다. 사실 동맥경화의 발생에는 HDL 중의 콜레스테롤, 즉 HDL-C보다는 HDL의 아포단백질인 Apo A-1의 혈중농도가 더 중요하다고 알려지고 있다. 이 단백질은 HDL을 만드는 데 직접 필요할 뿐만 아니라 항산화력을 가지고 있어서 LDL의 산화를 막아준다. 이러한 산화는 LDL의 동맥경화를 일으키는 작용을 보강하여 주는 것으로 알려지고 있다.

1997년의 통계를 보면 미국에서 동맥경화와 관련된 질환에 의한 사망은 전체 사망건수 2,300만 건의 30%를 차지하고 이 중에서 관상동맥 심장질환(coronary heart diseases, CHD)에 의한 사망이 2/3를 차지하며 CHD 사망의 85%가 65세 이상의 노인들의 사망이라고 한다. 그만큼 건강관리, 특히 노년층의 건강관리에서 관상동맥 질환이 중요하며 CHD의 위험인자를 확인하고 이것들을 조절하는 것이 필요하다는 것을 알 수 있다.

그러면 이러한 CHD 발생의 위험인자에는 어떤 것이 있는가? 교과서에 따르면 무엇보다 중요한 것은 높은 LDL-C의 농도를 든다. 이것은 동맥경화 발생과정에서 혈관벽에 콜레스테롤의 침적이 1차적 원인이 되기 때문이다. 그 외에도 흡연, 고혈압, 당뇨병, 나이, 가족력 등을 들고 있다. CHD 예방과 치료를 위해서는 이러한 위험인자들을 조절하는 것이 필수적이라 하겠다.

오래 전부터 혈중 콜레스테롤 농도가 높은 것이 CHD의 중요한 원인이며 이를 낮추는 것이 필수적이라는 것은 잘 알려져 온 사실이다. 그래서 그 동안 이러한 CHD 발생과 혈중 콜레스테롤의 농도와의 관계에 대한 광범위한 역학조사와 임상시험이 시행되어 왔다. 이러한 역학조사의 결과에서 CHD와 콜레스테롤 사이에는 직접적인 상관관계가 있음이 확인되었으며, 총 콜레스테롤의 농도가 160 mg/dL 이하이면 다른 위험인자가 있어도 CHD 위험이 크게 감소한다고 하였다. 또 지나친 포화지방의 섭취가 콜레스테롤 농도를 높이며 CHD 예방과 치료를 위해서는 포화지방과 콜레스테롤의 섭취를 제한하는 것이 무엇보다 중요하다는 것이 확인되었다.

한편, 임상시험에서는 혈중 지질의 농도를 낮추는 약물을 사용하여 LDL-C의 값이 100 mg/dL 이하로 낮추면 CHD 환자에서 치료에 큰 도움이 되며, 따라서 이러한 치료의 1차 목표는 LDL-C의 농도를 100 mg/dL 이하로 유지하는 데 두는 것이 되었다.

물론 사람이 콜레스테롤이 든 음식을 먹지 않는다고 콜레스테롤이 생기지 않는 것은 아니다. 콜레스테롤은 주로 간에서 생합성되어 만들어지며 그 합성의 정도는 장에서 흡수되는 콜레스테롤 양에 의하며 feedback control된다. 그리하여 혈중농도가 어떤 수준을 넘지 않도록 조절되는 것이다.

그럼에도 불구하고 음식물을 통한 콜레스테롤의 섭취를 낮추는 것은 혈중 콜레스테롤의 농도에 영향을 미치며 또 가장 손쉽게 할 수 있는 일이기 때문에 중요하다고 하겠다. 무엇보다 지나친 칼로리의 섭취로 열량이 과다하면 과잉의 에너지를 지방이나 콜레스테롤로 축적되기 때문에 이것을 막아주어야 한다. 이러한 것을 억제하지 위해서는 영양소가 골고루 든 음식을 먹되, 적게 먹고 운동을 충분히 하여 에너지의 축적을 막는 것이 중요하다고 하겠다.

미국의 NCEP(National Cholesterol Education Program)에는 고지혈증 환자의 관리를 위한 guideline이 있다. 우선 정상인을 위한 population-based approach에 의하면, CHD의 예방을 위해서는 음식의 조성에서 지방의 섭취를 전체 열량의 30% 이하로, 그리고 포화지방의 함량을 열량의 10% 이하로 조절하고, 콜레스테롤의 섭취를 하루 300 mg 이하로 하며 적절한 체중을 유지할 것을 권장하고 있다.

거기에 반해 환자들을 위한 patient-based approach에서는 치료의 1차 목표를 LDL-C의 농도를 낮추는 데 두고 있다. 또한 콜레스테롤의 농도에서도 총량과 HDL-C뿐만 아니라 LDL-C과 TG 모두를 검토할 것을 권장하고 있으며, 또 12시간 동안 금식한 후에 LDL-C와 TG를 검사할 것을 권장하고 있다.

여기에 설정된 콜레스테롤 농도의 한계를 보면, 총량 200 mg/

dL까지는 정상, 거기서 239 mg까지는 경계수위, 그 이상은 고농도로 규정하고 있다. 한편 HDL-C는 40 mg/dL 이하는 너무 낮고, 60 mg/dL 이상은 높아서 좋은 상태로 본다. LDL-C의 경우는 100 mg/dL 이하는 가장 좋고, 129 mg/dL까지는 좋은 것으로 보며, 159 mg/dL까지는 경계수위이고, 그 이상을 높은 것으로 간주하고 있다. TG도 150 mg/dL 이하는 정상, 199 mg/dL까지는 경계수위, 그 이상은 높은 것으로 평가하고 있다.

또한 LDL-C의 농도를 기준으로 하여 식이요법이나 운동과 같은 생활양식의 변화로 치료를 시작해야 하는 한계와 약물치료를 시작해야 하는 한계를 설정하고 있다. 이에 따르면, CHD가 있을 때에는 LDL-C가 100 mg/dL 이상인 경우, 또 CHD는 없지만 다른 위험인자가 2개 이상 있을 때에는 LDL-C가 130 mg/dL 이상이 되거나, 또 위험인자가 하나 이하일 때에는 160 mg/dL 이상일 경우에는 생활양식의 변화에 의한 치료를 시작하여야 한다.

한편 이미 CHD가 있고 LDL-C가 100 mg/dL 이상의 경우이거나, 위험인자가 2개 이상이고 LDL-C가 160 mg/dL 이상이거나, 위험인자가 하나 이하면서 LDL-C가 190 mg/dL 이상이면 약물치료를 시작하여야 한다고 하고 있다.

또 약물치료에 앞서 당뇨병이나 그 밖에 많은 2차 원인이 있을 때에는 이를 제거하고 난 후 치료해야 한다. 특히 당뇨병 환자에서는 TG가 크게 높아지고 HDL-C는 낮아지며, 총 콜레스테롤도 다소 증가하여 CHD의 위험과 사망률이 높아짐으로 이러한 원인 제거가 무엇보다 중요하다.

한편 총 콜레스테롤은 총량과 LDL-C값은 정상이라도 HDL-C값이 너무 낮으면 좋지 않은데, 그래서 총 콜레스테롤에 대한

HDL-C값의 비가 중요하며, 이 비가 3.5 이하가 되는 것이 이상적이고, 4.5 이상이 되면 좋지 않은 수위라 한다. 또한 TG가 150 mg/dL 이상인 고지혈증에서도 CHD의 위험이 커지는 것으로 알려지고 있다.

우리나라에서도 질병발생의 패턴이 서구화되어 가기 때문에 CHD는 장년과 노년층의 큰 관심사가 되고 있다. CHD 발생에 대한 역학 통계와 예방과 치료를 위한 특별한 guideline은 없지만 위의 기준은 외국의 것이기는 하지만 참고가 될 것이다. 동맥경화에서 혈관내벽에 생긴 반점에는 콜레스테롤의 함량이 높기 때문에 혈중 콜레스테롤의 농도가 높으면 반드시 동맥경화가 생기는 것으로 인식했으나 반드시 그런 것만은 아니라는 것이 알려지게 되었다.

근래에 와서는 초기에 동맥 내부의 표피와 내막의 손상이 더 중요하며, 이러한 손상을 일으키는 인자는 마찰이나 고혈압의 압력에 의하여 혈관벽이 손상되면, 표피세포가 팽창 증식하여 콜레스테롤의 함량이 높은 반점이 생기게 된다. 여기에 섬유아세포가 침투하여 점차 경화되면서 칼슘과 지질이 같이 침적되어 굳어져 유연성이 감소하고 쉽게 파열되는 상태가 되는 것으로 알려지고 있다.

혈중의 콜레스테롤의 농도가 어떤 수준을 넘어서거나 또 이와 관련된 질병이 발생하면 혈중 콜레스테롤을 낮춰 주는 약물 사용이 불가피하게 된다. 이러한 혈중 콜레스테롤의 농도를 낮춰 주는 약물은 크게 두 가지 범주의 약으로 나눌 수 있다. 그 하나는 생체 내에서 콜레스테롤의 긴 생합성 과정의 한 부분에 작용하여 이를 억제함으로써 콜레스테롤이 만들어지는 것을 억제하는 약들이다. 다른 하나는 그 반대로 생체에서 콜레스테롤의 소비를 촉진하여 그 제거속도를 크게 하여 농도를 낮추는 약들이다.

이들 중에서 최근에 개발되고 가장 그 효과가 탁월한 것으로 알려진 것은 statistin계의 약들이다. 이들은 콜레스테롤의 생합성 과정 중 율속단계 반응에 관여하는 효소인 3-hydroxy-3-methyl-glutaryl coenzyme reductase를 경쟁적으로 억제하여 콜레스테롤 합성을 억제하는 약들이다.

이들 약은 1978년 Brown 등에 의해 처음으로 곰팡이에서 분리되었고 그 작용이 확인된 후에는 다른 연구자들에 의해 더욱 개발된 것들이다. 1987년 처음으로 FDA에 의해 lovastatin이 의약품으로 허가를 얻었으며 그후 이것을 화학적으로 변형시켜 pravastatin과 simvastatin이 개발되었고 또 atrovastin, fluvastin, cerivastin 등이 화학적으로 합성되었다. 또 현재 이들보다 더 강력한 작용을 가진 이 계열의 약들이 개발을 목전에 두고 있다.

이들의 주작용은 LDL-C를 낮추는 작용이며, 사용한 statin의 종류와 용량에 따라 그 값을 20~55%까지 낮춘다. 그러나 이러한 statin류는 LDL-C뿐만 아니라 지나치게 높은 TG를 낮추어 주고 HDL-C를 다소 증가시키며 혈관내피의 기능, 관상동맥 확장, 소염작용, 플라크의 안정성, 리포프로테인의 산화, 혈소판 응고 등과 같은 CHD와 관련된 여러 가지 성질에 영향을 미쳐 다양한 보호작용을 나타내는 것으로 알려지고 있다.

특히 주목할 만한 것은 이들 statin류의 혈중 콜레스테롤 저하작용은 다른 혈중 콜레스테롤 저하약과 같이 쓰면 그 작용이 크게 상승된다고 하는 것이다. 이러한 statin류 약의 부작용으로는 근장애(myopathy)를 일으키며 또 간독성을 일으킨다고 알려져 있으나 심각한 정도의 간독성은 흔하지 않다고 한다.

한편 콜레스테롤 저하약물로는 statin류보다 훨씬 이전부터 사용해왔던 niacin과 fibric acid 유도체도 있으나 statin류의 개발로 그 중요성이 상대적으로 감소한 것 같다.

그런데 최근에 Bayer에서 개발한 cerivastin를 fibric acid 유도체인 gemfibrozil과 같이 사용한 환자들에게서 근육세포파괴증상을 보이며 사망한 사건이 세계적으로 40여 건이나 발생하였다. 그래서 Bayer는 미국 FDA와 논의 끝에 gemfibrozil과의 병용시에 나타나는 이상반응이 statin계 다른 약물에 비하여 cerivastin이 더 뚜렷하다는 결론을 내리고 cerivastin을 시장에서 수거하는 불행한 사건이 발생하였으며 국내에서도 수거조치가 취해졌다. 이와 같이 이들 약물은 그 사용이 아직 정착단계에 있다고 하는 것이 옳겠다.

한편 statin류의 약들이 개발되기 이전에는 인위적으로 혈중 콜레스테롤의 농도를 150 mg/dL 이하 정도로 내릴 수가 없었다. 그래서 인위적으로 지나치게 콜레스테롤을 저하시키면 어떠한 생리적은 부작용을 가져오는가 하는 것을 실험적으로 설정하여 측정할 수 없었다. 그러나 이러한 statin류의 개발로 지금은 이런 상태를 인위적으로 만드는 것이 가능해졌으며 따라서 이러한 의문에 대한 답이 머지않아 나오게 될 것이다.

또 다른 한 부류의 콜레스테롤 농도 저하약물로 cholestryamine resin이나 cholestipol과 같은 약들이 있다. 이들은 양하전을 하고 있는 고분자 화합물이고 위장에서 분해되지 않기 때문에 흡수되지 않으며, 담낭에서 십이지장으로 분비되는 담즙 중에 들어있는 음하전을 띤 담즙산염을 강하게 흡착하여 이들이 재흡수되는 것을 막는 약들이다. 그래서 이들은 담즙산이 간으로 다시 들어가 재활용되는 것을 막아 간에서 콜레스테롤부터 담즙산 생산을 촉진하며, 결과적으로 간에서 콜레스테롤의 활용을 촉진하여 그 혈중농도를 낮추며 특히 LDL-C를 낮추는 약물들인 것이다.

이들은 위장에서 흡수되지 않기 때문에 전신적인 큰 부작용도 없으며 단지 먹기 불편하고 장기간 복용하여야 한다는 불편함이 있다. 그러나 이들도 다른 약물이나 영양물질까지도 흡착하여 버릴 가능성이 있는 것에 유의하여야 한다.

그런데 요즘 국내에서 건강식품으로 많이 판매되고 있는 게 껍질에서부터 만든 "키토산"은 흥미있는 물질이라고 하겠다. 그림 17·2에서 보듯이 화학적으로 볼 때 키토산의 구조는 cholestryamine과 매우 흡사하다. 우선 둘 다 장에서 흡수되지 않는 고분자 화합물이고 양하전을 하고 있어서 음하전의 담즙산염을 잘 흡착할 수 있는 구조로 답즙산염의 흡수를 막아 재활용을 억제함으로써 콜레스테롤의 활용을 촉진할 수 있는 구조인 것이다.

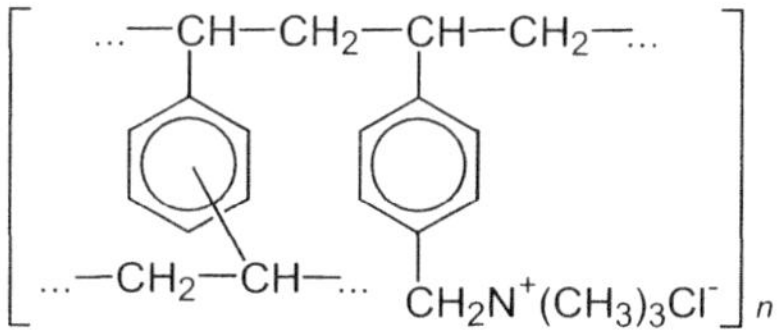
(a)

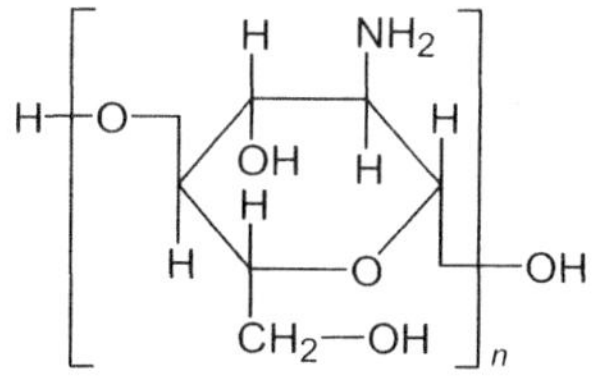
(b)

그림 17·2 Cholestryamine(a)과 Chitosan(b)의 구조

이러한 키토산은 천연화합물이어서 먹기도 편하고 기본적인 독성문제도 크지 않을 것이라 여기기 때문에 cholestryamine에 비

하여 장점을 가지고 있어서 이 화합물에 관심을 가져 볼 만하다고 생각한다.

필자의 견해로는 이 화합물을 의약품이나 건강식품으로 더 개발하여 이러한 목적으로 사용하는 것이 확립된다면 매우 유용한 콜레스테롤 저하물질이 될 것이라 여겨진다.

제18장 담즙산과 담석

지질(lipid)이란, 생체 성분 중에서 유기용매에 의해 추출되는 모든 성분들을 망라하여 부르는 말로서 다양한 물질들이 여기에 속한다.

이들 지질은 생체를 이루고 있는 주요 물질이므로 이들이 생체에서 어떤 상태로 존재하며 어느 정도 어떻게 녹아 있고 또 계면에서 어떻게 행동하는가를 아는 것은 생명현상을 이해하는 데 매우 중요한 과제라고 하겠다. 그럼에도 불구하고 지질의 생합성과 같은 생화학은 잘 알려져 있는 데 비해 그들의 물리적 상태와 성질에 대한 관심은 다소 미흡하다.

그래서 이번 이야기는 이러한 지질 중에서도 비교적 그 역할이 잘 알려지고 있는 담즙산을 선정하여 생체에서 이들이 어떠한 작용을 하는지를 통해 생체 내에서 지질들의 거동을 살펴보기로 하자.

담즙산(bile acid)은 우리 몸 안에서 만들어지는 계면활성을 나타내는 생리활성물질의 대표라고 할 수 있는 중요한 생리 계면활성제(physiological surfactant)이다. 이들은 간에서 콜레스테롤에서부터 복잡한 생합성의 과정을 통하여 만들어지며 간에서부터 담즙으로 분비되어, 담낭에 담즙성분으로 저장되었다가, 지방성분이 음식으로 들어오면 십이지장으로 분비되어 음식물로 들어오는 지질을 분산 용해시켜 소화를 도와주는 역할을 하는 물질인 것이다.

담즙산은 그 구조를 살펴보면 스테로이드 골격의 넓적한 구조에, 그 한쪽에는 소수성인 탄화수소 구조이고, 다른 한쪽에는 수산화기, 카르복실기, 카르복실이온, 황산이온 등 친수성기가 모여 있어서 계면활성제가 갖추어야 할 구조적 요건인 양친매성(amphiphilic) 구조를 갖추고 있는 화합물이다. 이러한 담즙산들이 어떠한 물리적 특성을 가지고 있으며, 생체에서 어떻게 움직이고, 또 어떻게 작용할 것인가를 이해하기 위해서는 우선 일반 계면활성제의 구조와 특성을 이해할 필요가 있다.

계면활성제의 화학적 구조의 특성은 한 분자 내에 물을 좋아하는 친수성 구조와 물을 싫어하는 소수성 구조를 다 가지고 있는 양친매성 화합물(amphiphile)인 것이다. 이러한 화합물을 물에 녹이면 분자상태로 하나하나 분산되어 녹는다. 그러나 이들은 용액의 내부에 들어 있는 것보다 계면에서 친수성기는 물 안 쪽으로 향하고, 탄화수소와 같은 소수성기는 물 밖으로 내어놓는 구조를 하는데, 이와 같은 구조는 에너지가 낮은 상태라서 이런 배열(orientation)을 더 선호하며 결과적으로 용액 내부보다 물과 공기의 계면에 단분자막층을 형성하여 배열하게 된다. 그래서 표면에서의 이들 농도는 용액 내부보다 더 높게 된다. 이러한 것을 표면과잉(surface excess)이라고 한다.

이러한 배열의 결과로 용액의 물/공기 계면은 탄화수소/공기의 계면으로 바뀌고 결과적으로 용액의 표면장력은 감소하게 된다. 이러한 성질을 표면활성이라 한다. 그러나 이러한 계면은 한정되어 있으며 곧 이들 분자들로 포화되게 된다. 포화되고 나면, 즉 어떤 농도 이상의 농도에서는 더 이상 이러한 방법으로 에너지를 낮출 수 없기 때문에 이들 분자들이 수십 또는 수백 개가 같이 모여 집합체(aggregate)를 형성하여 소수성 부분과 물과의 접촉을 최소화하려 한다.

즉, 소수성 부분들끼리 접촉하고 친수성 부분을 밖으로 내어 물과 접촉하도록 하여, 소수성 부분이 물과의 접촉을 줄이는 구조를 해 집합체를 만드는데 이것을 미셀(micelle)이라 부른다. 이런 미셀을 형성하기 시작하는 계면활성제의 농도를 임계미셀농도, 즉 CMC(critical micelle concentration)라고 부른다.

이러한 표면활성 때문에 계면활성제는 물과 기름같이 섞이지 않는 두 액체 사이의 계면장력을 낮추어 이들이 잘 섞이도록 하고, 또 고체표면에 액체가 잘 접촉하도록 만들어 준다. 또 이러한 미셀의 내부는 탄화수소 층과 같으므로 물에 녹지 않는 물질을 녹이는 가용화 작용을 나타낸다. 수용액 중에서의 미셀이 어떠한 모양을 하고 있는가 하는 것은 논란의 여지는 있으나 낮은 농도에서는 보통 구형(sphere)이며, 농도가 높으면 라멜라 구조 또는 기타 여러 가지 형태가 가능한 것으로 알려지고 있다.

이러한 미셀의 성질 중에서 중요함에도 불구하고 많은 사람들이 소홀히 하고 있는 것이 있는데, 이것이 임계미셀온도(critical micelle temperature) 혹은 Krafft point라고 하는 성질이다. 계면활성제 자체의 물에 대한 용해도를 보면, 어떤 온도 이하에서는 거의 녹지 않는다. 그런데 온도를 높여 가면 용해도는 조금씩 증가하다가 어떤 온도가 되면 용해도가 급격히 증가하게 된다. 이러한 온도를 Krafft point라 하고 이 온도를 용해도가 CMC에 도달하는 온도라고 해석하고 있다.

많은 계면활성제의 경우 이러한 온도가 상온보다 낮기 때문에 상온에서 잘 관찰되지 않으나 어떤 계면활성제에서는 상온보다 높은 온도에서 이러한 현상이 나타날 경우도 있다. 계면활성제는 이러한 Krafft point보다 낮은 온도에서 거의 물에 녹지 않기 때문에 계면 활성을 나타내지 못한다.

계면활성제의 구조에서 중요한 것은 친수성과 소수성이 다 발달되어 조화를 이루어야 하는 것이다. 이러한 성질은 HLB(hydrophile-lipophile balance)란 값으로 나타내고 이 값에 따라 여러 가지 용도를 정하고 있다. 그러나 이 값은 화합물의 계열에 따라 임의로 정한 값이라 별다른 뜻은 없고 단지 이 값이 클수록 친수성이 크다는 것을 의미한다고 이해하면 되겠다.

생체 내에서도 많은 계면활성물질이 만들어지고 이들의 표면활성이 생리작용에서 직접 또는 간접적인 역할을 하고 있는 경우가 많다. 예를 들어, 허파의 폐포(alveoli)에는 계면활성물질인 레시틴이 적당히 분비되어야 그 표면장력을 낮춰 허파가 쉽게 팽창할 수 있어서 호흡이 가능하다. 그런데 이러한 계면활성물질의 분비가 부족하면 호흡이 곤란하게 되는 것이다. 이러한 호흡곤란증은 신생아에서 가끔 나타나는 증상이라고 한다. 이러한 많은 생체계면활성물질 중에서 가장 잘 알려진 것은 담즙에 들어 있는 담즙산염들이라 하겠다.

담즙은 간세포에서 만들어져 분비되어 담낭에 저장된다. 이것을 간담즙이라고 부르며 이렇게 하루에 분비되는 담즙의 총량은 약 700~1200 mL 정도나 된다. 그러나 담낭 중의 담즙은 30~60 mL 밖에 되지 않는다. 그것은 담낭에서 물이나 소금과 같은 작은 전해질들이 흡수되어 담즙은 농축되게 된다. 담즙은 담낭에 저장되어 있다가 음식의 지방성분이 소장으로 들어오면 cholecystokinin 이란 호르몬이 분비되어 담낭은 수축되고 담즙이 십이지장으로 분비되게 된다.

분비된 담즙은 장에서 지방성분을 분산, 분해시켜 그 흡수를 돕고, 또 지방산, monoglyceride, 콜레스테롤 등과 같은 지질을 분산시키거나 가용화시켜서 이들을 흡수시켜 준다. 만약 장으로 담즙이 분비되지 않으면, 지방분의 40%까지 대변으로 빠져나가 지방변이 생기고, 또 지용성 비타민과 같은 성분들이 흡수가 안 될 수 있는 것이다.

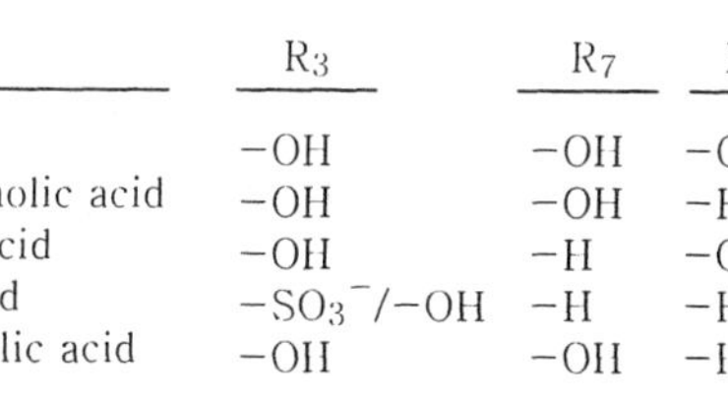

bile acid	R3	R7	R12	R24
cholic acid	−OH	−OH	−OH	glycine(75%) taurine(24%) −OH(<1%)
chenodeoxycholic acid	−OH	−OH	−H	
deoxycholic acid	−OH	−H	−OH	
lithocholic acid	$-SO_3^-$/−OH	−H	−H	
ursodeoxycholic acid	−OH	−OH	−H	

그림 18·1 담즙산염들의 화학구조

담즙산들은 이러한 담즙의 주성분이다. 이들은 간의 콜레스테롤에서부터 하루 0.5 g 정도 만들어진다. 이러한 담즙산들은 그림 18·1에서 보여주는 것처럼 cyclopentenophenanthrene 유도체로 치환된 수산화기의 수와 위치에 따라 여러 가지가 있다.

사람의 담즙에 들어 있는 것은 cholic acid, chenodeoxycholic acid와 deoxycholic acid가 대부분으로 95%를 차지한다. Ursodeoxycholic acid와 lithocholic acid도 있으나 소량에 불과하다. Ursodeoxycholic acid는 chenodeoxycholic acid의 epimer로서 인체의 담즙에는 1~3% 들어 있는데 비해 곰의 담즙에는 다량 들어 있다는 것은 잘 알려진 사실이다.

이들 담즙산은 담즙에서 taurine이나 glycine과 포접, 즉 conjugation되어 있는 상태로 존재하며, 또 이런 상태로 담즙으로 분비된다. 담즙에는 유리상태의 담즙산은 거의 존재하지 않는다. 이러한 conjugation은 담즙산들의 pKa를 낮추어, 즉 산성을 높여 담즙이나 장에서도 이들이 완전히 이온화가 되도록 만들어 준다. 예를 들어, taurocholic acid의 pKa는 1.54이고 glycocholic acid의 값은 4.54이며 따라서 담즙이나 장에서 충분히 이온화할 수 있을 만큼 산성이 강하다. 이렇게 이들은 이온화가 되어 있어서 장의 다른 부위에서는 흡수가 잘 되지 않으나, 회장의 점막에는 이들을 능동수송으로 흡수시키는 수송체가 있어서 재흡수가 잘 일어난다.

또한 미생물에 의해 conjugation이 깨어진 유리상태의 담즙산도 장의 여러 부위에서 흡수가 잘 되어 결과적으로 분비된 모든 담즙산의 약 94% 정도가 재흡수되어 다시 간으로 돌아가서 담즙으로 다시 분비되게 된다. 이러한 회전으로 생체 내 담즙산의 pool을 이루게 된다.

이들 담즙산 중에서 cholic acid와 chenodeoxycholic acid는 간에서 직접 만드는 1차 담즙산이다. 이들이 장에서, 특히 결장에 있는 미생물들에 의하여 탈 conjugation이 일어날 수 있으며, 또 17위치의 탄소에 있는 수산화기가 떨어져나가 2차 담즙산인 deoxycholic acid와 lithocholic acid가 된다. 그러나 이들도 재흡수되어 다시 간으로 들어가지만, 17위치의 수산화기는 다시 도입되지 않는다. 그래서 이들은 간에서 다시 conjugation되어 담즙으로 분비되게 된다.

담즙산들은 대변으로 빠져나가기 전까지 보통 18번 정도 이러한 회전과정을 반복한다고 알려지고 있다. 간에서 하루평균 cholic acid는 333 mg, chenodeoxycholic acid는 162 mg 합성되며, 총 485 mg 정도의 담즙산이 대변으로 배설되고, 2.5 g 정도가 회전된다. 간에서 담즙산이 합성되는 속도는 간으로 돌아오는 담즙산의 양에 의하여 조절되며, 담즙산염을 외부로부터 섭취하면 담즙분비가 증가하게 된다.

생체의 지질 중에서 중요한 것들은 극성 지질이다. 극성 지질은 물과 강하게 상호작용을 하는 지질로 그러한 상호작용의 크기에 따라 불용성, 팽윤성, 가용성 극성 지질로 나눌 수 있다.

불용성 극성 지질은 물과의 상호작용이 약하여 물에 녹지도 않고 계면에 배열도 하지 않거나 그런 작용이 약한 것으로 triglyceride, diglyceride, 콜레스테롤 등이 여기에 속한다.

또 팽윤성 극성 지질은 물에 대한 친화력이 커 물 가운데에서 수화(hydration)는 잘하지만, 소수성이 크기 때문에 물에 녹지는 않으며, 그 구조가 흐트러지지 않고 보통 규칙성을 갖는 배열을 하여 액정 상태가 된다. 이때에 분자들의 배열도 라멜라형, 실린더형, 정방형 등을 이루는 지질들이다. Lecithin, cephalin, monoglyceride 등이 여기에 속하고 세포막 지질 배열이 그 가장 좋은 예이다.

가용성 극성 지질은 물과의 상호작용이 매우 강할 뿐만 아니라 소수성도 크지 못하여 물에 잘 녹는 지질로 미셀을 형성하고 강한 표면활성을 나타내는 것으로 lysolecithin, phosphatidic acid와 같은 것이 이러한 부류의 극성 지질이다.

담즙산염들은 이러한 분류에 의하면 가용성 극성 지질에 속한다. 따라서 이들은 강한 표면활성을 나타낸다. 그러나 담즙산염은 일반 계면활성제와는 달리 소수성기가 유연성이 큰 긴 탄화수소기가 아니고 경직된 다환상 구조의 탄화수소이어서 그 계면활성의 양상도 좀 틀리다.

이들은 미셀을 형성하는 뚜렷한 CMC가 있어 처음부터 많은 수의 분자들이 모여서 미셀을 형성하는 것이 아니라, 처음에는 2개의 담즙산 분자가 소수성 등을 마주한 back-to-back 접촉으로 dimer를 형성하는 것을 시작으로 하여 다시 이들이 모여 점진적으로 더 큰 aggregate를 형성하는 과정을 거치게 된다. 그러나 만약 높은 농도의 전해질이 공존할 때에는 분명한 CMC가 관찰되기도 한다.

이러한 담즙에서 담즙산염의 미셀 용액은 지방산, 인지질, monoglyceride 등과 같은 지질은 잘 녹인다. 그러나 콜레스테롤, triglyceride, diglyceride 같은 지질은 소수성이 너무 크기 때문에 그리 잘 녹이지 못한다. 그런데 이러한 담즙산염의 수용액에 인지질을 용해시키면 담즙산염 미셀이 인지질을 받아들여 팽창하게 된다. 이로 인해 그 가용화 능력이 크게 상승하여 콜레스테롤과 같은 지질까지도 많이 가용화시킬 수 있게 된다.

담즙의 인지질은 90% 이상이 레시틴이다. 그래서 담즙산염-레시틴-콜레스테롤의 조성으로 된 혼합형 미셀이 형성되고, 이런 상태로 콜레스테롤은 가용화되어 있는 것이다. 간에서부터 하루 1~2 g의 콜레스테롤이 배출되지만 이들이 침전되지 않고 담관을 통하여 이동할 수 있는 이유가 여기에 있는 것이다. 이러한 담즙을 통한 콜레스테롤의 배설은 우리 몸 안의 콜레스테롤을 처분하는 주통로가 되는 것이다.

우리 몸에서 담즙산을 만들고 이것을 십이지장으로 분비하는 과정이 잘못되어 질병이 생기면 장에 도달하는 담즙산염이 감소하고 따라서 지방 흡수가 잘 안 되어 지방분이 대변으로 빠져 나가는 지방변을 일으키게 된다. 담즙이 분비되지 않으면, 지방산과 triglyceride의 흡수가 50% 감소하고, 콜레스테롤과 지용성 비타민의 흡수가 잘 되지 않는다. 또한 담관에 암이나 담석이 생긴다든지, 담관이 좁아져 담관이 막히게 되면, 담즙산염이 장에 잘 도달하지 못하여 지방변을 일으킬 수 있다.

또한 담즙산을 강하게 결합하여 흡착함으로써 이들이 장에서 재흡수되는 것을 억제하여 간에서 부족한 담즙산을 합성하기 위해 콜레스테롤의 이용을 촉진하여 혈중 콜레스테롤의 농도를 낮추는 약인 cholestryamine을 복용할 때에도 담즙산의 재흡수가 억제된다. 그래서 하루 12 g 이상의 cholestryamine을 복용할 때에도 약한 지방변이 생긴다.

담즙의 용해능력이 감소하여 생기는 질환의 하나로는 담석증(gallstone)이 있다. 담석증을 동맥경화증과 함께 이러한 지질의 용해도 문제 때문에 발생하는 대표적 질병이다.

콜레스테롤은 거의 물에 녹지 않는 화합물이다. 콜레스테롤 담석의 생성은 우선 콜레스테롤이 과포화되어 있는 담즙이 생성되고 여기서 과잉의 콜레스테롤이 핵으로 침전하고 이 결정이 결석으로 성장하는 과정으로 나눌 수 있다.

그 밖에도 bilirubin의 칼슘염이나 다른 회충 같은 잡다한 것들이 핵이 될 수도 있으며 담낭의 표피에 염증이 있을 때에 담즙 농축과정에 이상이 생겨서 과포화 상태가 담석 발생을 유발할 수도 있다고 한다.

담낭이나 담낭관에 생기는 담석에는 두 가지 종류가 있다. 그 하나는 bilirubin 담석으로 그 주성분은 bilirubin의 칼슘염이며 암갈색이고 무정형이며 예전에는 동양사람에게 흔했었던 형이다. 또 다른 하나는 콜레스테롤 담석으로, 담황색 결정으로 서양사람에게 흔하다. 그러나 요즘에는 식생활의 변화로 우리나라에서도 점차 콜레스테롤형이 많아져 담석의 주류를 이루고 있다. 물론 이러한 구분이 명확하지 못한 혼합형도 존재한다.

이러한 담석증은 아주 흔한 질병으로 미국에서만 성인의 10%가 담석을 가지고 있으며, 연간 50만 명이 담석증으로 입원하고, 그 중에서 1/3이 담낭제거 수술을 받는다고 보고되고 있다. 또 흑인보다 백인에서, 남자보다 여자에게서, 당뇨병이나 비만한 사람에게서, 나이가 들수록 더 많이 발생한다고 알려지고 있다.

담즙의 주성분은 물, 담즙산염, 레시틴, 콜레스테롤의 4성분계로 볼 수 있다. 이러한 성분들이 어떤 상태로 공존하는가 하는 것을 아는 것은 담석 발생의 기전을 물리화학적으로 이해하기 위해 필요한 일이다.

그런데 이러한 4성분계를 하나의 평면 상 그림으로 그려 그 물리적 상태를 나타내는 것은 불가능하다. 그러나 담즙 성분은 그 대부분이 물이어서 90%를 약간 상회한다. 그래서 90% 물의 존재하에 나머지 10%를 나머지 3성분이 차지한다고 보고 이들 3성분의 조성에 따른 그림을 그리는 것은 가능한 것이다.

이러한 3성분계를 삼각형 모양의 그림으로 나타낼 때에 각 꼭지점은 각 성분이 100%를 차지하는 경우이고, 밑변으로 내려올수록 그 성분이 감소하여, 밑변에서는 그 성분의 조성이 0%가 되는 것이다. 삼각형의 어떤 지점에서의 3성분의 조성은 각 꼭지점과 밑변과의 거리비의 상대적인 값으로 추정할 수 있게 된다. 만약 어떤 조성을 나타내는 점이 1개의 상을 이루는 영역에 있으면, 그 조성에서 완전한 균일한 용액을 만든다는 것을 뜻하고 2개 이상의 상 영역에 들면 충분히 녹이지 못하여 결정이 석출되는 영역임을 나타낸다.

그림 18·2는 90% 물의 존재하에서 담즙산염, 레시틴, 콜레스테롤의 조성에 따라 이들이 녹아서 균일계를 이루는 조성과 불균일계를 이루는 영역을 나타내는 상 그림이다. 또한 여기에 정상인의 담즙의 조성(하얀 동그라미, a~g)과 담석을 가지고 있는 사람들의 담즙의 조성(까만 동그라미, h~k)을 나타내었다.

이 그림을 보면 분명히 정상인의 담즙 조성은 하나의 상을 이루는 영역, 즉 용해도 내의 한계에 있는 데 반해 담석증 환자의 담즙의 조성은 2개 이상의 상을 이루는 영역에 속한다. 이것은 담석증 환자의 담즙에서는 담즙산염-레시틴의 미셀이 공존하는 콜레스테롤을 충분히 녹일 수 없어 콜레스테롤이 결정으로 석출할 수 있는 조성인 것을 나타내는 것이다. 그래서 콜레스테롤이 결정으로 석출하여 결정 핵이 되고 이것이 자라서 담석이 되는 것이

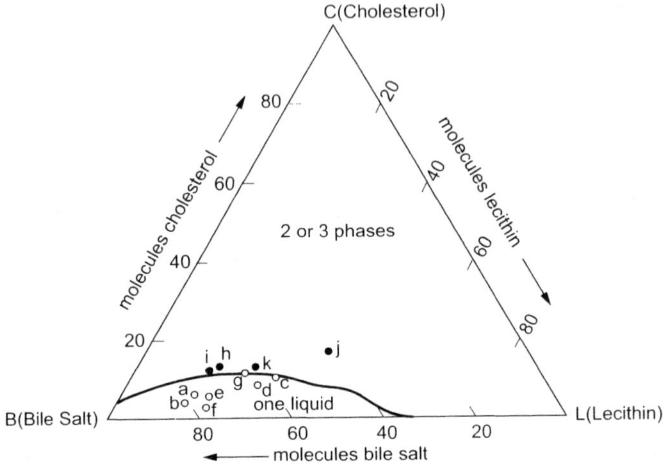

그림 18·2 물-담즙산염-레시틴-콜레스테롤의 상 그림

다. 보통 간담즙에서는 조성이 균일계 영역에 있지만 차차 농축되면서 때로는 불균일계 영역으로 들어오게 되는 것이다.

이러한 담석증의 치료는 외과적으로 절제하는 방법이 가장 보편적이고 좋은 방법이라고 하겠다. 그러나 경우에 따라서는 약물에 의해 치료하는 방법이 필요한 경우가 있을 것이다. 이러한 경우 경구적으로 담즙산염을 장기간 투약하면, 이것이 흡수되어 간으로 들어가 담즙으로 분비되어 담즙 pool size를 크게 한다. 따라서 병적인 담즙의 조성을 하나의 상을 이루는 정상적인 영역으로 이동시켜 용해능력을 증강시켜 생성된 담석을 녹이고 자라는 것을 막아 주는 치료법이 될 수 있는 것이다.

그러나 담즙산염을 대량으로 투약할 때에 conjugation되어 있지 않은 담즙산이 들어 있어서 이들이 소장 점막을 손상시켜 오심, 구토, 설사 등을 일으킬 수 있기 때문에 제약을 받기도 한다.

담즙산염 중에서 특히 ursodeoxycholic acid와 chenodeoxycholic acid가 담석용해작용이 강한 것으로 알려지고 있다. 이들은 담즙의 pool size를 크게 하고, 그 용해능력을 증가시켜 주며 담즙 중에 지질의 분비를 감소시키고 콜레스테롤의 함량을 감소시킨다. 그래서 매일 chenodeoxycholic acid 1～1.5 g를 1～2년 동안 복용하면 대부분의 환자에서 단순 콜레스테롤 담석은 가용화된다고 알려지고 있다.

그러나 이러한 담즙산에 의한 치료는 시간이 너무 오래 걸리는 문제점을 가지고 있다. 또 담석의 지름이 15 mm 이상의 경우에는 표면적에 비하여 크기가 너무 커서 용해에 의한 치료로는 적당하지 않다고 한다. 이들 담즙산에 의한 담석의 용해작용은 ursodeoxycholic acid가 다른 어느 것보다도 우수하나 ursodeoxycholic acid 혹은 chenodeoxycholic acid를 단독으로 사용하는 것보다 이 둘을 같이 사용하는 것이 더 효과가 좋다고 알려지고 있다.

한편 현대의학에서도 웅담성분인 ursodeoxycholic acid는 이러한 작용 외에도 간이나 담낭질환 환자에서 간세포 보호작용과 면역촉진작용 같은 효능을 가지고 있을 가능성을 배제하지 않고 있다.

제19장 약과 수용체

약이란 화학적으로 다양한 구조의 화합물이며, 비교적 화학적 활성이 낮은 안정한 화합물들이지만 생체 내 낮은 농도에서 강한 생리활성을 나타내는 흥미있는 화학물질이기도 하다. 그래서 "약이란 어떠한 메커니즘으로 이러한 강한 작용을 나타내는가?" 하는 것을 규명하는 것은 약의 작용을 이해하는 첫걸음인 동시에 약학의 궁극적인 목표라고 할 수 있을 것이다. 그러나 이러한 약리작용의 기전은 그 중요성에 비해서 아직 충분히 알려져 있지 않지만 최근 급속도로 발전하고 있는 분야이기도 하다.

다양한 생리작용을 나타내는 여러 종류의 약들은 모두 획일적인 방법이 아닌 나름대로 특유의 기전으로 작용할 것이다. 또 약들의 화학적 안정성을 고려하면 특수한 경우가 아니면 약이 직접 화학반응에 참여하여 그 작용을 나타내는 것이 아니라 간접적인 방법으로 작용하는 것이라고 추정될 뿐이다. 현재 알려진 약의 작용기전 중에서 가장 보편적인 것은 "약은 생체 내의 기관에 있는 수용체(receptor)와 상호작용을 일으켜 기능에 변화를 가져와 생화학적 또는 생리적 변화를 유발시키고, 이것이 신호가 되어 표적세포에 전달되어 약리작용으로 나타나는 것"이라고 하는 수용체설이다.

역사적으로 이러한 수용체 존재의 가능성을 처음으로 이야기한 사람은 19세기 말 Langley이다. 그는 약의 작용은 약물과 세포와의 상호작용에 의한다고 하였고 세포에 있는 약을 받아들이는 부위를 "receptive substance"라고 하였다. 그후에 Ehrlich는 이를 확인하여 그 결합부위를 receptor라고 하였고 그 결합과정에 질량작용의 법칙이 적용된다고 하였다. 그리고 그후에 Clark는 Langley의 설을 계승하여 이를 발전시켰다. 그는 약의 농도 $[D]$를 증가시키면서 약리작용의 변화를 관찰하면, 즉 약물의 용량-반응곡선을 그려보면 표면흡착현상을 나타내는 Langmuir의 흡착등온선(그림 19・1)과 유사하고, 또 효소반응의 동력학과 매우 유사한 sauration kinetics을 나타내는 것에 유의하였다.

이것에서 유추하면 세포막에는 한정된 수의 결합자리가 있고, 약리작용의 세기는 약 분자에 의해 채워진 수용체의 결합자리수

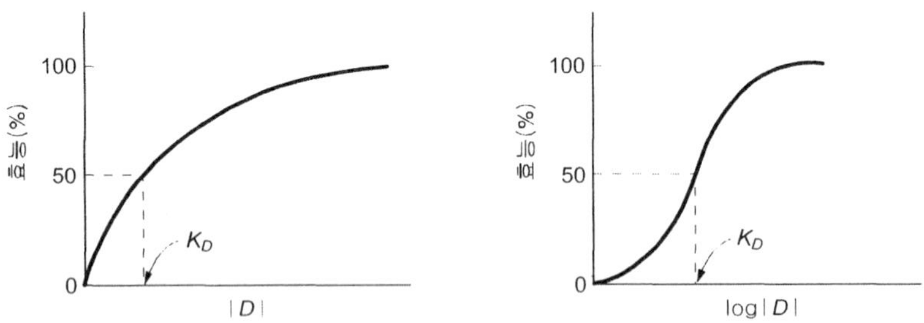

그림 19・1 약의 용량-반응 곡선

에 비례하며, 이들 자리가 다 채워지고 나면 용량을 증가시켜도 작용은 더 이상 증가하지 않는다는 것이다. 이러한 것들을 고려하여 Clark, Ariens 등은 약물과 수용체 사이의 상호작용에서 생각할 수 있는 가장 보편적인 작용 양상은 아래 식과 같은 것이라 생각하게 되었다.

즉, 약 분자는 세포막이나 세포의 구성성분과 결합하여 자극을 주어 생리활성을 유발한다는 것이다. 세포막 중 이러한 결합자리의 구성성분은 단백질과 같은 거대분자이거나 이들의 집합체라는 것이 차차 밝혀지게 되었다.

$$\text{수용체}(R) + \text{약물}(D) \rightleftharpoons RD\,\text{착체} \rightarrow \text{자극} \rightarrow \text{생리활성}$$

약이란 이러한 거대분자(macromolecule)로 이루어진 수용체와 결합하여 어떤 생리작용을 유발시키는 작은 분자인 배위자(ligand)인 것이다. 그러나 약과 결합하는 자리를 가지고 있다고 하여 모든 거대분자가 수용체가 되는 것은 아니다. 예를 들어 혈장 단백질인 알부민은 많은 약들과 잘 결합하고 그러한 결합이 약효에 큰 영향을 주지만 그 결합 자체가 약의 작용을 유발하는 것은 아니므로 수용체라고 하지 않는다.

이러한 약의 작용기전의 모델은 효소의 반응속도를 나타내는 식을 구하는 데 활용되는 모델, 즉 효소반응은 하나의 기질과 결합하여 하나의 중간체를 거쳐서 진행된다고 하는 Michaelis와 Menten의 single-substrate, single-intermediate 모델과 동일하다. 따라서 약리작용에 이 모델을 적용하여 약물의 농도와 약리작용 사이의 정량적 관계를 유도하면 당연히 효소반응의 속도식인 Michaelis-Menten식과 똑같은 결과를 얻게 된다. 많은 약들의 용량에 따른 약리작용의 세기를 측정한 실험결과에 이러한 식을 적용하여 분석하면 잘 맞아 들어가고 따라서 앞서 말한 약의 작용의 모델이 타당하다는 것이 이런 방법으로 점차 입증되게 되었다.

한때는 위와 같은 기전으로 약의 작용이 나타날 때 그 작용의 세기는 단위시간당 약의 분자가 수용체와 부딪히는 유효 충돌횟수에 비례한다고 하는 충돌설이 있었으며 한편으로는 이러한 약물-수용체 상호작용은 착체 형성반응으로 가역반응이고, 준평형 상태를 유지하며 진행되고, 여기에 질량작용의 법칙이 적용된다고 하기도 하였다.

많은 약물들의 수용체에 대한 이러한 결합과정의 평형상수 K를 측정해 본 결과 보통 $10^2 \sim 10^4$ L/mol의 값을 나타낸다. 이러한 값들을 열역학 기본식인 $\Delta G^o = -RT \ln K$란 식으로 자유에너지로 환산하여 보면 $-3 \sim -6$ kcal/mol이 된다. 이들 값은 이러한 기전에서 약과 수용체와의 상호작용은 단순히 운동에너지만을 변화시키는 단순 충돌이 아니라 공유결합(약 100 kcal/mol)까지는 아니지만 적어도 진동운동(10～30 kcal/mol)의 변화를 수반하는 상호작용이 관여한다는 것을 의미한다.

그리하여 약과 수용체 사이의 결합은 1차 결합은 아니지만 부차결합에 의한 착체(complex)가 형성된다고 믿게 되었다. 물론 특수한 경우 공유결합이 이루어질 경우도 있으나 이때에는 비가역적으로 수용체를 불활성화시켜 작용이 나타나는 것이고 그 작용도 지속적이 된다.

이러한 약과 수용체 사이에서 결합에 관여하는 힘으로 이온-이온 상호작용(5 kcal/mol), 쌍극자-이온 상호작용(5 kcal/mol), 수소결합(35 kcal/mol), 반데르발스힘(1～10 kcal/mol) 등이 관여한다고 보며, 그 밖에도 전하이동 상호작용, 소수결합 등이 관여한다고 생각하고 있다.

대부분의 이러한 힘은 거리에 대단히 민감하기 때문에 매우 가까운 거리까지 접근해야 나타나게 된다. 따라서 초기의 약과 수용체 사이의 접근은 정전기적 인력에 의해 이루어지고, 어느 거리까지 접근되면 반데르발스힘이나 수소결합 등이 작용하여 밀착시킨다고 생각한다. 이러한 힘이 효과적으로 작용하기 위해서는 아주 가까운 거리까지(0.1~0.3 nm) 접근할 수 있어야 하기 때문에 입체적으로 수용체의 contour와 약의 입체구조, 즉 topography는 잘 맞아 떨어져야 한다(good fit). 따라서 이들의 결합에는 당연히 입체 특이성이 강하게 나타나게 되는 것이다.

이러한 약물수용체는 약물의 구조에 대단히 민감하기 때문에 약의 구조를 조금만 바꿔도 그 효능에 큰 변화가 생긴다. 수용체에 대한 연구는 초기에는 의약품의 구조를 조금씩 바꾸면서 약리작용의 변화를 관찰하는 구조-활성 상관관계에서부터 수용체와 잘 결합하는 약물들 구조의 complement로서 이들과 결합하는 수용체의 구조를 추정하는 방법을 많이 사용하여 왔다. 그러나 지금은 단백질 화학, 분리방법, 분석기술 등의 발달로 많은 수용체의 그 실체가 확인되었고, 또 그 3차 구조와 전자밀도의 분포까지 밝혀졌으며, 유전공학의 기술로 그 구조가 재현되기까지 이르게 되었다.

그 동안의 많은 연구의 결과로 체내에 존재하는 생리조절물질들과 결합하는 수용체들의 실체가 많이 밝혀졌다. 이들은 주로 생리활동에 결정적인 역할을 하는 효소이거나(예를 들면 dihydrofolate reductase, acetylcholineesterase 등), 물질수송계에 관여하는 단백질(예로서 NaK-ATPase), microtubule을 형성하는 tubulin, 핵산과 같은 세포성분 등과 같은 물질임이 밝혀지게 되었다.

생체는 여러 가지 화학물질을 활용하여 생리기능을 조절한다. 이러한 신체에 존재하는 내인성(endogeneous) 생리조절물질들이 그들의 작용을 나타내기 위해서는 수용체에 결합하여 이루어지게 된다. 그 동안의 연구로 이러한 수용체에는 배위자와 결합하고 메시지를 전파하는 두 영역, 즉 배위자결합영역(ligand-binding domain)과 효능영역(effector domain)이 존재한다고 알려지게 되었다.

이러한 수용체의 생리조절작용은 세포에 있는 표적에 직접 작용할 수도 있고 효능 단백질(effector protein)을 거치거나 tranducer란 신호전달물질을 매개로 이루어질 수도 있다. 이러한 수용체, 이들의 표적, 효능 단백질, 전달물질을 통틀어 수용체-효능계(receptor-effector system) 혹은 신호 전달계(signal transduction pathway)라 한다.

수용체에 붙어 있는 효능 단백질이 반드시 최종적인 표적은 아니며 이들은 second messenger란 물질을 분비하는 효소 또는 수송단백질인 경우가 많으며 이들은 이런 물질을 분비하여 신호전달에 참여하기도 한다. 이러한 수용체 작용의 특이한 점은 촉매반응과 같은 방법으로 일어나 작용이나 생화학적 신호를 크게 증폭시켜 주는 것이다.

약이란 지금까지 없었던 새로운 수용체를 만들어 세포에 새로운 기능을 부여할 수는 없다. 단지 이미 있는 수용체에 작용하여 그 기능을 조절할 수 있을 뿐이다.

호르몬이나 신경전달물질 같은 내인성 생리조절물질들이 결합하는 수용체에 제3의 물질이 결합하여 내인성 물질이 지니고 있는 내재활성(intrinsic activity)과 같은 활성을 나타내는 물질들을 그 수용체의 효능약(agonist)이라 한다. 반대로 결합하기는 하지만 그러한 활성을 나타내지 못하는 것을 길항약(antagonist)이라 한다. 이들은 모두 수용체에 대해서 친화력(affinity)을 가지고 있어서 결합하여 착체를 형성하는 것이다.

효능약 중에서도 이러한 착체형성이 내인성 물질만큼 효과를 내면 full agonist라고 하며 효과가 다소 떨어지면 부분효능약(partial agonist)이라 한다. 반대로 효과가 전혀 없으면 길항약이 되는 것이다.

한편 수용체와 결합이 수용체의 비활성형 conformation을 안정화시켜 그 기능을 억제하는 것을 역효능약(inverse agonist)이라 한다. 당연히 이들 효능약들과 길항약은 내인성 물질과 구조 유사체이며 이들 사이에는 수용체에 결합할 때 자리다툼이 일어나게 된다.

길항약 중에서도 구조가 유사하여 자리다툼을 통하여 결합하여 길항하는 것을 상경적 길항약(competitive antagonist)이라 한다. 한편 자리다툼이 아니라 다른 간접적인 방법으로 억제하는 길항약을 비상경적 길항약(noncompetitive antagonist)이라고 하며 이들은 반드시 구조유사체는 아니다.

그러면 2개의 약물이 같은 수용체의 같은 자리에 결합할 때 어떻게 하나는 효능약이 되고 다른 하나는 길항약이 될 수 있는가? 약물의 수용체에 대한 영향은 그러한 결합으로 수용체의 conformation의 변화와 유관하다고 생각하고 있다. 따라서 이 질문은 "어떻게 수용체는 약물과의 결합 자유에너지를 활용하여 수용체 단백질의 conformation을 비활성 상태에서 활성 상태로 만드는가?" 하는 질문과 같다고 하겠다.

일반적으로 보통상태에서 약물의 수용체(R)는 활성 상태(R_a)와 비활성 상태(R_i)의 적어도 2개의 conformation 사이에 평형상태를 유지한다.

$$R_i \rightleftharpoons R_a$$

예를 들어 이온통로(ion channel)의 경우 열린 상태(R_a)와 닫친 상태(R_i)의 단백질이라 할 수 있고 또 protein tyrosine kinase 같은 효소의 경우 활성형(R_a)과 비활성형(R_i)으로 생각할 수도 있다. 외부에서 약물을 가하지 않은 경우 이러한 평형은 주로 비활성 상태가 되어 있어서 이 수용체에 의한 신호의 크기는 매우 약한 상태이다. 만약 약물과 같은 수용체에 친화력을 가진 물질(D)이 수용체 R에 결합하여 DR 착체를 형성할 경우 만약 D가 R_a, 즉 활성형에 더 큰 친화력을 나타내면 DR_a를 더 많이 생성하여 평형은 오른쪽으로 이동하고, 활성화되어 생리작용을 나타내는 결과가 되므로 효능약이 된다. 이때 충분히 선택적으로 R_a에 결합하면 full agonist가 되는 것이다. 또한 R_a에 대한 친화력이 R_i에 비해 월등하게 크지 못할 경우에는 평형이 충분히 효능쪽으로 이동하지 못하기 때문에 부분 효능약이 된다.

한편 R_a와 R_i에 같은 정도의 친화력을 나타내는 약물은 결합은 하지만 이러한 평형에 별 영향을 줄 수 없기 때문에 별다른 효능을 내지 못하고, 따라서 상경적 길항약이 된다. 마지막으로 R_i에 대한 친화력이 매우 큰 약물은 효능약의 반대효과를 나타내며 이러한 것을 역효능약(inverse agonist)라고 하기도 한다. 그러나 보통 상태에서 평형이 R_i쪽으로 많이 기울어 있는 수용체에서는 이러한 negative antagonism은 관찰되지 않는다.

어떤 주어진 수용체에 대한 약물의 친화력과 내재활성의 크기는 그 약물의 화학구조에 의하여 결정된다. 이러한 물질을 찾는 것이 의약품 개발의 목표인 것이다. 어떤 한 계열의 화합물에 치환기를 바꾸면서 그의 소수성 상수, Hammett 상수, Taft 입체상수, polarizabilty와 같은 물리화학적 성질과 약리작용 사이의 상관관계를 통계적 방법으로 규명하고 이러한 상관관계에서부터 약리작용을 내기 위한 구조의 최적화가 이루어지게 된다. 이를 통해 이들과 결합하는 수용체의 입체적 구조를 유추하고, 보다 큰 약리작용을 나타낼 가능성을 가질 것이라고 예상되는 약물의 구조의 크기, 형태, 하전이나 수소결합의 위치 등을 예측하게 된다.

최근에는 계산기술의 발달로 수용체의 입체구조를 molecular modeling하여 여기에 작용할 화합물의 구조를 상당히 정확하게 예측하는 것이 가능하게 되었다. 이러한 computer-aided drug design의 출현은 신약개발에 따른 시행착오의 횟수를 줄이고 성공의 기회를 크게 높여 주게 되었다.

약물-수용체 상호작용에서 선택성은 결정적으로 중요하다. 만약 약이 될 물질이 대부분의 세포에서 공통적인 기능을 하는 수용체에 작용한다면 그 효과는 광범위하고 선택성이 없다. 만약 그 기능이 생명현상에 중요한 것이면 그 약은 사용하기 위험한 약이 된다. 그럼에도 불구하고 꼭 필요하다면 그러한 물질도 약으로 쓸 수 없는 것은 아니다.

예를 들면 울혈성 심부전증에 사용하는 digitalis glycoside는 대부분의 세포에 절대적으로 필요한 이온수송 과정을 억제하는 물질이다. 그래서 이 약은 필요한 약이긴 하지만 여러 가지 부작용을 일으키며 안전성의 마진도 매우 낮아 사용하기 어려운 약인 것이다.

한편 약이 소수의 특정세포에만 있는 수용체에 작용하면 그 효과는 더욱 특이하게 되고 부작용도 최소화된다. 그러나 이러한 수용체의 기능도 생명현상에 매우 중요한 것이라면 위험한 약이 될 수도 있는 것이다.

지난 수십 년 동안 생리활성을 조절하는 물질들이 결합하는 수용체의 실체와 신호전달에 참여하는 물질들, 효능 단백질 등이 많이 분리 정제되고, 그 작용기전과 생화학적 특성이 규명되게 되었으며, 이 분야의 발전은 괄목할 만한 것이 되었다. 또한 유전자 조작기법으로 이러한 수용체를 발현시키는 기법의 개발로 배양세포 내에서 이러한 연구가 가능해져서 연구에 더욱 박차를 가하게 되었다. 이제 이러한 많은 수용체에 대한 정보가 데이터 은행까지 만들어져 활용할 수 있게 되었다.

지금까지 알려진 이들 수용체들은 무수하게 많지만 그 구조와 기능을 분류하면 크게 다음과 같은 4개의 범주, 즉 패밀리에 속한다고 분류할 수 있다. 같은 패밀리에 속하는 수용체들은 작용기전과 구조가 유사하다. 또 각 패밀리에는 특유의 배위자결합영역(ligand-binding domain)과 효능영역(effector domain)이 있으며 효능약과 결합하는 작용기전도 유사하다. 이러한 수용체의 신호전달에 사용되는 기전의 형태는 의외로 그렇게 많지는 않다. 따라서 표적세포는 여러 수용체로부터 신호를 받아들여 이들을 합치거나 상승시키기도 하고 서로 상쇄하여 조절하는 역할을 하는 것이 그만큼 용이하게 된다.

이들 패밀리 중에서 이온 채널형 수용체가 가장 이해하기 쉬운 범주의 것이라 하겠다. 이온들은 친수성이 매우 커서 강하게 수화(hydration)를 하고 있기 때문에 크기가 커져 세포의 지질막을 통과하지 못한다. 그러나 원형질막에는 막을 관통하는 내재단백질이 이러한 이온들의 통로가 된다. 이러한 통로는 여러 단백질의 subunit이 모여 하나의 통로가 된 것이다. 그러나 이러한 단백질 통로의 구멍은 크기, 형태, 전기적 성질 등으로 선택성을 나타내며 특정 이온만을 통과시키게 된다. 또 이들은 보통 상태에서는 닫혀 있으나 막전위의 변화나 특정 배위자가 결합하면 conformation의 변화가 일어나 통로가 열리게 된다.

예를 들어, 아세틸콜린과 같은 신경전달물질이 신경말단에서부터 분비되어 수용체에 결합하면, 그 통로가 열리고 이온들의 이동으로 세포막전위와 이온조성의 급격한 변화에 의한 생리변화가 생기고, 이것이 신호가 되어 전달되는 것이다. 이러한 것을 배위자조절 이온통로(ligand-gated ion channel)라고 한다.

다른 하나는 G 단백질 결합형 수용체(G protein-coupled receptor)들이다. 이 수용체는 alpha helics가 원형질 세포막을 일곱번 관통하여 왔다갔다하여 하나의 속(bundle)을 형성하는 특수한 구조를 하고 있다. 세포 내부 표면에 있는 수용체 말단에 G 단백질과 연결되어 있으며 G 단백질이 효능 단백질과 연결된 구조를 하고 있다.

세포의 외부표면에 있는 배위자결합영역에 효능약이 작용하면, 세포의 내부표면의 G 단백질에 GTP가 결합하여 GDP로 바뀌면서 그 에너지를 활용하여 G 단백질을 활성화시키고 나아가 효능 단백질을 활성화시켜 생리활성을 나타내게 된다.

G 단백질은 1개 또는 그 이상의 effector를 조절할 수 있으며 또 여러 가지 배위자에 대한 수용체들이 1개의 G 단백질을 통하여 정보를 전달할 수 있다. 또 하나의 수용체는 하나 이상의 G 단백질을 활성화시켜 여러 개의 신호를 내놓을 수도 있다. 이와 같이 G 단백질 결합형 수용체는 다양한 세포기능을 조절하는 복잡한 기능을 하도록 만들어진 기관인 것이다. 이러한 범주에 속하는 수용체는 무수히 많으며 또 이러한 효능 단백질의 대표적인 것은 효소인 adenylyl cyclase나 phospholipase C, 칼슘 이온 통로 등이 있다.

현재 사용되고 있는 의약품 중에 항생제를 제외한 처방약의 반 정도가 이러한 유형의 수용체가 관련된 약이라고 할 만큼 광범위하고 중요한 수용체의 범주라고 하겠으며 의약품 개발에서 주요 공격의 목표가 되는 것이기도 하다.

또 하나의 중요한 패밀리는 kinase 활성 수용체이다. 이것은 효소가 수용체가 되는 범주의 수용체이다. 이러한 수용체는 세포막을 관통하여 존재하며, 세포막 외부에 효능약과 결합하는 부위가 있고 세포막 내부에 kinase 활성을 갖는 구조이다.

즉, 외부에서 배위자가 결합하여 그 신호가 내부로 전달되면 효능 단백질 또는 효소에 인산기를 붙여 인산화시킨 다음 이들이 다양한 생리활성을 나타내도록 하는 것이다. 대부분의 단백질 kinase는 단백질의 tyrosine 말단을 표적으로 한다. 인슐린, cytokine, 성장과 분화를 조절하는 여러 가지 펩티드나 단백질에 대한 수용체들이 이러한 범주에 속한다.

마지막 패밀리는 세포질 내에 존재하는 수용체들이다. 세포질이나 핵 안에 존재하는 DNA-결합 단백질로서 특정 유전자의 전사

(transcription)를 조절하는 역할을 하는 것들이다. 스테로이드 호르몬, 갑상선 호르몬, 비타민 D, retinoid 등에 대한 수용체가 여기에 속한다.

이러한 수용체들은 생리 및 생화학적 기능을 조절하는 역할을 하지만, 또 그들 자신이 이러한 조절의 대상이 되기도 한다. 즉, 이들도 환경의 변화에 따라 새로 합성되거나, 분해되어 없어지기도 하며, 다른 단백질과 결합하는 등 많은 기전으로 그 수가 조절되게 된다.

또한 수용체뿐만 아니라 효능 단백질, 신호전달물질들도 그들 자신의 신호에 의해서 feed-back되어 조절을 받는다. 예를 들어, 효능약으로 세포를 계속 흥분시키면 일반적으로 반응이 둔해지는 상태인 감각저하(desensitization)가 일어난다. 이것은 수용체의 수가 감소하는 것으로 이를 하향조절(down-regulation)이라고 한다. 이러한 현상은 생체의 항상성(homeostasis) 유지를 위한 반응이고 치료에서 매우 중요하다.

예를 들어, 기관지 천식에 기관지 확장제로 beta-adrenergic 효능약을 반복 사용하면 그 효능이 점차 감소하게 된다. 이러한 작용이 수용체 자신의 신호에서만 이런 현상이 나타날 때에 동종성 감각저하(homologous desensitization)라 하며 반대로 신호전달경로를 공유하는 모든 수용체의 신호에 의할 때에는 이종성 감각저하(heterologous desensitization)이라 한다.

반대로 장기간 수용체자극을 감소시켰을 때에는 효능약에 대하여 과민성(supersensitivity)를 나타낸다. 이는 필요에 의해 수용체의 수가 증가하는 것으로 상향조절(up-regulation)이라 한다. 예를 들어 propranolol 같은 beta-adrenergic 길항약을 장기간 사용하면 그러한 상태가 된다.

약물의 구조가 다양화되고 미세한 변화에 의한 결과까지 관찰할 수 있게 됨에 따라 한 가지 수용체에도 여러 개의 subtype이 있다는 것이 알려지게 되었다. 이러한 subtype에 선택적인 약물이 발견되고 또 분자 cloning 기법의 발달은 이러한 subtype의 발견을 가속화시키게 되었다.

이들은 원래의 수용체와는 효능약과 길항약에 대한 선택성의 차이를 나타낸다. 또한 유전자를 활용하여 새로운 수용체를 찾는 작업도 활발하다. 이렇게 다양한 성질을 가진 수용체들의 발견으로 어떤 특정 수용체에 선택적인 약물의 개발이 가능해져 약물의 표적화가 더욱 정밀하게 이루어지고 있으며, 또 특정 수용체를 생체에 발현시킴으로써 난치병 치료의 길이 열릴 것이라 기대되기도 한다.

약리작용의 세기와 약의 용량 사이의 정량적인 관계를 확립하고 약의 효과를 예측할 수 있도록 하는 것은 흥미있는 일일 뿐만 아니라 앞으로 약학의 필수적인 과제라고 하겠다. 이러한 정량적인 관계를 정립하는 것은 그 자체로서 큰 의미가 되며, 약의 작용기전을 이해하고 새로운 의약품 개발의 방향에 지표가 되는 일이기도 하다.

약과 수용체가 상호작용을 하고, 이 자극이 신호가 되어 약리작용까지 연결되는 과정은 복잡하고 충분히 알려진 것이 아니기 때문에 이것을 미시적인 접근방법으로 분석하여 정량적인 수식을 정립하는 것은 매우 어려운 과제일 것이다. 그래서 이러한 관계에는 현상적인 거시적 접근방법을 사용하여 문제에 접근하는 방법이 더 현실적일 것이다.

앞서 약리작용의 기전 모델이 효소반응과 완전히 일치하고 따라서 두 현상은 같은 형태의 수식으로 나타낼 수 있다고 하였다. 효소반응의 속도식은 너무나 유명하여 어느 생물화학 교과서에서나 그것을 유도하고 응용하는 방법이 모두 잘 설명되어 있다.

효소 동력학에서는 하나의 효소에 대해서 2개의 중요한 값이 있는데, 하나는 Michaelis-Menten 상수인 K_M이고, 다른 하나는 최대 효소능인 $V_{\max}$값이다. K_M은 효소-기질 착체의 해리상수로 간주할 수 있어서 효소에 대한 기질의 친화력에 반비례하는 값이고, $V_{\max}$는 단위시간당 효소 한 분자가 처리할 수 있는 기질의 분자수, 즉 효소능을 나타내는 것이다. 수용체와 약의 상호작용에 대해서도 같은 방법으로 다음과 같은 식을 얻을 수 있다.

$$\text{Effect} = \frac{\text{Maximal Effect}\,[D]}{K_D + [D]}$$

이 식을 역수를 취하면 다음 식을 얻는다.

$$\frac{1}{\text{Effect}} = \frac{K_D}{\text{Max. Effect}\,[D]} + \frac{1}{\text{Max. Effect}\,[D]}$$

이 식을 사용하여 약리작용 세기의 역수에 대해서 용량의 역수를 좌표에 그렸을 때 직선관계(그림 19・2)가 되며, 그 기울기와 절편에서부터 K_D와 최대효능을 구할 수 있게 된다.

여기서 K_D값은 약물-수용체 착체의 해리항수로 수용체에 대한 약물의 친화력의 역수를 나타내며, 최대효능은 내재활성의 한계, 즉 작용의 최대값을 나타낸다. K_D값은 최대효능의 반 정도의 효능을 나타내는 데 필요한 약의 농도와 일치한다. 또 효능약들의 용량-반응곡선을 그려보면 수용체에 대한 친화력이 감소할수록

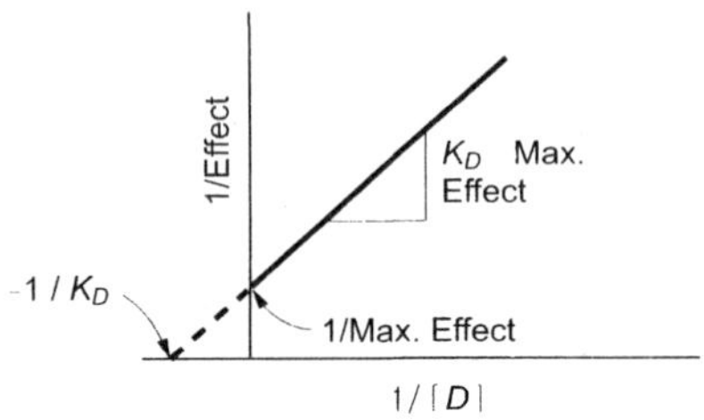

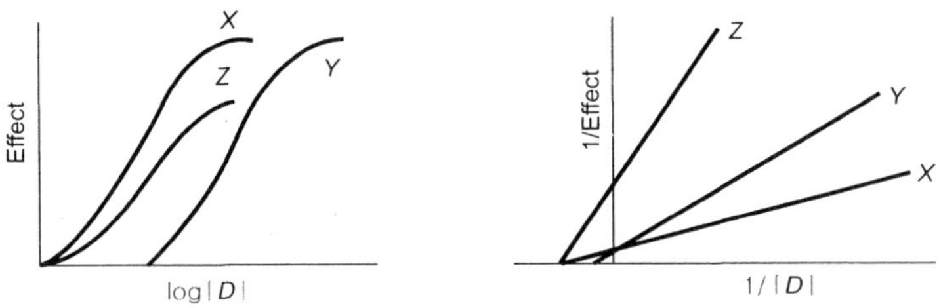

그림 19 · 2 효능약(X)의 용량-반응 관계
Y : 상경적 길항약, Z : 비상경적 길항약

그러한 곡선들이 오른쪽, 즉 높은 농도쪽으로 이동하는데 이러한 이동의 정도와 최대효능을 비교하여, 이 물질이 효능약, 혹은 부분 효능약으로 작용하는지를 알 수 있게 된다.

또한 길항약의 존재하에 효능약의 효능을 측정하여 그림 19 · 2와 같은 분석으로 그 길항약이 상경적인지 비상경적인지를 판가름할 수 있게 된다. 이와 같은 약리작용의 정량적인 분석은 약과 수용체 사이의 상호작용의 내부를 들여다 볼 수 있는 또 하나의 방법이 되는 것이다.

약리작용이란, 수용체에 의한 초기 신호가 세포에 의해 증폭되어 나타나는 것이다. 이러한 증폭의 정도는 세포 종류마다 틀리기 때문에 초기 신호가 어떤 세포에서는 반응이 나타나지 않을 정도로 약하지만, 다른 세포에서는 강력한 신호로 나타날 수 있기도 한다. 즉, 시스템에 따라 stimulus-response capability의 차이가 있는 것이다.

또한 증폭능력이 약한 세포에서는 어떤 약물이 부분 효능약 또는 길항약이 되지만 이것들도 증폭능력이 강한 데에서는 효능약, 또는 부분 효능약으로 작용할 수도 있는 것이다. 따라서 어떤 수용체에 대해서 어떤 약을 효능약 또는 길항약으로 고정시키는 것은 큰 잘못을 유발할 수 있는 일인 것이다. 거기에 반해서 수용체에 대한 친화력과 최대효능의 값들은 세포 종류에 상관없는 성질이므로 작용의 크기를 예측하는 데 사용이 가능한 값들인 것이다.

한편 이러한 수용체가 결핍되거나 수용체나 수용체와 관련된 곳의 기능이 잘못되었을 때에는 당연히 이는 질병으로 연결된다. 예를 들어, nicotinic cholinergic receptor나 insulin receptor 같은 수용체가 자가면역반응으로 잘못되어 손상되면 근무력증이나 인슐린 저항성 당뇨병이 발생하게 된다.

또한 많은 수용체가 활용하는 신호전달계의 한 성분이 손상되면, 일반 내분비장애를 일으키며, 잘못 변형된 수용체가 발현되면 과민증이나 다른 부작용이 나타나게 된다. 그 예로서 종양원(oncogene)에 의해서 잘못 변형된 수용체가 발현되면 이것은 정상세포를 악성종양 세포로 바꾸는 역할을 하게 된다. 실제로 모든 신호발생 시스템은 이러한 종양원이 될 가능성을 가지고 있다. 또한 수용체가 돌연변이되면 약물에 대한 반응의 변화를 유발할 수 있다.

과학기술의 엄청난 발달에 힘입어 계속해서 새로운 수용체의 존재가 확인되고, 그 구조와 기능, 또 조절 물질들이 밝혀지고 있다. 또 인간 게놈 시대의 문이 열려 생명 현상의 이해에 한 발자국 더 다가서게 되었고, 또한 combinatorial chemistry의 출현은 필요한 구조의 화합물을 손쉽게 만들어 내는 길을 열어 놓게 되었으며, 최근의 DNA 조합기술은 그 응용의 한계를 예측하기 어려운 단계까지 이르렀다.

이러한 흐름을 볼 때 앞으로의 질병치료를 위한 의약품 개발은 이러한 수용체의 구조와 기능의 연구에서 출발할 것이며, 또 이를 활용한 혁명적 새로운 치료방법의 개발도 기대해 볼 만한 것이라 하겠다.

제20장 Lifestyle Drug

사람들은 수명이 길어지고 생활에 여유가 생기면서 건강관리와 겉모양에 더 많은 관심을 갖게 되었다.

건강관리도 당장 생명을 위협하는 급성질환에 대한 관심보다도 수명이 길어지는 데서 생긴, 그 길어진 기간을 보다 더 건강하게 즐기고 편안하게 살려는 것에 더 큰 관심을 갖게 된 것이다. 그래서 질병치료에 대한 관심이 비만, 대머리, 피부관리, 성기 발기부전증 등 직접 생명을 위협하는 급성증상은 아니지만 일상생활과 밀접한 관계가 있는 것으로 행복을 위해서는 매우 중요한 이런 만성증상들에 대한 것으로 변하게 된 것이다.

이러한 추세 때문에 최근에는 개인의 행복과 안녕을 추구하는 목적으로 사용하는 약들이 크게 신장하고 있으며, 제약산업에서도 이러한 유형의 약의 개발이 신약개발의 주요 과제가 되고 있는 형편이다. 이러한 유형의 약들을 간단히 "lifestyle drug" 혹은 "happy drug"이라고 하며, 이러한 약들의 개발과 판매는 제약산업에서 가장 이익을 많이 내고 전망있는 분야가 되고 있다.

그러나 한편으로는 이러한 변화 때문에 얼마 전까지만 해도 생각하지도 못했던 여러 가지 문제들이 중요한 사회문제로 부상하게 되었다. 특히 미국에서는 이러한 변화에 따르는 정부, 보험회사, 제약회사, 소비자 사이에 이익이 심각하게 상충되어, 이 문제에 대한 열띤 논란이 벌어지기까지 하고 있다.

겉으로 보기에 이러한 현상은 바람직한 일이며, 별 문제가 없어 보이는 일일 것이다. 그러나 사회현상이란 그리 단순하지만은 않다. 문제의 핵심은 이러한 "젊음의 샘"에 대한 경비가 엄청나게 증가하고 있으며, 이러한 경비를 누가 지불해야 하는 것인가 하는 것이다.

특히 의약품의 수요와 공급, 가격 형성이 시장의 기능에 맡겨져 있는 미국에서 이러한 문제는 더욱 심각하다. 영국의 Evaluate사의 통계조사에 의하면, 1988년에 세계적으로 가장 잘 팔리는 의약품 목록에 이러한 유형의 약은 불과 2개뿐이었다. 그러나 10년이 지난 1998년에는 10개나 되었다고 한다. 또 1998년 lifestyle drug의 시장 판매고는 180억 달러였으나, 2002년에는 310억 달러에 달할 것으로 추정하고 있다.

그러나 이러한 수치에는 판매고가 엄청난 Prozac 같은 항우울제에 대한 판매고는 포함되어 있지 않기 때문에 실제로 그 수치는 이보다도 훨씬 높다는 것을 짐작할 수 있는 것이다. 베이비 붐 때에 태어난 사람들이 이제 노년기로 접어들었고 이들은 예전의 노인층과는 달리 상당한 고정된 수입원을 가지고 있어서 제약회사에게 이들은 매력있는 구매층이 된 것이다.

비아그라는 이런 유형의 범주에 속하는 약 중에서 아마도 가장 잘 알려진 약일 것이다. 1998년 3월 미국 Pfizer사에서 이 약을 시장에 내놓은 후, 이 약이 세인의 선풍적인 관심을 끌고 있다는 것은 모두가 다 잘 알고 있는 사실이다. 미국에서만 수천만 명의 성인 남자가 성기능장애의 증상을 가지고 있다고 하며 비아그라의 1회 용량의 값이 10달러 정도라고 하니 여기에 따르는 경비가 엄청날 것은 자명한 일인 것이다.

그러나 비아그라 때문에 모두가 행복해진 것은 아니다. 환자들이야 행복하겠지만 여기에 큰 불만을 갖는 곳은 이러한 약에 대한 막대한 경비를 지불해야 할 의료보험회사들인 것이다.

이러한 비용의 폭주에 놀란 보험회사들은 이러한 유형의 의약품의 처방에 대하여 제약을 가하기 시작하였다. 즉, Cigna사는 비아그라를 처방하기 위해서는 성기능장애가 항우울제와 같은 다른 약물의 사용에 의한 것이 아니며, 다른 방법으로 치료를 시도했었다는 증빙서를 제출함은 물론, 한 달에 6정 이상을 처방할 경우에 초과분에 대해서는 환자가 부담토록 하였다.

또 비영리 의료보험회사인 Kaiser Permanente사는 당뇨병이나 고혈압 같은 질병과 관련된 성기능장애에 처방된 것에 대해서만 지불하는 정책을 채택하였다. 그러나 이러한 제약에도 불구하고 비아그라의 처방은 조금도 줄어들지 않았다. 비뇨기과에서 다른 약의 처방에 대해서 10달러란 약값을 매기면 비싸다고 불평하는 사람들도 비아그라의 약값에 대해서는 아무런 불평도 하지 않는다.

비아그라의 출현은 유럽에서도 많은 논란을 일으켰다. 미국과는 달리 의료비를 국가에서 부담해야 하는 영국에서는, 보건당국은 꼭 필요하다고 판단되는 경우에만 비아그라 처방에 대해 약값을 지불하겠다고 하였다. 비아그라가 의학계에서는 치료제로 인정하고 있으나 정부에서 그 처방에 대해서 아주 제한된 환자 이외에는 약값 지불을 거절하는 첫 의약품이 된 것이다. 처음에 비아그라는 영국에서도 큰 선풍을 일으킬 것으로 예상하였으나 그렇지 못하였다.

왜냐하면 정부에서 비아그라 처방에 대한 약값 지불을 거절하였고 또 대중매체에서 이 약의 광고가 허용되지 않았기 때문이다. 즉, 비아그라나 다른 lifestyle drug도 광고가 자유로운 미국에서 팔리는 것만큼 광고가 어려운 영국에서는 그렇게 잘 팔리지 않았던 것이다. 그만큼 이러한 의약품의 판매에서는 대중광고가 중요하다는 것을 보여주는 대목이다.

미국에서의 비아그라 판매고는 발매된 지 몇 년 사이에 20억 달러에 달하게 되었다. 그 밖에도 대중광고를 통하여 광고되는 혈중 콜레스테롤의 농도를 낮추어 주는 약물인 Lipitor나 골다공증과 폐경기에 쓰는 Premarin, 담배를 끊는 약인 Zyban 등과 같은 이러한 유형의 약의 판매량이 크게 증가되었다. 분명히 대중광고는 특히 이러한 약들의 판매를 촉진하는데 큰 효과를 나타낸 것이다.

유럽이나 일본, 또 우리나라와 같이 의약품의 가격을 정부가 통제하는 나라에서는 아직 이러한 약 때문에 일어나는 큰 사회문제는 없으나 의약품의 가격을 시장의 논리에 맡기는 나라에서 이러한 lifestyle drug에 따르는 문제는 아주 심각하며 앞으로 더 나빠질 전망이다. 미국은 정부가 의약품 가격에 제약을 가하지 않는 유일한 주요 산업국이고 따라서 문제는 그곳에서 생기기 시작하였다.

이렇게 질병의 직접적인 치료보다도 삶의 질을 높여주는 의약품의 소비 증가에 따라 하늘 높은 줄 모르게 증가하는 의료경비를 아무런 문제없이 충당하여 줄 의료보험제도는 아무 데도 없을 것이다. 사실 문제의 본질은 질병의 직접적인 치료에 필요한 약과 lifestyle drug 사이에는 명확한 구분이란 있을 수 없다는 것이다. 의사와 제약회사들은 이러한 유형의 약물들을 치료에 직접 필요한, 불가피하게 써야 할 약이라 계속 주장하고 있는 반면, 반대로 의료비를 지급하는 측은 그 반대인 것이다. 이러한 구분은 경제적 형편, 국민의식, 사회관습, 정치적 논리 등과 복잡하게 연계되어 있다. 따라서 이러한 문제를 결정하는 것은 매우 어렵고 또 신중을 기해야 함은 너무나 당연한 일일 것이다.

이러한 유형의 의약품도 크게 두 가지로 나눌 수 있다. 하나는 비만과 같은, 의학적으로 질병으로 볼 수 있고 또 반드시 치료를 해야 하는 증상에 쓰는 부류의 약이고, 다른 하나는 대머리와 같이 반드시 그렇지는 않은 증상에 사용하는 약들인 것들이다.

그러나 최근에 들어서 질병이란 정의의 범위가 확대되어 정상에서 벗어나는 행동들을 모두 질병으로 보는 경향이 있으며, 많은 경우 이러한 구분은 명확하지 못하다. 공부를 잘 못하는 애들을 학습지진아라 하고 불량아동을 행동과잉증 환자, 사회와 잘 어울리지 못하는 사람을 사회공포증 환자, 너무 여위거나 비만이면 식사장애증 등으로 표현하는 등, 만약 이러한 것들을 질병의 증상으로 재정의한다면 당연히 그것에 걸맞는 치료방법이 요구되고 이에 상응하는 경비는 의료비로써 충당하여야 하는 문제가 발생되는 것이다.

Wall Street Journal의 한 기자의 분석에 따르면 최근 미국에서의 의약품은 기록적인 판매고를 올리고 있다고 한다. 1999년에는 소매약국에서는 처방전에 의해 1020억 달러란 큰 돈을 걷어들였고, 이 액수는 1993년보다 85% 증가한 액수이다. 또 미국의 제약회사들은 매년 16~18% 성장을 하고 이것은 미국의 500대 기업의 평균 성장률인 4~7%보다 월등히 높은 성장률인 것이다.

이러한 제약회사들의 높은 신장률은 의료보험 수혜자들에게 그다지 큰 관심사는 아니지만 정부나 의료보험회사 또 보험에 가입하지 않은 환자에게는 결코 반가운 소식이 아니다. 그만큼 이들에 대한 부담이 커지고 있기 때문인 것이다. 이러한 약품비용의 상승에는 lifestyle drug이 크게 기여를 하고 있기 때문이며, 이제 이런 유형의 약에 대한 보험지불 방법의 개선의 필요성이 크게 부각되어 시급한 사회문제가 되고 있다.

이러한 문제에 대하여 제약회사들은 나름대로의 반론을 제기하고 있다. 이들의 말에 의하면 "의약품의 연구와 개발은 엄청나게 많은 시간과 돈이 드는 과제이며, 제약회사가 계속 살아 남으려면 끊임없이 신약개발을 해 나가야 한다. 그런데 새로운 약 하나를 개발하는 비용으로 5억 달러 이상이 들고, 평균 12년이란 긴 세월이 필요하다. 또 그 허가절차가 워낙 까다로울 뿐만 아니라 만에 하나 제품이 약화사고에 휘말릴 위험 부담도 배제할 수 없으므로 이들은 기존 제품의 판매에서 앞으로의 이러한 과정을 견디어낼 힘을 비축하지 않으면 살아 남을 수 없다"는 것이다.

실제로 IBM은 수입의 6%를, Boeing은 4%를 연구와 개발비용으로 투자하는 데 비하여 제약회사들은 이보다 훨씬 높은 20%를 투자하고 있는 실정이다. 사실 이러한 과감한 투자는 미국의 제약산업이 세계를 선도해 나가도록 만드는 원동력이 되고 있는 것이다.

유럽에서처럼 정부의 지나친 간섭은 기업의 창의력을 저해할 뿐더러 이익 창출을 억제하고, 나아가서는 기업을 위축시키는 결과를 가져오게 된다. 유럽의 대부분 나라에서는 정부가 가장 큰 의약품 구매자이다. 그래서 의약품의 가격은 내릴 만큼 내려, 약값은 미국과는 비교할 수 없을 만큼 싸다. 그 결과 제약회사의 이익은 크게 감소하여 연구 개발에 투자할 여유를 잃게 되었다.

실제로 1975～1994년 사이에 세계적으로 개발된 신약의 절반 정도를 미국이 개발하였고 영국이 14%, 독일이 7%, 프랑스는 3%에 불과하였다. 이러한 상황은 더욱 나빠져 2002년에는 유럽의 제약회사들은 더욱 위축되어 세계에서 잘 팔리는 약들의 약 5%만을 이들이 공급하게 될 것이라 전망하고 있다. 이러한 유럽의 의료보험제도가 제약공업의 헤게모니를 너무 쉽게 미국에게 내어준 것이라 생각해도 지나친 생각은 아니다. 이렇게 미국과 유럽의 두 극단적인 의료정책은 둘 다 장점과 함께 문제점을 가지고 있는 것이다.

그러면 우리나라의 실정은 어떠한가? 우리나라는 다른 어느 나라보다도 정부의 통제가 심한 나라이다. 그래서 이러한 lifestyle drug들의 적응증은 대부분 의료보험에서 취급되지 않는 범주로 분류되어 있으므로 의료보험으로 지불되지는 않으며 따라서 미국에서와 같은 문제도 일어나지 않는다. 또한 가까운 장래에도 그러한 가능성은 없어 보인다.

그러나 세계적인 추세가 이러한 약들도 치료에 불가피한 약으로 분류된다면 우리나라라고 해서 반드시 이러한 문제에서 자유로울 수는 없는 것이다. 그래서 미리 이러한 문제에 장기적으로 대비해야 할 필요성이 있는 것이다.

사실 우리나라의 국민 의료보험은 저의료수가와 낮은 약값에 힘입어 시행되어 온 것이 사실이다. 몇 년 전만 하더라도 정맥주사용 포도당 수액의 약값이 먹는 생수의 값과 비슷하다고 하였다. 이러한 포도당 수액을 만들기 위해 거쳐야 하는 공정은 간단하지 않다. 포도당 분말을 증류수에 녹이고, 여과하여 용기에 넣은 후 멸균하고, 자체시험을 거쳐 포장한 후에 유통된다. 사용중에도 부작용 발생의 위험부담까지 안게 되는 이 약의 값이 먹는 물 정도의 값이라면, 이것은 너무나 공정치 못한 일이고 그 문제의 심각성을 쉽게 느낄 수 있는 일이다. 그런 중에서도 우리나라의 제약회사들이 살아 남기 위하여 자본을 축적하고, 그 어려운 신약개발에 참여하여 고군분투하고 있는 것을 보면 정말 대단한 일이라고 아니할 수 없다.

최근에는 세계적으로 이러한 유형의 약물에 대한 수요가 너무 비정상적으로 증가하고 있어서 더욱 문제를 어렵게 만들고 있다. 뉴질랜드의 한 의사의 조사에 따르면, 1993년 이후에 흥분제 약물의 처방이 10배 증가했다고 했다. 이것도 질병의 치료를 위한 것이라기보다는 단지 사소한 불편을 덜기 위한 것이 대부분이었다. 또 항우울제 같은 약의 처방도 정신신경 문제 때문이 아닌 단지 성격변화나 기분전환만을 위한 처방이 대부분이었다고 지적하였다.

또한 이러한 lifestyle drug에 대한 지나친 수요는 이익을 추구하는 제약회사로 하여금 지나치게 이 분야의 연구와 개발에 관심을 갖게 하고, 상대적으로 생명을 위협하는 질병의 치료제의 개발은 소홀히 만들 가능성이 있다고 우려를 표하고 있다.

앞으로도 제약회사들은 우울증, 고지혈증, 비만, 관절염, 폐경기증세 등과 같은 적응증에 쓰는 약물을 치료에 필수적인 처방약품으로 고정시키려는 노력을 계속할 것이다. 또 아무리 자유시장과 시장논리가 발달된 미국에서조차도 노인 인구가 증가하고, 이들이 고정된 수입을 가지고 있어 의료비가 급등하게 되면 관련 기관들의 부도상태까지 예상되고 있는 형편이다.

따라서 불가피하게 의료보험으로 처리되는 이러한 유형의 약의 유통에 대한 시스템을 언젠가는 바꿔야 할 단계가 올 것이란 예측은 당연한 일인지도 모른다.

제21장 비아그라 이야기

1990년대에 들어서 의약품 개발에서 가장 두드러진 업적은 무엇보다 Pfizer사에서 개발한 남성 발기부전증 치료제인 “사랑의 묘약” 비아그라(Viagra)의 개발이라고 하는 데에 이의를 제기할 사람은 그리 많지 않을 것이다.

이 약은 세상에 나오자마자 세계적인 선풍을 일으켰고, 우리나라에서도 정식으로 수입되기 이전부터 미국에서 들어오는 보따리 장사들의 최우선 품목이 되었다. 사실인지 아닌지는 모르겠으나 최근에는 가짜까지 나돈다는 소문이 있기도 하다. 그래서 사람들은 1998년을 “Pfizer의 해”라고들 했으며, Pfizer의 주식은 천정부지로 뛰었고 그때까지만 해도 보통 정도에 불과했던 회사가 이제는 제약업계에서 세계 정상을 넘겨다 보는 일류가 되었다. 술자리 같은 데에서도 콩나물국에 넣은 비아그라 때문에 콩나물들이 빳빳하게 섰다고 하는 등의 농담에서부터 비아그라에 대한 이야기는 단연 화제 거리였다. 그만큼 관심이 많다는 이야기이다.

이 약을 개발하기 이전에 이 약의 시장성을 조사하기 위하여 Pfizer사에서 시행한 조사통계를 보면, 40세 이상의 남자 20명 중에 한 사람이 발기 부전으로 시달리고 있다고 하였다. 그러나 많은 사람들이 의사에게 이러한 발기 부전이란 말을 잘 하지 않았을 것이라 생각하기 때문에 이 수치는 훨씬 높다고 추정된다. 아마도 미국에서만 그 수가 수천만 명에 달할 것이라고 추정하였다. 보통 성인 남자의 약 5~10%가 발기 부전의 증상을 가지고 있다고 믿기 때문에, 우리나라에서도 200만 명에 가까운 수의 사람들이 이러한 증상을 가지고 있다고 본다.

Massachusetts 대학의 남성노화에 대한 연구에 의하면 미국에서는 40대에서 39%, 50대 48%, 60대 57%, 70대 67%가 발기부전증을 가지고 있다고 한다. 또 Boston 대학의 발기부전원인연구소에서 발기 부전의 원인을 분석한 것을 보면 그 기질적인 원인으로 혈관질환 34%, 당뇨병 25%, 신경질환 8%, 수술이나 외상 7%, 약물복용 6%으로 나와 있다.

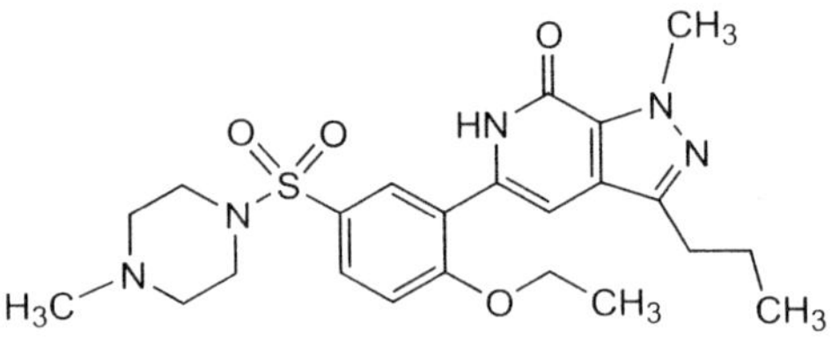

그림 21・1 비아그라의 화학구조

그러면 비아그라가 어떻게 세상에 나올 수 있었는가를 이야기하기 전에, 우선 남성 음경의 발기 부전이란 어떻게 해서 생기며,

또 어떤 치료를 해왔는가 하는 것을 살펴보기로 하자.

음경은 정자가 여성생식기 속으로 들어가도록 유도하는 성교기관이다. 음경의 바탕부분은 발기조직(erectile tissue)인 3개의 해면체로 구성되어 있으며 이들은 섬유성 결합조직으로 지지되고 있다.

해면체는 혈관 그물이 해면과 같은 그물망으로 구성되어 있으며 성적 충동을 느끼면 이러한 구불구불한 동맥이 확장된다. 그 공간에 혈액이 충만하여 부풀어 오르게 되고, 평상시보다 7~8배의 많은 혈액이 유입되어 이것이 해면체의 섬유성 결합조직에 대해서 압박을 가하여 음경정맥의 수동문이 닫히고, 혈액이 빠져나가지 못하도록 하여 발기가 이루어지게 되는 것이다.

생화학적으로는 성적으로 자극을 받으면 해면체 세포들이 산화질소(NO)를 만들어내고 이것들이 cGMP 형성을 촉진하여 해면체와 음경동맥의 평활근을 이완시켜 혈액이 유입된다. 결과적으로 발기체가 혈액으로 채워져서 음경이 확장되고 또 이것이 정맥을 압박하여 혈액이 빠져나가는 것을 막아 발기가 지속되는 것이다.

이러한 작용을 하는 NO는 최근에야 생체 내에서 여러 가지 중요한 역할을 하는 새로운 신경전달물질로 알려지게 되어 사람들을 놀라게 만든 물질이다. NO는 2원자 분자로 된 아주 간단한 구조의 유리기 화합물로서 흔히 자동차 배기가스나 담배연기 중에 들어 있는 공해물질이지만 인체 내에서는 내피세포가 분비하는 혈관확장물질로 작용한다는 것은 가히 놀라운 일이라 하겠다.

음경의 발기 기전에 이상이 생기면 발기가 안되거나 불충분하여 성행위에 지장을 받게 된다. 이러한 발기 부전이나 성욕 감퇴와 같은 성기능장애가 생기는 원인을 찾는 것은 그리 간단한 일이 아니다.

발기 부전의 원인을 보면, 우선 몸에 기질적인 원인이 있어 생기는 경우가 있다. 당뇨병, 고혈압, 관상 동맥 질환, 갑상선 질환 같은 특정한 병과 같이 신체적인 결함이 있는 경우든지, 특정 약물을 장기간 복용하는 경우와 같이 뚜렷한 원인이 있는 경우가 여기에 속한다. 그러나 문제가 되는 것은 이러한 뚜렷한 기질적인 원인을 찾을 수 없는 경우, 즉 심인성 발기부전증이라는 것이다. 이러한 증상은 개인에 따라 다양한 원인이 있겠지만 가장 흔한 것은 성행위에 대한 불안감이나 성능력에 대한 자신감의 결여 등을 꼽을 수 있다.

20여 년 전만 해도 이러한 발기부전증은 대부분 심인성 원인, 즉 정신적인 문제로 발생한다고 생각하였다. 그러나 점차 발기 부전의 기전이 밝혀지고, 인위적으로 발기시키는 방법이 개발되면서 발기 부전의 원인을 단지 정신적인 것으로 보기보다는 기질적인 것이 더 많으며, 많은 경우 정신적인 것과 기질적인 것이 복합적으로 작용한다고 보는 것이 좀더 타당한 것이라 생각하게 되었다.

발기 부전은 발기가 일어나는 여러 단계에서 일어날 수 있다. 우선 성적자극이 음경으로 잘 전달되지 않는 경우가 있을 것이고, 또 자극이 전달되더라도 말초혈관이 손상되어 음경동맥으로 혈류가 잘 흐르지 못하여 발기가 안 될 수 있다. 또 혈류 유입이 잘 되더라도 정맥수동문이 충분히 닫히지 않아 혈액이 머물지 못하기도 하는 것이다.

이러한 발기부전증을 일으키는 원인들 중에서 특히 약물의 영향을 알아두는 것은 필요한 상식이라고 생각한다. 흔히 성기능장애를 일으킬 가능성이 높은 약물들의 목록을 표 21 · 1에 실었다.

표 21·1 남성 성기능장애를 일으킬 가능성이 있는 약물

알코올	항암제
항콜린효능제	파킨슨씨병 치료제
발비탈계 수면제	베타니딘
대마초	시메티딘
구아니티딘	면역억제제
리티움 화합물	마약성 진통제
페노다이아진류	신경절차단성 고혈압치료제
일부 이뇨제	MAO 억제 항우울제

그 내용을 보면 다양한 부류의 약들이 성기능장애를 유발시킬 가능성을 가지고 있음을 알 수 있다. 어쨌든 약물을 장기 복용하는 사람은 그 약이 이러한 부작용을 가져올 가능성에 대해서 한번 살펴보는 것이 복약의 올바른 태도라고 생각한다. 만약 복용하는 약이 발기 부전의 원인이 되고 있다면 약의 종류를 바꾸던지 다른 치료방법으로 전환하는 것은 당연한 순서라 하겠다.

발기부전증을 진단하여 그 원인과 실상을 아는 것은 치료에 따르는 필요한 필수과정이라 하겠다. 이러한 진단방법에는 문진을 통하여 그 사람의 병역과 성생활에 대하여 조사하는 것부터 시작하여 기본적인 검진과 시청각적 성적자극에 대한 반응검사 등 여러 가지가 있으나 가장 보편적인 것은 수면 도중에 발기상태를 검사하는 방법이 활용되고 있다.

그러면 이러한 성기능장애 증상 중에서 발기부전증에 대해서 그 치료는 어떻게 해 왔는지를 살펴보기로 하자. 우선 정신적인 문제일 가능성 때문에 정신과 진료를 받는 것이 중요하다고 하겠다. 기질적인 발기 부전의 경우 기능적으로 음경의 발기상태를 인

위적으로 만들어 주거나 유지시켜 주는 방법은 옛날부터 사람들의 큰 관심의 대상이 되어 왔다. 지금까지 개발된 방법으로는 음경에 약물을 주사하거나 음경 팽창장치 같은 보조장치를 사용하여 이를 implant시키거나, 음낭에 이식된 펌프를 이용하여 pumping방법을 쓰는 등이 치료의 주류였다. 이러한 목적으로 사용되는 약물로는 pilocarpine이나 prostaglandin E2 같은 것이 있으며, 이를 음경의 해면상 조직으로 직접 주사하면 음경이 발기되게 된다.

실제로 이러한 제제가 최초로 1995년 FDA에 의해 승인되어 시판되었는데 Upjohn사의 Caverject가 그러한 prostglandin의 주사제이다. 그러나 이러한 주사제는 번거롭게 환자가 직접 자기의 음경에 주사해야 하고, 주사 후에는 환자의 상태에 관계없이 발기가 지속되는 불편함이 있다. 또 implant나 pumping방법은 특수장치를 외과적으로 시술을 하여야 하며, 부자연스럽고, 번거로우며, 기능의 한계를 가지고 있었다. 그러나 이런 모든 것들은 어느 날 갑자기 등장한 비아그라라는 먹는 발기 부전 치료제에 가려져 그 빛을 잃고 말았다. 이제 비아그라는 이러한 발기 부전 치료방법의 기준 그 자체를 바꾸어 놓은 것이다.

그러나 이러한 비아그라가 하룻밤 사이에 태어난 것은 아니다. 비아그라의 공식 이름은 sildenafil이며, 1989년 영국의 Sandwich란 마을에서 태어나서 새로운 고혈압 치료제의 후보물질로 출발하였으나 도중에 협심증 치료제로 진로를 바꾸었으나 그 약효가 신통하지 않아 탈락 일보 직전에 있었던, 즉 dead-end drug candidate였던 약이다. 그런데 이 약의 부작용으로 남성의 음경을 발기시키는 작용이 있다는 임상시험의 결과에 주목하여 드디어 발기 부전 치료제로 개발된 우여곡절을 겪은 약인 것이다.

1986년 Pfizer사 연구원인 화학자 Nick Terrett란 사람이 Simon Campbell과 Dave Roberts와 함께 새로운 고혈압 치료제의 개발을 위하여 연구팀을 만들었다. 그들은 우선 그 당시 관심의 대상이었던 화합물인 ANP(atrial natriuretic peptide)의 활성을 증가시키는 화합물을 찾으려 하였다. ANP는 신장에서 나트륨을 내놓고, 요의 흐름을 증가시키며, 또 혈관의 평활근 세포를 이완시켜 혈액흐름을 증가시켜 혈압을 떨어뜨리는 작용을 가진 화합물이다.

그들은 이러한 ANP의 활성을 증가시켜 혈압을 낮춰주는 새로운 유형의 혈압강하제의 개발을 기대하고 있었다. 그들은 ANP가 수용체와 결합할 때에 일어나는 2차 세포내 신호전달을 조절하여 ANP의 활성을 높이려고 하였다. 즉, ANP가 수용체와 결합하면 guanylate cyclase를 활성화시키고 이것이 GTP(guanosine triphosphate)를 cGMP(cyclic guanosine monophosphate)로 바꾸며 이러한 cGMP의 농도가 높아지면 세포들의 세포내 유리 칼슘의 농도가 감소하게 된다.

이러한 칼슘이 감소되었을 때 나타나는 생리적 효과는 세포의 위치와 기능에 따라 틀리다. 즉, 혈소판의 경우 그 활성을 감소시키고, 신장의 경우에는 평활근세포를 이완시켜 나트륨을 방출시키며, 다른 곳에서는 혈관근육을 이완하고 혈류를 증가시켜 혈압을 내리게 한다. 이러한 cGMP 수준은 PDE (phosphodiesterase)에 의하여 조절된다. 즉, PDE들은 cGMP의 cyclic phosphate ring을 파괴하여 GMP로 바꾸게 되며 GMP는 다시 다른 효소에 의해 GTP로 되는 것이다. 그리하여 GTP - cGMP - GMP - GTP의 사이클이 형성되는 것이다.

Terrett팀의 원래의 계획은 PDE 억제제를 개발하여 cGMP 농도를 증가시켜 신장과 혈관의 평활근세포를 이완시켜 혈압을 내리게 하는 새로운 혈압강하물질을 개발하여 Pfizer를 혈압강하제의 시장에서 승리자로 만들 계획이었다.

그러나 세상사는 그렇게 뜻대로만 되는 것이 아니었다. 그들의 논리는 너무나 단순화되어 있었다. 지금은 그보다 더 많은 수의 PDE가 있다는 것이 알려졌지만 그 당시에도 PDE에는 5개의 subtype이 있음이 알려져 있었고, 이들이 모두 cGMP에 대해서만 작용하는 것이 아니었다. 예를 들어 PDE4는 다른 2차 전달물질인 cAMP(cyclic adenosine monophosphate)에도 작용하는 것이다. 따라서 그들이 찾는 물질은 PDE 중에서 목표로 하는 PDE의 subtype에만 선택적으로 작용하는 억제제가 아니고는 안 되는 것이었다.

만약 이러한 억제제가 다른 PDE subtype에도 작용한다면, 너무나 많은 다양한 부작용이 나타날 것은 분명한 일인 것이다. 여러 조직에 분포하는 PDE subtype이 다 틀리다는 것이 알려지게 되면서 Terrett는 화학자인 Andy Bell과 David Brown과 함께 한 팀이 되어 신장에 있는 PDE5를 표적으로 하고 이를 선택적으로 억제하는 억제제의 선도화합물(lead compound)를 찾으려 하였다.

이들은 처음에는 이러한 억제제의 생리활성을 평가할 적당한 방법이 없어서 고심하였다. 먼저 그들은 쥐의 동맥을 strip으로 분리하여 이완작용을 측정하였다. 그러나 이 방법은 조직에 적용하기 어려웠다. 그러던 중에 생물학자인 Frank Burslem이 쥐의 신장과 토끼의 혈소판에서부터 PDE들을 분리하는 데 성공하였다. 그들은 이제 이러한 효소들을 사용하여 비교적 순조롭게 쓸만한 데이터를 얻게 되었다.

1988년 드디어 그들은 PDE5에 강력하게 작용하는 물질 몇 개를 찾아내었다. 처음 그들은 이러한 PDE5 억제제를 찾는 출발점으로 zaprinast를 선택하였다. 이 화합물은 1986년에 알려진 PDE 억제제로 그 작용이 약하고 선택성이 없는 것이었다. 이 zaprinast의 구조가 cGMP와 그 크기와 생김새가 유사하기 때문에 여기에 치환기를 도입하면서 PDE5에 대한 친화력과 선택성을 높여 나갔다. 또한 소수성이 너무 크기 때문에 친수성기를 도입하여 용해도를 크게 하였다. 이리하여 최종적으로 UK-92,480란 화합물에 도달하게 된 것이다.

그런데 Pfizer사의 생물분야쪽에서 이들 PDE5는 혈관 근육에 많이 들어 있고, PDE5 억제제는 혈관확장제가 될 수 있으며, 혈전 형성을 방지할 수 있을 것이라고 건의하였다. 만약 이들 화합물이 심장의 근육으로 들어가는 혈류량을 증가시킬 수 있으면, 협심증을 치료할 수 있는 약이 될 수 있을 것이라고 하여 이들 PDE5 억제제를 이 분야에 응용하는 것에 관심을 갖게 되었다. 그래서 이 화합물은 협심증 치료제의 후보물질이 된 것이다.

협심증(angina pectoris)이란, 혈관 내부에 생성된 혈전으로 혈액의 흐름에 지장을 받아 심장근육으로 산소의 공급이 불충분하여, 순간적으로 가슴 부위에 심한 고통을 나타내는 증상이다. 한편 이러한 효소의 subtype에 대한 연구가 더 진행되어가면서 PDE5는 신장에는 존재하지 않는다는 것이 밝혀지게 되었다. "신장에 PDE5가 없다면 PDE5 억제제는 이제 ANP를 증가시켜 혈압을 낮추는 약이 될 수 없게 되었다."라고 Sandwich에 있는 Pfizer 중앙연구소의 임상시험 관리자였던 Peter Ellis는 회상하였다.

이들 팀은 토끼의 혈소판에서 PDE3과 PDE5를 얻고 쥐의 신장에서 PDE1을 얻어 효소억제시험을 통해 PDE5는 억제하나 PDE1과 3은 억제하지 않는 물질을 찾는 데에 연구의 초점을 맞추었다. 그 결과 이들이 1989년에 찾아낸 것이 이 UK-92,480이란 화합물이었다. 이 화합물은 그들이 합성한 화합물 중에서 선택성이 가장 좋은 물질은 아니었지만 전 임상시험의 종합평가에서 이 화합물이 최종후보로 선정되었고, 임상시험만 남기고 있다.

협심증 치료제로서의 임상시험이 시작되자마자 처음부터 UK-92,480은 실패작처럼 보였다. 건강한 사람들을 사용하는 안전성 시험까지는 무난했으나, 건강한 사람에게 시행한 임상약력학시험(clinical pharmacodynamic study)에서 큰 효과가 나타나지 않았다. 혈압변화, 심장박동수, 혈류량, 심장박출량 등 모든 점에서 기대에 못 미치고 같은 부류의 치료제인 nitroglycerine보다 못하였다고 임상 책임자였던 Michael Allen은 말하였다. 이제 UK-92,480은 폐기 직전의 풍전등화와 같은 신세로 전락하게 되었다. 그러나 이 화합물은 아직 완전히 숨이 끊긴 게 아니었다.

그 전 이 약의 안전성 시험의 한 부분으로 1992년 초에 웨일스 지방의 Merthyr Tydfil이란 마을에서 이 화합물의 내성시험을 수행하였는데, Allen이 그 결과를 보고받는 중에 다음과 같은 내용이 있었다. 시험을 담당하고 있었던 의사의 말이 그 약을 25 mg 하루 세 번 복용한 건강한 사람들에게서는 아무런 문제가 없었으나, 50 mg를 8시간마다 하루 세 번 열흘 동안 복용한 사람들 중에는 소화가 잘 안 되고, 등과 다리가 아프고, 또 음경이 발기하는 등의 case가 있었다고 하였다.

그 당시 이것은 단순한 발견에 불과하였고, 그다지 중요하게 인지되지 못하였다. 실제로 임상시험에 참여하여 약을 복용한 사람들 중에 많은 사람이 이러한 음경 발기의 부작용을 경험했으나 보고하지는 않았다는 것이 그후에 알려지게 되었다. 그래서 Pfizer의 과학자들은 이러한 UK-92,480의 음경발기 작용에 관심을 갖게 되었으며 그들은 이러한 작용의 기전을 설명할 수 있다고 생각하였다.

그래서 연구 관계자들은 UK-92,480를 협심증 치료제로 개발하려던 일이 남성의 발기 부전 치료제의 개발이란 돌에 걸려 넘어졌다고 말하게 되었다. 이제 그들은 UK-92,840을 협심증 치료제가 아닌 음경발기제로서 개발하기 위한 임상시험을 다시 생각하게 된 것이다.

그 당시 NO는 새로운 신호전달물질로 큰 관심을 받고 있었다. 작은 불안정한 기체상태의 유리기가 세포 사이의 messenger로 작용하여 혈관확장, 항혈소판활성, 신경전달작용, 면역작용, 음경발기 등과 같은 광범위한 생리작용을 나타내는 데에 사람들은 놀라움을 갖고 있었다.

또한 그 당시 NO는 ANP처럼 cGMP를 통하여 2차신호를 활성화하며, 음경의 발기 부전은 음경신경에서 NO의 방출이 불충분하여 일어나는 것이라고 그 기전이 새로 규명된 상태였다. 만약 PDE5에 의해서 cGMP를 GMP로 바뀌는 과정을 억제한다면 UK-92,480은 PDE5의 작용을 억제하여 음경 내의 cGMP를 증가시키고 혈관근육을 이완시켜 혈액이 들어가면 발기가 되도록 할 것이라 생각하게 되었다.

Terrett는 UK-92,480의 효과를 설명하는데 수도꼭지를 통하여 물이 욕조 안으로 들어가는 것에 비유하였다. 즉, NO는 수도꼭지와 같고 PDE5는 욕조의 배수관 입구와 같다고 하였다. UK-

92,480은 욕조에 물이 많이 들어오게 하는 것이 아니라 배수구의 마개를 조절하여 들어온 물이 빠져나가지 못하도록 하는 것이다.

정상적인 사람에게서는 성적으로 흥분하면 수도꼭지가 충분히 열려 욕조에 물이 금방 차지만, 발기부전증 환자에게서는 수도꼭지가 많이 열리지 않아 충분한 물이 들어오지 않게 된다. 그러나 이때 배수구를 막으면 욕조 안에 물이 차도록 할 수도 있는 것이다. 물론 그때에는 이러한 기전이 확실한 것은 아니었지만 Allen 등은 NO와 음경 발기에 대한 문헌을 더 자세히 검토한 결과, 충분히 더 연구해 볼 가치가 있다고 판단하였다.

이러한 결정은 다시 한번 과학의 발견에서 타이밍이 얼마나 중요한가를 잘 보여주는 예이다. 그 당시 음경 발기에서 NO의 역할이 때맞추어 적시에 밝혀진 것이 UK-92,480의 예상치 못한 부작용을 더 추구해 보도록 만드는 계기가 되었으며, 또 1980년대에 일어난 일련의 사건들이 경구용 발기부전치료제의 개발을 위한 여건을 조성하고 있었다. 그 전까지만 해도 대부분의 발기 부전은 정신적인 원인에 의한 것이라고 생각하였고, 이러한 생각들이 적극적인 치료방법을 개발하는 데 장애가 되어 왔다.

1980년대 초에 음경신경 말단에서 알파 차단제를 주사하여, 알파 수용체에 norephinephrine이 작용하는 것을 차단함으로써 음경을 발기시키는 방법이 개발되고 있었다. 음경에서 norephinephrine의 역할은 음경혈관을 수축하여 혈액의 유입을 억제하여 발기를 막는 작용을 하는 것이다. 그 당시 사람들은 음경에 약물을 주사하여 발기시킬 수 있다는 것에 회의적이었다.

그러나 Giles Brindley란 심리학자가 잊지 못할 극적인 시범으로 이러한 생각들을 하루 아침에 바꾸게 만든 사건이 있었다. 그는 어느 해 미국 비뇨기학회 모임에서 사람들 앞에 나가 강연하기에 앞서 말하기를 20분 전에 자기는 자신의 음경에 혈압강하제 알파 차단제인 phenoxybenzamine을 주사하여 발기시켰다고 하였다. 사람들이 그것을 보여달라고 하자 그는 바지를 내려 발기상태를 확인시켜 주었다고 한다.

이 사건 이후에 사람들은 이런 문제에 갑자기 흥미를 갖기 시작하였고, 정신적인 원인보다도 심장병이나 당뇨병과 같은 육체적 조건이나, 알지 못하는 기질적인 변화가 발기 부전을 일으키는 더 큰 원인이 된다는 것이 알려지게 되었다. 또한 환자들은 그들의 발기 부전 상태가 치료될 수 있다는 희망을 가지기 시작하였다. 이러한 연구의 결과로 PDE1 억제제인 alprostadil이란 약이 개발되었다.

이 약은 주사하거나 pellet로 요도에 삽입하여 흡수시키는 것인데 투약방법에 문제가 있었다. 그후에 1991년에는 음경 발기에서의 NO의 역할이 밝혀지게 되면서 이런 일들과 연관시켜 Pfizer에서는 UK-92,480을 경구용 제제로 개발할 시도를 해볼 것을 결정하게 된 것이다.

그러나 UK-92,480을 협심증 치료제로 개발하는 것을 포기하고 새로운 발기부전치료제로 개발을 다시 시도해야 하는 결정은 Pfizer로 봐서는 그리 쉬운 결정은 아니었다. 앞선 시험에서 건강한 사람이 하루 세 번 복용했을 경우에만 발기작용이 있었고 1회 투약할 때는 이러한 효과가 나타나지 않아, 그 효능은 아직 미지수였기 때문이었다. 그래서 이 약을 발기부전증에 임상적으로 쓸 수 있는가 하는 데에 아직 확신이 서 있지 않았다.

이외에도 일부 사람에게만 발기현상이 있었기 때문에 기질성 발기 부전에도 효과가 있을까 하는 의문도 있었다. 또 한 가지 어려운 점은 이러한 유형의 임상시험은 전례가 없었기 때문에 진단의 기준, 효능 측정 방법과 장치, 임상시험규정 등이 미비한 상태였다.

그러나 자체 조사에서 이 약의 필요성은 매우 컸고, 시장성도 아주 좋아 보였다. 그리하여 2년 동안의 분석을 거쳐 1994년에는 최종적으로 긍정적인 결론에 도달하게 되었다. 드디어 태어난 지 9년만에 UK-92,480은 그에 꼭 맞는 적응증, 즉 음경발기제란 용도를 찾게 된 것이다.

남성 발기부전증 환자들에 대한 임상시험은 시작하자마자 대단히 고무적이었다. 무엇보다 며칠 동안 계속해서 복용해야 효과가 나타날 것이라는 걱정이 사라졌다. 1994년 5월 시행한 pilot study에서 12명 중에서 10명이 1회 용량을 복용한 바로 후에 증상 개선이 있었다. 한편 가짜약을 복용시킨 의약(placebo)군에서는 12명 중에서 2명만이 개선되었다. Pfizer사는 이러한 데이터를 비뇨기학회에서 발표하여 이 약의 필요성에 대한 학자들의 판단을 기대하였다. 그런데 사람들은 모두 그 결과에 흥분하였다. 그 시험결과는 주사제를 써서 얻은 결과보다 우수하였고 어느 누구도 먹는 알약이 이러한 효과를 내리라고는 상상하지 못하였던 결과이었다.

이 소문을 들은 환자들은 임상시험에 참여하려고 구름처럼 모여들었다. 혹시나 시장이 좁지나 않을까 하는 우려도 순식간에 사라졌고 이제 UK-92,480은 Viagra란 이름으로 성공의 대로에 들어서게 되었던 것이다.

Pfizer사는 이러한 비아그라의 작용기전을 다음과 같이 설명하였다. 즉, 발기부전증 환자는 성적으로 흥분하더라도 음경신경에서 충분한 NO가 만들어지지 않으며, 따라서 cGMP 수준이 충분하지 못하여 혈관근육이 이완되지 못한다. 그러나 비아그라가 들어가면 비아그라가 cGMP가 PDE5에 의하여 분해되는 것을 막아주기 때문에 cGMP의 농도를 충분히 높여 주어 발기가 되는 것이다. 정상인에게서도 큰 차이는 없고 단지 적은 자극으로도 발기가 되는 것뿐이라고 설명하였다.

비아그라의 장점 중의 하나는 주사제와는 달리 성적 자극이 없을 때에는 전혀 발기가 되지 않는다는 것이다. 즉, cGMP는 NO가 있어야 생기며 NO는 성적 자극이 있어야만 분비되는 것이다.

이러한 작용기전은 임상시험을 계획하는 데에 큰 문제를 가져왔다. 즉, 효과를 내기 위해서는 성적 자극을 필요로 하고, 또 이러한 자극에 의한 의약품의 효능을 어떻게 분석할 것인가? 하는 것이다. 성적 자극의 질도 문제가 되며, 시험도 각자의 집에서 관찰없이 해야 하고, 결과를 평가하는 방법도 문제가 되었다. 고심 끝에 책임자였던 Osterlich는 환자들에게 약에 의한 발기의 상태, 성욕, 오르가즘, 상대방의 만족 정도 등을 일기에 자세히 기록하도록 하였고, 경우에 따라서는 성행위의 상대방에게도 이러한 기록을 요구하였다. 다행히 행정당국이 이러한 기록을 약의 효능을 입증하는 자료로 인정해 주었다.

첫 주요 임상시험은 1994년 9월에서 1995년 2월 사이에 영국, 불란서, 노르웨이, 스웨덴 등지에서 온 환자 300명에게 double-blind test로 시행하였고, 그 결과는 믿기 어려울 정도로 좋은 것이었다. 50 mg을 1회 사용할 때에 88%에서 발기상태가 호전되었고, 반대로 의약군에서는 39%가 호전되었을 뿐이었다. 그뿐만 아니라 더 쉽게 오르가즘에 도달하였고 성욕도 증가하여 모두 성생활이 향상되었다고 하였다. 그후 open-label test에서는 225명 환자 중에서 87%가 발기상태가 호전되었고, 90%가 이러한 시험치료를 계속하기를 희망하였다. 이러한 임상시험이 끝난 후에 사용하다 남은 약을 되돌려줄 것을 요구했으나, 모두들 변기에 버렸다고 하면서 아무도 돌려주려 하지 않았다.

임상시험이 끝난 후 정식 허가가 날 때까지 그 약을 임상시험 참여자들에게 공급할 수 없게 되었다. 그래서 그들은 의기소침해지고 약을 조금만이라도 달라고 사정하기에 이르렀다. 이런 편지들 중에는 내용이 그 약이 그들 결혼생활이 깨지는 것을 막아 주었다고 하는 사람이 있는가 하면, 91세의 노인은 그 약 덕분에 젊은 사람 못지 않게 성생활을 하고 있다고 고마워하는 편지도 있었다.

그러나 한편으로는 약을 중단시켰다고 화를 내어 심한 소리를 하는 편지가 오기도 하였다. 또 자존심에 상처를 받았다고 하는가 하면, 홀아비로 곧 새로운 결혼생활을 하려는데 발기 부전 때문에 망설이고 있다는 등, 또 첫 번째 결혼을 발기 부전 때문에 실패하고 이제 다시 재혼을 했는데 이 결혼마저 깨려고 하느냐 등의 항의가 빗발쳤다. Pfizer사는 그들을 동정하여 그 약을 다시 공급해주기로 하였다.

드디어 1998년 3월 27일 FDA는 이 약을 공식 승인하였다. 그리하여 판매를 시작한 지 3개월만에 미국 시장에서만 예상보다 훨씬 많은 2,900만 건의 처방전을 발급받는 등 대성공을 거두게 되었다. 이제 발기부전증을 가지고 있는 환자들은 이러한 병이 그들만의 것이 아니고 아주 많은 사람들이 흔히들 가지고 있다는 것을 알게 되었으며, 자연스럽게 자기의 증상을 이야기할 수 있게 되었다. 또한 알의 알약으로 쉽게 치료할 수 있다는 것을 알게 되었다. 이 약의 덕택으로 70~80대 노인들까지도 회춘하여 성생활에 적극 나서게 되었고 많은 부부들이 파경으로 가는 것을 구하게 되었다. 이리하여 비아그라는 두 번씩이나 퇴출되기 바로 직전에서 되살아나 이제는 모든 사람들의 관심의 대상이 된 약이 되어 Pfizer사와 수많은 발기부전증 환자들을 행복하게 만들어 주게 된 것이다.

그러나 극히 일부이기는 하지만 이 약이 일부의 여성에게는 고통이 될 수도 있고, 또 성행위 자체를 너무 기계적인 것으로 만들 우려도 있다는 비판이 전혀 없었던 것은 아니었다. 그러나 그후의 연구에서 비아그라는 여성의 성감도 증가시켜 준다는 얘기가 있어서 더욱 흥미롭다.

이러한 비아그라의 부작용은 그 대부분이 PDE5에 대한 영향에서부터 예측이 가능한 것들이다. 주로 두통, 안면홍조, 비염 등이 생길 수 있으며 하부 식도 괄약근의 이완으로 위산 결핍을 일으킬 수도 있다. 이들은 다 PDE5의 억제에서 생기는 현상인 것이다.

또 비아그라는 광수용체의 신호전달에 관여하는 PDE6를 다소 약하게 억제하여 사소한 시각의 문제를 일으킬 수도 있다. 비아그라의 주 부작용은 혈류에 대한 것이다. 즉, 단독으로 사용할 때에는 10% 정도 혈압을 낮추어 큰 문제가 아니지만 협심증 치료제인 nitroglycerin이나 유기 질산염을 사용하고 있는 사람에게서는 중대한 문제를 유발할 수 있다. 이들 질산염들은 생체에서 NO를 생성하고 이것이 cGMP를 상승시켜 작용을 나타내는 것인데 비아그라는 PDE5를 억제하여 cGMP를 크게 상승시키는 작용을 나타내게 되므로 어떤 형태이든 질산염 제제를 복용하는 사람은 비아그라를 사용해서는 안 된다.

비아그라의 성공은 세인의 관심을 집중시켰을 뿐만 아니라 발기부전증 치료제의 시장을 달아오르게 만들었다. Pfizer의 성공을 보고 세계 유수의 제약회사들이 새로운 발기부전증 치료제의 개발에 뛰어 들어 시장에서 그 경쟁이 더욱 치열해질 전망이다. 머지않아 이들 노력의 성과가 가시화되어 상품화되면 비아그라의 아성에 도전할 것이다.

그 현황을 살펴보면 이미 Abbott사에서 경구용 발기부전증 치료제인 유프리마를 개발하여 시판에 들어가고 있다. 이 약은 그 성분이 apomorphine hydrochloride로서 설하정(sublingual tablet)으로 되어 있어 혀 밑에서 녹여 점막을 통해 흡수시키는 제제이고 중추적으로 뇌에 작용하는 것을 강점으로 부각시키고 있다. 그 밖에도 Lilly사의 시알리스, Bayer사의 바데나필 등이 개발의 마지막 단계에 있다고 알려지고 있다.

앞으로 비아그라가 이러한 새로운 도전자들을 맞아 싸워서 어떠한 위상으로 남아 있을까 하는 것은 흥미로운 관전거리가 아닐 수 없다.

제22장 노화(Aging and Aged)

불로장생이란 모든 사람의 소망인 동시에 부질없는 바램이기도 하다. 삼천 갑자년을 살았다고 하는 동방삭이가 있기는 하나 전설 중의 인물에 불과하고, 진시황도 천하를 통일하고 불로초를 찾으며 천만년 오래 살려고 해 봤으나 52세의 나이를 넘기지 못하고 한줌의 흙으로 돌아가 버렸다. 사람이 태어나서 자라고 늙고 병들어 죽는 것은 어쩔 수 없는 우주의 섭리이고 또한 살아 있는 모든 것이 가야 할 정해진 길인 것이다.

우주의 모든 살아 있는 것은 수명이 있기 마련이고, 그 수명은 생명체의 종에 따라 크게 다르다. 사람은 동물 중에서 코끼리, 하마, 고래 등과 같이 비교적 장수하는 동물에 속한다. 생물이 어떻게 해서 늙어가며, 생물의 종에 따라 일정한 수명을 가지고 있는가 하는 것을 과학적으로 규명하는 것은 생명과학의 궁극적인 목표이고, 인간 수명의 연장을 위한 의약학의 필수적인 과제이다.

이러한 노화란 대단히 복잡한 과정이어서 종합적으로 이해해야 할 현상이라는 것은 누구나 쉽게 알 수 있다. 지금까지의 노화를 설명하는 여러 학설을 종합하여 판단해 볼 때 노화는 신체의 특정 부위에서 일어나기보다는 전신에서 서서히 진행되며, 세포의 미세 구조 변화가 곧 노화의 원인이 된다고 하겠다. 즉, 체내에서 건강한 세포의 수가 점차 감소하여 장기 기능이 쇠퇴해 가는 과정을 노화라 할 수 있다.

사람의 몸 속에는 약 60조 개의 세포가 있다고 하는데, 매일 수억 개가 생성되고 또 소멸되는 과정을 반복하고 있다. 나이가 들어감에 따라 이러한 세포 생성능력은 감소하고, 상대적으로 소멸 속도는 커져서 생체 내의 기관에 따라서는 조직의 세포가 제 기능을 발휘하지 못하게 되고, 그 회복 능력도 점차 감소하여 그 기관의 기능에 이상이 오게 되는 것이다.

생물의 수명을 말하는 데는 한계수명(life span)과 평균수명(life expectation)을 이야기한다. 한계수명이란, 생명체가 이상적인 조건하에서 특별한 질병없이 살 수 있는 시간의 한계를 의미한다.

그러면 인간의 한계수명은 얼마나 될까? 노화는 사람이 수정되는 순간부터 시작된다고 할 수 있겠지만 보통 성장이 완료되는 시기부터 시작된다고 본다. 척추동물에서 한계수명은 성장에 필요한 기간의 6배로 보는 것이 일반적인 계산이다. 이런 방법으로 계산하면, 사람의 성장기를 25년으로 볼 때 인간의 한계수명은 150년이 된다. 그러나 인간의 한계수명은 이보다 짧은 120년 정도로 보고 있다. 이렇게 인간의 한계수명이 상대적으로 다른 동물보다 짧은 것은 사람은 동물에 비해 사회생활에서 엄청난 스트레스를 받고, 또 불필요한 공포심을 갖는 것이 그 이유 중의 하나라고 한다.

옛날에는 질병, 특히 감염증, 사고, 식량부족 등으로 사람들이 한계수명까지 살 수 있는 확률이 매우 낮았고, 따라서 한계수명은 별 큰 뜻이 없었다. 그러나 지금은 사람은 의학지식과 과학의 발달로 질병이 어떻게 해서 생기고, 또 이를 예방하고 치료하기 위해서는 어떻게 해야 된다는 것을 잘 알게 되었으며, 또한 살충제와 농업기술의 발달로 식품은 풍부해지고 식생활은 개선되어 영양결핍 같은 문제가 해결되었다. 또한 문명의 발달로 세상은 살기가 편해지고 사람의 생명의 존엄성에 대한 관심도 커져서 사람의 평균수명은 꾸준히 증가하고 있는 것이다.

16세기 영국의 통계를 보면 그 당시 영국의 York시에서 태어난 여자아이가 일 년을 살아 남는 비율은 45%이고, 20세는 18%, 40세는 11%, 65세 이상까지 사는 사람은 3%에 불과하였다. 그러나 지금은 미국이나 다른 선진국에서 태어난 여자아이들은 97%가 40세에 도달하고 84%가 65세, 38%가 85세를 넘게 산다고 한다. 남자아이는 이보다 약간 못하여 94%가 40세, 72%가 65세 이상을 산다고 한다.

한편 1999년 통계에 의하면 우리나라 사람들의 평균수명은 남자는 71.7세, 여자는 79.2세이고 평균 75세나 된다고 하였다. 우리나라에서 20세기 초까지만 해도 평균수명이 20세에 불과했었다는 것과 비교하면 불과 100년 사이에 50년이나 증가했다는 것을 알 수 있다. 이러한 평균수명의 증가는 의술이 발달되고, 위생상태와 영양상태가 좋아진 덕택이겠지만, 무엇보다 어린아이와 산모, 또 외상에 의한 사망률이 크게 줄어든 것에 기인한다고 할 수 있다.

또한 우리나라에서도 2030년에는 평균수명이 81.5세, 2050년에는 83세가 될 것이라고 예측하고 있다. 이러한 평균수명의 연장은 필연적으로 인구의 고령화 문제를 가져온다. 우리나라도 2002년 현재 65세 이상의 노년층이 7.3%로 유엔이 정한 고령사회가 되는 기준인 7.0%를 이미 초과하여 "고령사회"로 진입했음을 선포하였고 이러한 비율이 2020년이면 인구의 15%나 되어 심각한 사회문제로 부상할 것임을 예고하고 있다. 그러나 평균수명과는 달리 인간의 한계수명은 예나 지금이나 큰 변화가 없다고 한다.

우리 몸은 나이가 들면서 노화 과정이 진행되고 여러 기관은 그 구조와 기능에 큰 변화를 가져온다. 따라서 여러 가지 증상들이 천천히 그리고 다양하게 나타나게 된다. 이러한 변화는 일방적이고 또 비가역적이다. 우리 몸의 세포는 근육이나 뇌세포 등에 있는 세포들처럼 성숙기에 달하면 분열이 중지되는 유사핵분열중지 세포(postmitotic cell)들이 있는데, 이들은 스스로 분열하지 못하기 때문에 소실되면 더 이상 보충되지 않는다. 따라서 이들의 수는 나이에 따라 감소한다. 한편 유사분열 세포(mitotic cell)들은 스스로 분열할 수 있기 때문에 보충할 수 있는 제한된 능력을 가지고 있다.

사람이 나이가 들어 늙어 가는 과정에서 흔히 일어나는 신체의 변화를 아는 것은 무엇보다 중요하다 하겠다. 나이가 들면서 조직의 세포들은 커지고 지질이 축적되며 총 세포수는 감소하게 된다. 심장은 심근이 비대해지고 섬유증이 나타나서 판막의 유연성이 감소한다. 혈관은 고지혈증으로 지방이 축적되며, 콜라겐과 엘라스틴의 함량의 변화와 가교형성(cross-linking), 칼슘의 증가 등으로 유연성이 감소되어 수축기 혈압이 상승하게 된다. 신장의 nephron수도 감소하여 기능이 떨어지며 면역기능이 저하된다. 피부는 거칠어지고, 주름살이 깊어진다. 머리는 힘이 없어지고 빠지기 시작하며 멜라닌색소의 부족으로 희어지게 된다. 또 내분계의 변화가 오며 특히 폐경기 후의 여성에게서 그러한 변화는 심하다.

근육의 강도는 저하되고, 30대부터 이미 연골의 재생능력이 점차 감퇴되어 퇴행성 관절염으로 이행된다. 또 40대가 되면 뼈의 내부표면으로부터 칼슘이 빠져나가는 속도가 외부표면에서 새로 생성되는 속도를 초과하게 된다. 그래서 칼슘 부족으로 뼈조직이 노화되며, 작은 충격에도 잘 부러지고 허리는 꾸부러지는 것이다. 또 모든 감각기관이 둔해져 시력이 떨어지고, 청각도, 특히 고음에 대한 감각이 떨어지며, 맛, 냄새, 촉감에 대한 감각이 저하된다. 늙어 감에 따라 뇌 기능과 기억력은 감퇴되고, 수면의 형태가 바뀌며, 신장기능, 당에 대한 내성, 성감 등 신체의 거의 모든 기능이 떨어지는 현상이 나타나게 되는 것이다.

특히 노화에 따르는 신경계의 변화는 중요하다. 신경 세포는 유사핵분열중지 세포이므로 소멸되면 보충되지 않을 뿐만 아니라 세포 사이의 유대관계가 깨지게 된다. 또한 나이가 들면 뇌조직으로의 혈류량이 줄어들고, 산소 소비도 감소한다. 그래서 17세에서 80세가 되면 뇌조직 100 g당 혈류량은 79 mL/min에서 46 mL/min으로, 산소소비량은 3.6 mL/min에서 2.7 mL/min으로 감소한다고 한다. 또 나이가 들면 뇌조직 중의 monoamine oxidase의 함량은 증가하고, norepinephrine의 농도는 감소하며 이런 것들은 우울증, 파킨슨씨 질환과 관계가 있는 것으로 생각하고 있다.

옛날에는 사람의 평균수명이 짧았기 때문에 이러한 노화에 따라 나타나는 질병의 증상이 그리 심각하지 않았다. 그러나 최근에는 평균수명의 연장으로 오래 사는 노인 인구가 증가되어 점차 고령사회로 진입하게 됨에 따라 우리 주위에서 노화 현상으로 나타나는 여러 가지 질병들을 아주 흔하게 볼 수 있게 되었으며 그만큼 중요하게 되었다. 이러한 문제들은 환자 개인과 가족에게는 물론 주위 사람들에게까지 큰 관심의 대상이 되고 있으며 또한 심각한 사회문제로 대두하게 되었다.

현대의학의 과제란 단순히 노화를 지연시키고 사람의 수명을 연장하는 것뿐만 아니라 노년기의 삶의 질에 더욱 관심을 갖는 것이라 하겠다. 즉, 무병 장수하되 노쇠한 노년기가 아니라 좀더 건강하고 사람답게 살 수 있는 노년기를 맞도록 하는 것이라 하겠다.

노화가 어떻게 일어나는가 하는 노화 메커니즘에 대한 연구는 많은 관심과 노력으로 그 동안 많은 것이 밝혀졌으나 노력에 비하여 아직 만족할 만한 수준이라 할 수는 없다.

노화가 일어나는 메커니즘에 대한 학설은 그 동안 많은 학설이 제안되어 왔다. 이들을 종합하여 보면 크게 두 가지로 나눌 수 있다. 그 하나는 수명이란 태어날 때에 이미 부모로부터 유전자를 통하여 물려받아서 세포가 일정한 횟수의 세대를 거치면 노화에 의한 손상이 나타나도록 프로그램되어 있다는 학설이다. 즉, 사람의 수명은 타고난다는 인명재천설이라 할 수 있다. 즉, 동물의 세포 속에는 유전적으로 죽음의 시기를 결정하는 “수명의 시계”가 있다는 것이다. 이 시계에 의하면 육지 거북이의 세포는 90~125회 분열하면 수명이 다하고, 닭은 15회 정도, 사람은 60회 정도 분열이 가능하도록 만들어져 있다는 것이다. 이러한 차이는 비단 종 사이에만 있는 것이 아니고, 같은 종에서도 개체에 따라 어느 정도의 차이가 있는 것이다.

이런 학설에 반해 또 하나의 학설은 생체가 알게 모르게 받는 세포손상이 누적되어 어느 시기가 되면 이러한 손상의 결과가 노화로 나타난다는 설이다. 즉, 여기서 사람의 수명에는 후천적인 관리가 더 큰 영향을 미친다는 것이다.

노화를 일으키는 데에는 선천적으로 타고난 유전적 요인이 결정적으로 중요하다는 것은 누구나 다 인정하지만 후천적인 관리도 중요하다는 것 또한 명백하다. 따라서 이 두 요소의 상대적인 경중을 이야기하기란 어려운 일이라 하겠다.

동물 실험에서 음식을 제한하여 준 쥐들이 무제한 음식을 줘서 키운 경우보다 오래 산다는 것은 잘 알려진 사실이다. 또 여왕벌은 6년을 사는 데 반하여 같은 유전자체를 가지고 있는 일벌은 3~6개월밖에 못산다고 한다. 이러한 차이는 여왕벌은 애벌레 때로열젤리를 먹기 때문이라고 알려지고 있다. 또한 냉혈동물인 초파리는 10℃에서는 120일 정도 사는 데 비해 30℃의 높은 온도에서는 14일 정도밖에 살지 못한다고 한다.

이러한 많은 실험결과들은, 생물의 수명을 결정하는 것은 선천적으로 타고난 유전적인 조건뿐만 아니라 음식, 생활환경, 생활태도 같은 후천적인 요인도 매우 중요하다는 것을 단적으로 보여주는 실험결과들인 것이다.

이러한 노화에 영향을 미치는 후천적인 요인을 이해하기 위해서는 세포 손상을 일으키는 원인을 설명하는 학설을 살펴보는 것이 필요하다. 이와 관련하여 여러 가지 학설이 있으나 가장 큰 관심을 받는 것은 유리기설(free radical theory)이다.

이 설에 의하면 이러한 세포의 손상의 원인은 생체 내에서 만들어지는 유리기에 의한다는 학설이다. 물론 세포 손상의 원인이 되는 생리화학 반응으로 모든 종류의 생화학 반응이 다 관여할 것이라고 예상할 수 있다. 그러나 이러한 여러 가지 반응 중에서 그 역할이 매우 크다고 생각되는 반응은 활성산소(reactive oxygen species, ROS)와 이와 관련된 유리기(free radical)에 의한 반응이라고 하겠다. 이들이 세포손상의 주범이라고 하는 것이 노화의 유리기설의 주류이다.

우리의 몸을 자동차에 비유하면, 자동차는 엔진에서 공기를 가지고 기름을 태워 거기서 나오는 힘으로 차를 움직인다. 그러나 이러한 연료를 태우는 과정에서 질소 산화물, 오존 등과 같은 유해물질이 배기 가스에 섞여 나오게 마련이고 이것은 피할 수 없는 일인 것이다.

우리의 몸도 마찬가지이다. 인체는 탄수화물이나 지방과 같은 영양소를, 산소를 가지고 태워 거기서 나오는 에너지로 활동하고 생명을 유지하게 된다. 그러나 이 과정에서 불가피하게 인체에 유해한 물질들이 생기게 된다. 이러한 물질들은 주로 산소와 관련된 물질, 즉 유리기, superoxide, singlet 산소, 과산화물 등과 같은 활성산소와 이들과 관련되어 생기는 유리기들이다.

최근에는 질소 산화물까지도 이 부류의 화합물에 포함시킨다. 이러한 유리기는 화학활성이 워낙 클 뿐만 아니라 연쇄반응을 일으키기 때문에 극미량으로 큰 반응성을 나타내게 된다. 일반 화학반응에서도 산소분자가 직접 참여하는 반응, 즉 autooxidation 반응의 반응기전은 유리기에 의한 연쇄반응으로 진행된다. 생체 내에서의 산화반응도 여기에 예외는 아니다.

그러면 이러한 활성산소와 유리기는 어떻게 해서 인체에 해로운가? 여기에 대한 설명은 이들의 화학구조에서부터 이해하지 않으면 안 된다. 정상적으로 분자들은 한 궤도함수에 스핀 상태가 반대인 2개의 전자를 갖는다. 유리기란 이러한 한 궤도함수에 1개의 전자만을 가진 물질이기 때문에, 다른 물질로부터 수소나 전자를 뺏어다가 전자의 짝을 만들려는 강한 경향을 가진다. 따라서 유리기는 강한 화학적인 활성을 갖는다.

한편 분자상태의 산소는 이러한 유리기를 2개나 가지고 있다. 그러나 이 두 유리기의 전자의 스핀상태가 같은 방향이므로(triplet 상태) 화학반응을 일으킬 때 상대방 결합의 궤도함수의 전자쌍과 짝이 맞지 않아 결합에 제약을 받게 된다. 즉, spin restriction 때문에 산소의 반응성이 크게 떨어지게 되는 것이다. 이러한 이유로 분자산소는 정상적인 유리기보다 화학적 활성이 낮은 것이다.

지구 위에 생물이 존재할 수 있는 것은 분자산소의 spin restriction에 의해 그 반응성이 떨어지기 때문이라고 말할 수 있다. 이러한 제약이 없었다면 지구 위의 산소는 대부분 산화물로 존재할 것이며, 따라서 생물들은 분자산소의 결합으로 에너지를 얻을 수 없는 상태가 되었을 것이다. 그런데 이러한 분자상태의 산소가 외부에서 에너지를 받고 2개의 전자 중에서 1개의 전자가 그 스핀상태를 바꾼 것을 singlet 산소라 부른다. 이러한 상태에서 spin restriction이 해소되므로 산소의 반응성이 커지게 된다.

또 분자산소가 전자를 1개 받아들인 것을 superoxide라 한다. 여기서도 spin restriction이 해소되고, 또 유리기가 되므로 활성이 커지게 된다. 또한 분자산소가 2개의 전자를 받아들이면 과산화물이 되며 여기서 산소-산소 결합이 약화되어 쉽게 유리기를 만들어낼 수 있기 때문에 반응성이 커지게 된다. 이러한 부류의 화합물을 통틀어 활성산소라 부른다.

사람들은 산소라면 무조건 인체에 유익한 것으로 알고 있으나 이는 잘못된 생각이다. 세상에는 유익하기만 한 것도 없고 또 유해하기만 한 것도 없다는 것은 자연의 섭리이다. 산소는 생명유지를 위하여 필수적인 물질이지만 산소가 만든 이들 활성산소들은 그들 화학구조의 특성상 반응성이 매우 강해서 주위에 있는 물질들을 무차별 공격하여 조직을 상하게 만든다. 특히 세포막의 불포화 지방산을 과산화시켜 세포막 기능을 손상시키며, 단백질과의 반응으로 효소활성이나 다른 생리활성을 변화시키기도 한다. 뿐만 아니라 DNA, RNA, 면역계 등에 대해서도 손상을 일으켜 세포손상이나 암 발생 등과 같은 중대한 문제를 야기시킨다.

단백질의 반응 중에서 특히 중요한 것은 가교형성 반응인데 여기에는 단백질의 -SH기가 관여하기도 하지만, 그보다도 지질 과산화 과정에서 생기는 알데히드계 화합물에 의한 가교형성이 더욱 중요하다고 하겠다.

이러한 반응들은 주로 산화반응이기 때문에 이러한 작용을 통틀어 oxidative stress라 한다. 물론 생체에는 이러한 유해물질이 생겼을 때 이를 없애 주고 정상을 유지하려는 방어 시스템이 갖추어져 있다. 생성된 superoxide를 제거하는 역할을 하는 SOD, 과산화물을 분해시키는 catalase 등이 있기는 하지만 이들이 완벽하게 작동한다고 할 수는 없다. 이러한 유해물질들에 의한 미세한 손상이 오랫동안 누적되어 생체조직의 기능이 점차 떨어지면 노화가 진행되고, 어느 시기가 되면 특정 조직의 병변으로 질병을 일으키는 것이다.

그러면 어떠한 경우에 활성산소나 유리기가 많이 생기며, 또 어떠한 방법으로 이러한 유해물질의 발생을 억제하여 노화를 늦출 수 있는가? 노화문제에서 이 문제는 무엇보다 중요한 핵심과제라고 하겠다. 이러한 유해물질들의 발생은 생명현상에 불가피하게 따르는 부작용이므로 피할 수는 없다. 따라서 노화문제란 기본적으로 이러한 유해물질의 발생을 최소화하는 것이라 할 수 있는데, 그러기 위해서 우선 음식 섭취를 제한하여 우리 몸의 열량 소비를 최소화해야 하는 것이 가장 손쉬운 방법이라 하겠다.

사람의 몸도 기계와 똑같다. 단지 기계보다 훨씬 더 정밀하고, 다양하며, 복잡한 메커니즘으로 작동하고, 또 그 효율이 뛰어나다는 것이 다를 뿐이다. 너무 많이 쓰면 마모되어 일찍이 망가지고 반대로 너무 쓰지 않으면 녹이 쓸어 퇴화하게 되어 있다. 그래서 우리 몸이 적당한 기능을 계속 유지하기 위해서는 적당한 운동을 해주어야 한다.

그러나 이러한 움직임에는 에너지 소비가 따르고 유해물질의 발생도 불가피하게 된다. 따라서 과잉의 에너지가 지방으로 축적되어 비만하지 않도록 해야 한다. 몸이 무거울수록 주어진 운동에 대한 운동량이 커지게 되기 때문이다. 또 비만은 대사와 관련된 많은 문제들을 야기시킨다. 이러한 논리의 근거에서 추리하면, 노화의 속도를 늦추기 위해서는 음식의 양을 조절하여 적게 먹고 적당한 운동으로 과잉의 열량이 축적되지 않도록 하는 것이 가장 상식적이면서 가장 확실한 방법이라는 것을 쉽게 알 수 있을 것이다.

이러한 가설은 이미 실험적으로 옳다는 것이 알려지고 있다. 바꾸어 말하면 주어진 일정한 수명에 이르는 속도가 빠를수록 목표에 빨리 도달하게 되는 것은 자명한 일이고, 따라서 이러한 속도를 늦추는 것이 무엇보다 중요하다 하겠다.

한편 이러한 활성산소나 다른 유해물질들이 반드시 대사과정에서만 생기는 것은 아니다. 염증이 있을 때에 그 부위에 이러한 활성산소들이 갑자기 많이 만들어지고, 또 이들의 생성은 스트레스와도 관계가 있다고 알려지고 있어서 생체에는 이들 물질이 만들어지는 다른 메커니즘도 있거나 아직 알려지지 않은 미지의 요인들이 있음을 시사하고 있다. 한편 생체는 오히려 이러한 활성산소를 활용하여 외부에서 침입한 나쁜 물질을 제압하는 메커니즘으로 활용하기도 한다.

지금까지 많은 사람들이 실험동물을 사용하여 열량섭취와 수명 사이의 상관관계를 조사하여 왔다. 이들의 결과는 한결같이 열량섭취를 제한하면 수명이 연장된다는 결론을 얻었다.

2002년 6월 미국의 NIH/NIA에서는 지난 15년 동안 원숭이를 사용한 실험결과를 발표하였다. 이 실험에서 정상적인 음식으로 키운 원숭이의 상태와, 열량을 30% 적게 한 음식으로 키운 원숭이의 상태를 15년 동안 비교 관찰한 결과, 암, 심장병, 당뇨, 신장병과 같은 노화와 관련된 성인병의 발생빈도가 정상 식이군에서는 32%인데 비해 열량제한 식이군에서는 14%밖에 되지 않았다. 또한 사망률도 정상 식이에서는 22%인데 비해 열량제한 식이에서는 14%로 나타나 원숭이에서도 열량제한이 건강에 도움이 되고 수명을 연장시킨다는 것을 확인하였다.

그래서 NIH/NIA는 이제 최종적으로 사람을 대상으로 하는 열량제한 실험에 들어간다고 발표하였다. 그런데 이러한 열량제한이 수명연장을 시키는 것은 확실하지만 반드시 건강에 긍정적이라고 결론짓기에는 아직 이르다. 그 동안 자발적으로 저열량 식사를 해 온 사람들의 건강상태를 검토해 본 결과, 이들은 다른 사람들보다 화를 잘 내고, 성욕이 감퇴하며, 골다공증의 발생빈도가 높다는 것이다. 또 열량제한이 수명연장을 가져오는 것은 유리기나 활성산소 등의 발생을 억제해서 일어날 가능성은 매우 높지만 우리 몸이 열량제한이라는 상항에 적응하기 위해 다른 메커니즘이 작동할 가능성을 완전히 배제하지는 못하고 있다.

그러면 우리 몸에서 생기는 활성산소나 유리기 같은 유해물질을 없애 주고, 노화를 억제하는 약물은 없을까? 많은 물질들이 시험관 내에서 이러한 활성산소를 없애 주는 작용, 즉 항산화작용을 가지고 있다는 것이 확인되고 있으며, 이들을 이러한 목적의 약으로 개발하려는 노력이 활발하다. 그러나 이들보다도 기존의 비타민 성분인 비타민 E, 즉 토코페롤류가 항산화작용이 강하여 노화 억제제로 광범위하게 사용되고 있다.

그러나 한편으로는 토코페롤을 비롯하여 시험관에서 항산화작용을 나타내는 물질들이 과연 생체 내에서도 그러한 작용을 나타낼 수 있을까 하는 회의를 나타내는 사람들도 있지만 토코페롤의 사용은 이미 임상적으로 노화와 관련된 많은 질병에서 그 효능이 검증되었으며, 이러한 목적으로 사용이 이미 일반화되어 있다고 하겠다.

또한 비타민 C도 이러한 목적으로 흔히 사용되는 약물 중의 하나이다. 비타민 C는 누구나 다 잘 알고 있는 우수한 환원제이며 항산화제이다.

노화와 관련되어 일어나기 쉬운 질병을 일일이 열거하는 것은 너무나 방대한 일이다. 미국의 경우 65세 이상의 노령인구의 85% 이상이 만성질환을 가지고 있으며, 그 중에서 40%가 관절염이고, 30%가 청각장애, 20%가 심장질환이며, 75세 이상의 나이에서는 다섯 명 중 한 사람은 당뇨병 증상을 나타내는 것으로 알려지고 있다. 그러나 이러한 노화에 의한 퇴행성 질환 중에서 무엇보다 중요하고 노화질환의 대표격인 것은 노인성 치매(dementia)증상이라고 하겠다.

이러한 치매증상은 보통 본인이나 가족이 전혀 모르는 사이에 아주 천천히 시작되어 진행되게 된다. 이러한 증상은 65세 이상에서는 5%, 80세 이상에서는 20%의 노인에서 나타난다고 한다. 우리는 오랫동안의 인생 경험으로 달관된 노인들의 모임이 양보와 이해로써 화목하게 잘 되리라 생각하지만 현실은 오히려 그 반대인 경우가 많다.

노화가 진행되면 이성에 의하여 판단하고 자기를 억제하는 능력은 퇴화되어 가고, 대신에 원초적인 본능에 따르는 욕구만이 남아, 자기 고집과 욕심 등이 더욱 강렬해진다는 느낌을 받을 때가 많다.

치매란, 어떤 원인으로 뇌의 정상기능이 저하되어 그 기능에 장애가 일어나는 증상을 의미한다. 이러한 장애를 일으키는 원인은 많겠지만, 치매환자의 80% 이상이 뇌혈관성 치매와 알츠하이머형 치매이다. 뇌혈관성 치매는 동맥경화 등으로 뇌혈관이 막히거나 터져서 일어나는 것이고, 이에 반해 알츠하이머형은 동맥에 아무런 이상이 없는 데도 뇌세포가 병변되어 일어나는 것이다.

1906년 Alois Alzheimer가 이런 환자들의 뇌에 신경원섬유 엉킴과 노인반(senile plaque)이 생긴다는 것을 해부학적으로 처음 발견하였으며, 그후의 연구에서 변성 단백질인 아밀로이드의 침적이 이러한 병변에 어떤 역할을 한다는 것을 알아내었다.

최근에는 하버드 의과대학의 Lansbury팀이 이러한 아밀로이드 단백질이 pore나 이온통로를 만들어 이러한 뇌세포의 퇴행을 일으킨다는 연구결과가 큰 주목을 받고 있다.

치매의 대표적인 증상으로는 기억력 장애, 언어 장애, 인지능력의 장애, 방향감각의 상실, 성격의 변화 등이 나타나며 결국에는 정신 무능력 상태가 된다. 이러한 증상은 뇌의 노화가 정상인보다 빨리 진행되어 나타나는 단순한 조기 노화현상인지, 또는 특정한 질환에 의한 것인지를 구분하기 힘들다는 데 어려움이 있으며 지금까지의 이러한 증상의 치료도 지지부진한 것도 사실이다. 그러나 최근에는 뇌 기능의 생화학적 연구의 발달로 이러한 치매 발생의 메커니즘이 많이 규명되어 있으므로 이를 근거로 치료약물의 개발에 대한 연구도 활발하여, 머지않아 이 분야에서의 성공을 기대하여 본다.

이러한 질병에서 우리는 예방이 가장 좋은 치료임을 알고 있다. 그러기 위해서는 신체적인 건강과 함께 건전한 생활을 통한 정신적인 건강을 유지하도록 노력해야 하는 것이 무엇보다 중요하다고 하겠다.

이러한 노화와 관련된 문제는 개인의 문제인 동시에 가족의 문제, 사회의 문제이기도 하다. 사람은 건강히 오래 살고 싶어하며 또 사람의 수명은 꾸준히 증가하고 있다. 바야흐로 고령화 시대에 접어들었고, 이제 노인들 관리에 대한 문제는 중대한 국가적인 사회문제로 대두되었다. 사실 노인을 돌본다는 것은 개인적으로나 사회적으로 힘들고 부담스러운 일이다. 그러나 이것은 우리 모두가 피할 수 없는 문제이기도 하다.

노인 관리에서 중요한 것은 식사와 건강 관리라고 하겠다. 노인들의 장수를 위한 특별한 식단에 대해 아직 확인된 것은 없다. 그러나 나이가 들면 대사활동이 떨어지므로 열량이 낮은 식사를 하는 것이 좋으며 이러한 소식에 따르는 비타민이나 칼슘, 철분 등 필수 영양분이 결핍되지 않도록 조절해야 한다.

또 나이가 들면 약물에 대한 수용체의 수와 결합강도의 변화가 생겨 약물의 생체 내의 거동에 변화가 생기게 되며, 신장기능이 크게 떨어져 같은 용량이라도 신장을 통한 배설이 감소되어 더 높은 혈중농도를 나타낼 수 있으므로 주의해야 한다.

노인들은 보통 아픈 곳이 여러 곳이어서 여러 가지 약을 같이 복용하는 경우가 많다. 이런 경우, 이들 약들의 상호작용으로 예기치 않는 부작용을 일으킬 수 있는 가능성을 점검하여야 한다. 이때에는 의사가 처방한 약은 물론, 일반약도 포함해서 이러한 문제를 고려해야 함은 당연한 일이다.

제23장 피부와 노화

피부란 우리 몸을 둘러싸서 외부로부터 우리 몸을 격리하여 몸의 성분이 빠져나가지 못하게 하고, 외부로부터 이물질의 침입을 막아주는 격리막 기능을 하는, 우리 몸에서 가장 중요하고 또 가장 큰 기관이라고 하겠다.

피부의 총 면적은 70 kg의 사람에서 약 1.8 m^2이나 되며 두께는 부위에 따라 다르지만 약 1~2 mm 정도이다. 그래서 우리 몸에서 총 혈액의 1/3을 보유하고 있는, 생각보다 훨씬 큰 기관인 것이다. 또 피부에는 여러 가지 기능을 하는 부속기관이 있는데 cm^2당 10개 정도의 모낭, 15개 정도의 지루선과 100개 정도의 땀샘을 가지고 있다.

피부는 격리막으로 작용하는 것 이외에도 접촉감, 통증, 압력, 온도를 느낄 수 있는 감각기관이고, 체온과 혈압을 안정화시켜줄 뿐만 아니라 자외선으로부터 보호하고, 특정물질을 배설하는 등 다양한 기능을 하고 있는 기관이기도 하다.

이러한 피부의 겉모양은 사람의 외모를 결정하기 때문에 특별한 관심의 대상이 되는 기관이기도 하다. 피부의 상태는 건강과 아름다움의 척도가 된다. 다소 얼굴이 못났더라도 피부가 뽀얗고 아름다우면 이를 보상하고 남는다. 그래서 아름답고 건강한 피부를 간직하고 싶은 것은 모든 사람들의 한결 같은 바램이다. 미인을 판단하는 기준은 개인의 취향에 따라 차이가 있고 또한 시대에 따라 변한다. 그러나 여러 가지 조건들 중에서 깨끗하고 흠 없는 피부를 갖는 것은 어느 시대나 나라, 개인을 막론하고 가장 중요한 미인의 조건이라 할 것이다.

피부의 상태는 타고난 조건이 물론 중요하지만 몸의 건강상태, 감정의 상태에 따라 크게 변한다. 병이 깊으면 병색이 얼굴에 나타나고, 화가 나고 당황할 때는 얼굴이 벌게지며, 걱정이 있을 때는 땀을 흘리게 되고, 공포를 느낄 때는 창백해진다.

또한 피부는 대기의 온도나 습도, 조명 등과 같은 외부 환경 요인에 의해서도 큰 영향을 받는다. 그러므로 피부는 신체와 정신의 상태를 다 나타내 주는 거울과 같은 것이라고 하겠다. 피부가 푸석푸석하고 윤기가 없으면 혹시나 어딘가 몸에 이상이 있는 것은 아닌가 의심해 보게 되며, 피부가 팽팽하고 혈색이 좋으면 건강미가 넘친다고 한다.

이와 같이 피부는 우리 건강의 바로미터라 할 수 있기 때문에 피부의 건강을 유지하는 것은 단순히 피부를 잘 관리하는 것만으로 되는 것이 아니며 우리 몸의 전체적인 건강을 유지함으로써 얻을 수 있는 것이라고 하겠다.

의사가 환자를 진료할 때 병력을 파악하기 위하여 여러 가지 질문을 하는데 이를 문진이라 한다. 당연히 이 과정에서 의사는 환자의 형색을 살피리라. 한의사들은 이러한 관찰을 의사보다 더 중요시하는 것 같다. 오랜 경험으로부터 환자의 피부 색조와 광택 등을 종합 판단하여 신체의 이상 유무를 추정하는 단서를 얻으려는 것이다. 그러나 요즘은 워낙 질병을 진단하는 방법이 발달되어 이러한 문진의 중요성은 상대적으로 감소해졌다고 하겠다.

이러한 안색에 따른 건강 상태의 판단은 그 기준이 다소 모호하고, 주관적이며, 체질이라는 변수가 따르고 다른 여러 가지 상황과 같이 판단되어야 하는 것이므로, 안색이 좋지 않다고 어디가 나쁘지 않을까 하는 스스로의 판단은 어리석은 일이고 가능한 피해야 한다고 생각한다. 아름답고 건강한 피부를 오랫동안 갖도록 관리하고 유지하기 위해서, 이러한 피부의 구조와 기능을 이해할 필요가 있다고 생각한다.

해부학적으로 피부는 크게 표피(epidermis), 진피(dermis), 피하조직(hypodermis) 세 층으로 나눈다.

표피는 3개 층 중에서 가장 얇은 층으로 그 두께는 0.04 mm(눈꺼풀)에서부터 1.6 mm(손, 발바닥)까지 큰 차이가 있으며, 평균 0.1 mm 정도이다. 또한 표피층은 다시 외부로부터 각질층, 과립층, 유극층, 기저세포층으로 나눈다.

표피의 제일 밑층인 기저층은 단세포막층으로, 여기서 세포가 분열하여 위로 이동하면서 해부학적 특징을 갖는 여러 층으로 분화되어 나가며, 각질화(keratinization)가 되는 것이다. 이 중에서 피부의 가장 외부인 각질층의 세포들은 그들 세포막은 두꺼워져 있으며, 외부에는 당지질이 라멜라형으로 쌓여져 있고, 내부는 케라틴으로 채워져 있는 납작한 구조의 각질세포(corniocyte)가 17~20층으로 쌓여져 있는 구조이다.

이러한 각질층은 그 두께가 1/4~1.0 μm밖에 되지 않지만 피부의 격리작용은 주로 이 층의 작용인 것이다. 정상적인 각질층의 수분 함량은 약 15~30% 정도이며, 이 수분은 피부의 기능에 매우 중요한 역할을 하고 있다. 충분한 수분이 있으면, 피부는 부드럽고 팽팽해지며, 반대로 수분의 함량이 낮으면 건성피부가 된다. 이러한 각질층에는 혈관과 신경이 분포되어 있지 않으나, 그 아래에 있는 다른 표피조직까지 들어와 있다.

표피의 기저세포에는 멜라닌세포가 분포되어 있어 여기서 멜라닌 색소를 합성하고, 이것을 세포돌기를 통하여 표피층의 각질형성세포로 분비하여 준다. 이러한 멜라닌 색소의 양이 피부의 색상을 결정하여 주는 것이다. 멜라닌 색소는 착색을 하고 있어서 광범위한 파장의 광선을 흡수하여 이들로부터 피부를 보호하여 주는 역할을 하게 된다.

진피는 피부의 중간층이며, 표피의 10~40배 정도의 두께이며 부위에 따라 그 두께가 다르다. 주요 구성성분은 콜라겐(collagen, 75%)과 엘라스틴(elastin, 4%) 등 섬유성 단백질이며 이들이 망상구조를 이루고 있다. 그 사이에 기저물질(ground substances)인 당, 염류 등 여러 가지 물질들이 젤 상태로 채워져 있다.

이들 기저물질은 물에 대한 친화력이 매우 큰 화합물들이다. 이들과 결합하여 있는 물을 결합수(bound water)라고 하고, 그렇지 않는 것을 자유수(free water)라고 한다. 이들은 피부 조직에 대한 중요한 수분 공급원이 된다. 진피의 바로 밑까지 큰 동맥이 분포되어 있고 진피 안까지 작은 동맥이 들어와 있다. 또 신경계, 림프계 등이 복잡하게 엉켜 있으며 표피에 수분과 영양분을 공급해 주고 기계적인 안전성을 유지시켜 주는 역할을 한다.

진피층의 밑에는 피부의 가장 내부 층인 피하 지방층이 있다. 이 층은 진피보다 훨씬 두꺼우며 주로 몸을 보호하는 작용을 한다. 이 층은 진피에서 내려온 섬유가 엉성하게 결합하여 형성된 망상조직으로, 그 사이에 들어있는 무수히 많은 지방세포의 덩어리로 구성되어 있다.

이러한 피부의 구조 설명에서 해부학적으로는 중요하지 않지만 각질층 위를 덮고 있는 피부표면유막의 존재와 이것의 역할을 간과해서는 안 된다. 이런 표면유막은 지피선에서 분비되는 지피와 각질세포에서 유리된 지질이 표면 미생물에 의하여 일부 가수분해되고 땀에 의하여 유화되어 얇은 막을 형성하여, 피부를 덮고 있으면서 표피로부터 수분의 증발을 막는 등의 작용으로 피부 보호 기능의 역할을 하고 있는 막이다. 이때 표면에 수분이 많으면 O/W형, 수분이 적으면 W/O형의 유제 유막층이 형성된다.

이러한 표면 유막에는 흡습성이 강한 물질들이 들어 있어서 피부의 수분을 보전하는 능력을 보강하여 준다. 이러한 성분을 자연습윤인자 NMF(natural moisturizing factor)라 부르며, 이 층은 각질층의 수분을 보호하여 피부의 탄력과 팽만감을 유지시켜 주고 피부의 건강을 유지하는 데 중요한 역할을 한다. 이 NMF의 주요성분은 각종 아미노산, 무기염류, 피롤리돈 카르복실산염, 젖산염, 요소 등이다.

피부는 각질층으로부터 매일 조금씩 벗겨져 나가며, 약 1개월을 주기로 해서 새로운 피부로 교체된다. 따라서 피부의 넓은 부위를 생각하면 사람이 섭취한 지질과 단백질이 피부를 만드는 데 많이 소모된다는 것을 알 수 있다. 그러기 때문에 건강한 피부를 갖기 위해서는 무엇보다도 피부를 만드는 재료를 충분히 공급해 주어야 하므로 영양섭취가 매우 중요한 것이다.

피부는 겉으로 보이는 것은 표피층이지만 실제로 피부의 형태와 기능, 아름다움을 좌우할 수 있는 부분은 진피라고 할 수 있다. 진피층을 이루는 주성분인 콜라겐과 엘라스틴은 피부의 기본골격과 탄력을 유지하는 역할을 담당하고 있는 피부의 주역 성분인 것이다. 또한 피부가 노화되는 과정에도 이 부위에서 일어나는 구조의 변형이 가장 중요한 것으로 해석하고 있다.

콜라겐과 엘라스틴, 이 두 섬유성 단백질은 신체의 모든 연결조직의 주성분이며, 이러한 조직에 특유의 기계적 성질을 부여하는 물질이다. 콜라겐 섬유는 거의 늘어나지 않으며, 조직에 기계적 강도와 안전성을 부여해 준다. 반대로 엘라스틴은 조직의 강도와 안전성에는 기여하지 못하지만, 대신에 유연성으로 조직의 구조가 가역적으로 신축되도록 해주는 물질인 것이다. 이러한 엘라스틴은 규칙적인 수축운동을 필요로 하는 조직, 즉 동맥, 허파, 피부 등과 같은 조직에 많이 들어 있다. 이런 조직 속에서 이들 단백질의 펩티드 고리 사이에는 여러 가지 유형의 공유결합으로 가교결합(cross-linking)이 이루어지고 있다.

이렇게 가교결합이 잘 형성된 단백질은 물에 녹지 않는 섬유성 단백질이 되며, 효소의 작용도 받지 않는 구조가 되고, 신체구조의 영구적인 조직의 matrix가 되어 유리 단백질로 활용되지도 않는다. 이렇게 가교가 이루어져 조직으로 형성된 영구 구조가 계속해서 물리 화학적 충격을 받으면 그 형태가 차차 흐트러질 수도 있는 것이다.

피부의 외형을 결정하고 기능을 나타내며 노화를 일으키는 과정에서 이러한 가교결합 형성은 매우 중요하다. 그래서 이러한 콜라겐과 엘라스틴의 가교결합에 대한 연구는 활발하게 이루어지고 있으며, 가교결합을 일으키는 특징적인 화학구조, 반응조건, 그것이 갖는 의의 등에 대하여 많이 알려지게 되었다. 또 이들 구조의 물리 화학적 파라미터로부터 가교밀도(cross-link density)를 계산하는 것이 가능해지게 되었다. 이러한 연결조직의 섬유성 단백질은 체내의 모든 단백질의 30~40%를 차지한다.

동물에서 노화란 주로 이러한 연결조직 성분에서 우선적으로 나타난다. 생물의 노화에 대한 학설은 여러 가지가 있으나 그 중에서 가교결합설(cross-linking hypothesis of aging)이 피부의 노화를 가장 적절하게 설명해 주는 것이라고 할 수 있다. 이 설은 노화란 생명현상에서 자연발생적으로 생기는 유리기나 활성산소에 의한 반응 혹은 다른 생화학 반응 등에 의하여 이들 연결조직 단백질과 다른 거대분자들 사이에 가교결합이 적절하지 못한 형태로 이루어지는 것이 노화의 출발이라는 것이다.

이러한 기전으로 동맥, 피부, 관절 등과 같은 연결조직이 손상되기 시작하여 이런 손상이 계속되어 나간다는 것이 이 학설의 요지이다. 이러한 변화에 따르는 증상으로 피부에서는 이들 섬유의 탄력성이 떨어지고 섬유다발이 두꺼워져 피부가 늘어지거나 주름살이 생기며, 신축성과 탄력이 떨어지는 등 피부 노화의 여러 가지 증상들이 나타나게 되는 것이다.

사람들은 tendon이나 피부 같은 콜라겐 함량이 높은 조직이 노화에 따라 물리적 성질이 변하는 양상은 단백질의 펩티드 고리가 공유결합으로 가교결합이 축적되어 나타나는 변화와 일치한다고 생각하고 있다. 나이가 들수록 단백질의 용해도, 신축성, 팽윤 등과 같은 성질은 줄어들고 장력강도, 수축온도 등은 증가한다. 실제로 formaldehyde나 다른 알데히드로 조직 단백질을 인위적으로 가교결합시키면 노화과정과 비슷한 양상으로 조직의 물리적 성질에 변화를 가져온다는 것이 확인되었다.

또 인간의 대동맥에서 얻은 순수한 엘라스틴 분말에 자외선을 쪼여주면 노화과정과 같은 성질의 변화가 관찰되기도 하였다. 이러한 성질들을 종합하여 볼 때 가교형성반응은 생체에서 생기는 유리기나 활성산소가 단백질이나 다른 고분자 화합물에 직접 관여하는 반응으로 일어나기보다는 지질 과산화 과정에서 생기는 malondialdehyde나 다른 알데히드에 의한 반응으로 펩티드 고리 사이에 가교결합이 생길 가능성이 더 크다고 하겠다.

또한 사람의 질병 상태가 이러한 콜라겐과 엘라스틴의 합성, 가교형성, 영구 지지조직으로의 정착 등에 영향을 나타내어 조직 중의 가용성 콜라겐과 불용성 콜라겐의 비를 바꾸어 놓기도 한다. 또한 콜라겐의 가교결합 속도와 정도는 영양상태, 호르몬 상태 같은 내재 인자와 외부 요인에 의하여 크게 영향 받는다고 알려지고 있다.

피부는 범위가 대단히 넓을 뿐만 아니라 기능도 다양하다. 그래서 이들 조직 어느 것이나 다 구조적으로 잘못될 수 있으며, 그것은 바로 기능에 영향을 주어 피부질환으로 연계된다.

또 피부는 우리 몸의 가장 외부 차단막이라서 많은 자극에 노출되어 있으며, 각종 세균에다, 곰팡이, 진균류 등 여러 가지 미생물 감염의 자리가 될 수 있다. 또 환경 오염 물질, 화장품, 의약품 등 많은 화학물질에 노출되어, 이들에 의한 과민반응이나 알레르기 반응을 일으켜서 피부질환을 일으킬 수 있게 된다. 또 화상이나 자상, 햇빛 등에 노출되어 있다. 그러기 때문에 이러한 피부질환은 무수히 많으며 이들은 모두 피부 노화와 관련이 있다고 할 수 있는 것이다.

옛날 우리가 어렸을 때만 해도 피부에 허물이나, 버짐 같은 것을 갖고 있는 아이들을 보는 것은 흔한 일이었다. 그러나 요즘은 그런 것들을 보기가 어려워졌으며 전반적으로 요즘 사람들의 피부는 옛날과는 비교되지 않을 정도로 좋아진 게 사실이다. 이러한 변화는 청결, 위생 상태, 영양상태의 개선 등 생활환경이 옛날보다 월등히 나아졌고 생활에 여유가 생긴 결과라고 하겠다. 그러나 이에 못지 않게 피부에 대한 큰 관심이 그렇게 만들었다고 하겠다.

요즘 사람들의 피부에 대한 관심은 피부병보다도, 아름다운 피부를 갖기 위한 피부관리와 피부미용에 더 큰 관심이 있다고 하여도 과언이 아니다. 이러한 피부관리는 피부 노화와 긴밀하게 관련되어 있는 것이기도 하다.

피부의 노화는 신체의 전반적인 노화와 마찬가지로, 나이가 들어감에 따르는 신체적 변화를 말하는 노화, 즉 내인성 노화(intrinsic aging)가 주류가 된다. 이러한 노화에 따르는 피부의 외형적 형태변화는 주로 피부가 건조해지고, 늘어지며, 잔주름이 생기고, 주름이 차차 깊어지며 피부의 탄력성이 감소하게 되는 것으로 시작된다. 이것들은 오랜 생활 과정에서 자연발생적으로 생기는 유리기나 활성산소에 의하여 피부 세포들이 손상을 받고, 이들이 누적되어 그 구조와 기능이 변하여 나타내는 것이다.

이들 중에 특히 진피층 단백질 사이의 가교형성에 의한 영향이 중요하다. 또 국소적으로 색소 침착이 일어나며, 또 각질형성세포와 멜라닌세포를 기원으로 악성종양이 나타날 수 있는 등 다양한 현상들이 노화의 증상으로 나타나게 된다.

그런데 피부는 항상 광선에 노출되어 있는 기관이기 때문에 광선에 의한 손상을 가장 받기 쉬운 곳이다. 이러한 광화학 반응은 매우 강력하고 쉽게 일어나는 반응이므로 피부에서는 광선 노출에 의한 노화가 극히 중요하다는 것을 쉽게 생각할 수 있다. 그래서 이러한 노화를 특별히 광노화(photoaging)라고 따로 나누어 취급하고 있다.

광선이란, 공간을 엄청나게 빠른 속도로 전파하는 전자기 복사선으로, 파동운동을 하는 에너지의 한 형태이다. 이 에너지의 최소단위를 광량자(photon)라고 하며, 그 에너지는 파장이 짧을수록 높다.

태양에서 지구로 오는 광선에서 우리가 특히 관심을 갖는 것은, 파장이 400～780 nm 사이의 가시선과 파장이 이보다 짧은 자외선이다. 자외선에서도 파장이 200～400 nm의 것을 근자외선, 200 nm 이하 10 nm까지를 원자외선이라고 한다. 또 피부 생물학에서는 편의상 400～320 nm를 UVA, 290～320 nm를 UVB, 그리고 100～290 nm를 UVC로 나눈다.

이들 광선, 특히 자외선은 파장이 짧아 에너지가 높기 때문에 우리 몸에 닿으면 조직의 분자들과의 상호작용으로 조직이 큰 손상을 받는다. 그러나 원자외선은 파장이 워낙 짧아 대기의 성분들이 이들을 다 흡수하거나 산란시켜 제거하기 때문에 지상에 도달하지 못하며, 마찬가지로 UVC도 지구의 오존층이나, 수증기, 먼지 등에 의해 대부분 흡수되거나 산란되어 소멸되고 지상에 도달하지 못한다. 반면에 UVB는 일부 제거되지만 일부 지상에 도달한다. 그래서 지상으로 도달하는 것은 UVA와 UVB이며, 이들은 피부에 큰 영향을 미치게 되는 것이다.

이들 광선이 피부에 닿으면 피부 성분은 이를 흡수하고, 그 에너지를 활용하여 화학반응을 일으킨다. 또 그 흡수한 에너지를 다른 분자로 전이시켜, 이를 받아들인 분자가 화학반응을 일으키는 광증감 작용으로 피부의 성분을 변화시킬 수 있다. 이러한 화학반응들은 피부에 여러 좋지 않은 변화를 가져온다. 지상에 도달하는 이러한 태양광선 중에 들어 있는 UVB의 세기는 UVA의 1/100에 불과하지만 에너지가 높은 상태이기 때문에 일광화상(sunburn)을 일으킬 수 있는 능력은 1000배나 더 크다. 반면에 UVA는 피부에 더 깊이 침투할 수 있다. 가시선은 이러한 자외선의 작용을 더 보강하여 준다고 알려지고 있다.

이러한 태양광선에 대한 피부의 반응은 크게 홍반발현, 색소침착, 표피세포층의 비대 등의 증상으로 나타난다. 이때 일광화상이 생기는데 그 기전은 명확하게 알려져 있지 않다. 단지 자외선이 직접 혈관에 작용하거나 혈관확장 물질을 표피에서 분비하도록 하여 생기고, 이러한 일광화상은 피부가 더 이상의 피해를 받는 것을 최소화하려는 방어기전이라고 생각하고 있다.

한편 피부가 가시선과 UVA에 노출되면 색소 침착이 일어난다. 이러한 색소는 피부에 이미 생성되어 있던 탈색 멜라닌이 그 색을 회복하여 나타나는 것이다. 그러나 이렇게 형성된 “tanning”은 수 시간밖에 지속하지 못하여 피부를 오래 보호하지 못한다. 따라서 그후에 새로 생긴 색소가 조직을 광선으로부터 보호하게 되는 것이다. 즉, UVA와 UVB, 특히 UVB는 멜라닌세포를 자극하여 멜라닌의 생성을 촉진하여 이를 표피로 분비하여 침착시켜 “tanning”을 일으키게 된다. 이러한 멜라닌은 광선으로부터 피부를 보호하는 작용을 하지만 이러한 보호가 완벽한 것은 아니다.

멜라닌 색소는 아미노산 tyrosine에서부터 만들어지는 색소로서, 갈색 내지 흑색의 eumelanin과 적갈색의 phomelanin 두 종이 있다.

Eumelanin은 자외선과 가시선 등 광범위한 파장의 광선을 흡수하여, 피부를 보호하는 역할을 한다. 멜라닌은 고분자화 과정에서 남아있는 짝짓지 않는 전자들을 어느 정도 가지고 있어서 멜라닌 색소 자체가 유리기를 가지고 있는 상태에 있는 것이다. 또 이들 구조에는 산화력이 있는 o-quinone 구조와 환원력이 있는 o-hydroquinone 구조, 이들의 semiquinone 구조를 다 가지고 있다. 이러한 멜라닌의 유리기들은 한 에너지 상태에서 다른 에너지 상태로 쉽게 이동할 수 있으며, 이러한 상태가 유리기를 안정화시켜 반응성을 낮게 만들어준다. 멜라닌이 광선을 받으면 에너지를 활용하여 분자 산소를 superoxide로 만들고, superoxide는 즉시 o-quinone을 semiquinone으로 환원시키던지 o-hydroquinone을 semiquinone으로 산화시키며, 이러한 기전으로 생성된 활성산소를 포집하여 제거하는 "유리기 포집제"가 되는 것이다. 이러한 방법으로 eumelanin은 흡수한 광에너지를 소멸시키고 피부를 보호한다.

이에 비하여 pheomelanin은 이러한 보호작용이 약하다. 멜라닌 색소의 보호작용을 단적으로 보여주는 것은 흑인에게서 광노화 현상이 늦게 일어나는 것이라 하겠다.

이러한 광선에 장기간 노출되었을 때 나타나는 만성 반응으로는 피부의 노화가 촉진되고, 여러 가지 전암성 조직 또는 암 조직이 생길 수 있는 것이다. 광에 대한 장기간 노출로 혈관과 표피는 불규칙하게 엉키고, 진피에서는 가용성 및 불용성 콜라겐의 비가 변하며, 뮤코다당류가 증가한다. 표피의 두께가 증가하고, 멜라닌 세포가 이상 항진되고, 진피 내의 모세혈관의 확장이 일어난다. 외면적으로는 피부가 거칠어지고 깊은 주름이 생기게 된다.

그러면 이러한 피부의 노화를 억제해 줄 약은 어떤 것이 있을까? 피부 노화도 일반 노화와 다를 바 없다. 그래서 보통 노화를 억제하는 약은 당연히 피부 노화도 억제할 것이다. 토코페롤, 비타민 C나 비타민 A 같은 항산화제를 장기 복용하면 일반 노화와 함께 광노화도 억제해 줄 것이 기대된다.

토코페롤은 이미 항산화작용이 확립된 약이고 또 노화억제 약으로 그 효능이 확인되어 넓게 사용되는 화합물이므로 피부노화에도 그 효능이 예측되는 약인 것이다.

한편 비타민 C는 이러한 항산화작용뿐만 아니라 진피의 콜라겐의 주요성분인 hydroxyproline의 생합성 과정에서 hydroxylation을 촉진하는 효소인 propyl hydroxylase를 활성화시키는 데 필수적인 성분이다. 이러한 비타민 C없이 만들어진 콜라겐은 약하고, 결함이 있는 것이 된다. 또한 비타민 C는 피부조직, 연골, 뼈, 치아의 성장에 필수적인 성분이며, 이것이 결핍되어 일어나는 괴혈병은 혈관이 극도로 약해져서 출혈이 되는 증상인 것이다. 또한 비타민 C는 멜라닌 색소의 생성을 억제하여 미백효과도 있다고 알려진 화합물이다. 이처럼 비타민 C는 피부 건강과 직접적인 관계가 있는 중요한 성분인 것이다.

그런데 아무래도 피부 질환과 노화와 관계가 깊은 약은 비타민 A만한 것이 없다고 하겠다. 비타민 A란 레티놀(retinol)과 그 에스테르를 지칭하는 말인데 이제는 레티놀과 같은 생물학적 성질을 가진 물질들은 모두 망라하여 비타민 A로 분류된다. 그래서 이러한 작용을 가진 레티놀계 화합물을 retinoid라 부른다. 이들 화합물은 망막 성분으로 시각을 일으키는 성분이고, 상피조직의 성장과 분화를 촉진하며, 뼈의 성장, 생식, 태아 발육 등에서 중요한 역할을 하며, 또 면역 기능을 증강시키고 암예방 작용 등 다양한 활성을 나타내는 흥미있는 물질인 것이다.

이들은 상피세포의 기능과 구조 유지에 중요하다. 때문에 비타민 A는 여러 가지 피부질환에 치료목적으로 사용되며 또 암예방 목적으로도 사용된다. 또 이들은 유리기 포집제이기도 하고 콜라겐의 합성을 촉진하기도 하므로 광노화를 억제하는 효과를 나타낸다. 이러한 작용이 알려지면서 레티놀은 화장품과 같은 외용제의 성분으로도 널리 사용되고 있는 실정이다.

이들 화합물 중에서 all-trans retinol은 비타민으로서의 작용이 강하다. 그런데 all-trans-retinoic acid(그림 23 · 1 참조)인 tretinoin은 망막과 생식에 대한 생리 작용은 없지만 상피조직의 성장과 분화를 촉진하는 작용은 레티놀보다 10~100배 정도 강하기 때문에 피부 질환의 치료 목적으로는 retinoic acid가 많이 활용된다. 또 이러한 목적으로 사용하는 "2, 3세대 retinoid계 화합물"들도 retinoic acid의 유도체들이다. 그러나 이러한 광노화 방지의 목적으로 외용 제제로 사용할 때에는 레티놀 자체가 광증감제로 작용할 수 있음을 알아야 한다.

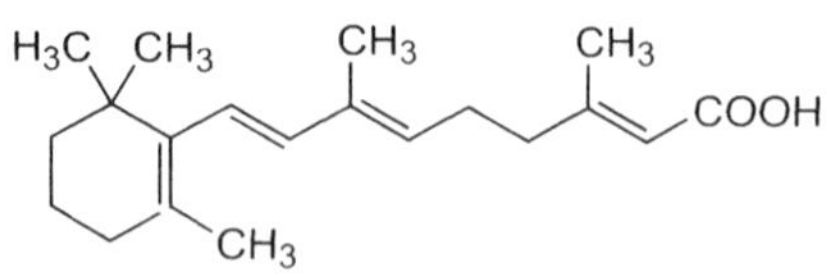

그림 23 · 1 All-trans-retinoic acid의 구조

피부의 노화란, 피부의 구조와 기능이 관련된 모든 것이 관여하는 현상이므로 피부의 상태를 좋게 만드는 약이나 화장품들은 모두 노화를 억제하는 제제라고 할 수 있다. 그러나 피부의 노화 중 가장 중요한 것이 광노화이므로 가능한 광노화를 억제하는 것이 현명한 일이라 할 것이다.

그러기 위한 가장 확실한 방법은 광선에 대한 노출을 가능한 한 피하는 것이라 하겠다. 그러나 이러한 노출이 불가피한 경우에는 자외선 차단제를 사용하는 것이 한가지 방법이 된다. 이러한 자외선 차단제는 크게 둘로 나눌 수 있다. 하나는 자외선 흡수제이고, 다른 하나는 자외선 산란제이다.

자외선 흡수제로는 *p*-aminobenzoic acid 유도체, benzimidazole 유도체 등 여러 가지 있으며, 이들은 모두 벤젠 유도체들이다. 이들의 자외선 흡수대가 UVB의 영역과 일치하여야 하고, 또 흡수한 에너지를 효과적으로 quenching하여 광증감 작용을 나타내지 않아야 한다.

한편 자외선 산란제는 산화철, 산화 티타늄, 규산염 등과 같은 미세한 분말에 의한 빛 산란으로 자외선을 감소시키는 제제인데 이때에 빛 산란의 정도는 파장의 4제곱에 반비례하는 성질이어서 파장에 민감하여 짧은 파장을 잘 분산시킨다. 또 산란제의 분말도도 중요하다. 그러나 산란이란 빛을 없애는 것이 아니고 단지 그 진행방향을 무작위로 바꾸는 것에 불과하다는 것을 알아야 한다.

제24장 빛과 광력학 치료 (Photodynamic Therapy)

활성산소라 하면 마치 우리 몸에 유익한 산소처럼 들리지만 그 반대로 우리 몸을 상하게 하는 해로운 산소라는 것을 알고 의외라고 생각하는 사람들도 있을 것이다. 그러나 이러한 유해한 활성산소도 쓰기에 따라서는 유익한 것으로 활용할 수도 있다. 그 대표적인 것이 광력학 치료법이다. 이 치료법은 광선으로 산소를 활성산소로 만들고 이러한 활성산소를 사용하여 암조직이나 다른 나쁜 성분을 파괴시켜 없애는 치료 방법인 것이다.

지구는 태양으로부터 태양광선이란 형태로 에너지를 공급받고, 생명을 유지한다. 지구는 매일 작은 일원짜리 동전만한 면적에 100 kcal 정도의 광에너지를 받고 있다. 이것을 지구 전체의 표면적으로 환산하면, 가히 상상을 초월하는 천문학적인 숫자의 엄청난 양의 에너지가 된다. 그래서 지구 위에서 일어나는 거의 모든 현상들은 이러한 태양에너지에 의한 변화라 하여도 과언이 아닐 것이다.

봄, 여름, 가을, 겨울 사계절이 생기고, 비가 오고, 바람이 불며, 나무가 자라는 것들, 어느 것 하나 그렇지 않은 것은 없다. 생물이 생명을 유지하는 것도 그 범주를 벗어나지 못한다. 이러한 광에너지는 사람의 생활에 결정적인 영향을 미치고, 여러 가지 질병의 발생과도 유관하며 질병의 치료에도 활용할 수 있는 것이다.

광선은 전자기 복사선이며, 광량자(photon)로 이루어져 있고, 이 광량자의 에너지는 진동수에 비례하고 파장에 반비례한다. 이들 광선이 물질과 부딪히면 상호작용을 일으킨다.

이러한 상호작용 중에서 가장 중요한 것은 흡광(absorption)이다. 즉, 물질은 그들 구조에 알맞는 특정파장의 광선을 흡수하며, 이렇게 흡수한 에너지를 활용하여 여러 가지 광화학 반응을 일으킬 수도 있는 것이다. 그런데 물질이 광화학 반응을 일으키기 위해서는 적당한 에너지가 필요하므로, 파장이 길고 에너지가 낮은 적외선을 가지고는 되지 않고, 비교적 파장이 짧아 에너지가 높은 자외선이나 가시선을 흡수해야만 공유결합의 변화를 가져올 수 있고, 그래야만 화학반응으로 이어질 수 있는 것이다.

이러한 자외선과 가시선의 흡수는 물질의 전자 중에서 주로 결합에 관여하는 원자가전자(valence electron)가 관여하여 흡광한다. 이들의 에너지 상태가 바닥 상태(ground state)에서 들뜬 상태(excited state)로 변하면서 여기에 필요한 에너지를 광에너지로 흡수하는 것이다. 그런데 전자들의 에너지 상태는 그 물질 특유의 것이고, 에너지 상태는 불연속적이며, 정해진 수준을 유지하고 있으므로 흡광은 모든 파장에서 일어나는 것이 아니고 특정 파장에서만 일어나게 되는 것이다. 그래서 파장에 따른 흡광도를 그린 것을 그 물질의 "흡수스펙트럼"이라고 부른다. 어떤 물질이 색을 나타낸다는 것은 그 물질이 가시선, 즉 400~780 nm 사이의 어떤 파장을 선택적으로 흡수한다는 것을 뜻한다. 예를 들어, 어떤 물질이 붉은색이면 그 물질은 틀림없이 500 nm 근처에서 흡광하는 물질이라고 단언할 수 있는 것이다.

광화학에서는 물질이 어떤 파장에서 얼마나 흡수하는가를 아는 것도 물론 중요하지만, 그보다 더 중요한 것은 흡수한 에너지를 어떻게 처리하느냐 하는 것을 이해하는 것이 더 중요하다. 에너지를 흡수하고, 들뜬 상태가 된 전자들은 그 수명이 매우 짧아(백만분의 일초 내지 일억분의 일초 정도) 즉시 바닥 상태로 복귀하고, 흡수한 에너지를 어떤 방법으로든 처분하여야 한다.

그 첫째 방법은 흡수한 에너지로 주위 분자들의 운동 에너지나 진동 에너지 상태를 높여 주어, 즉 온도를 높이는 효과를 나타내고 원상 복귀하는 것이다.

둘째는 흡수한 에너지를 다시 광선으로 내보내는 것인데, 이때 나오는 광선은 형광 때로는 인광이 나온다.

셋째는 들뜬 전자를 가진 분자가 화학변화를 일으켜 다른 물질로 변하는, 즉 광화학 변화를 일으키는 것이다. 광에너지를 흡수하고 들뜬 상태가 되면, 하전 분리가 일어나고, 이것은 에너지 축적의 한 방법이 된다. 또 이렇게 여기된 분자의 화학적 활성은 밑바닥 상태의 분자와는 크게 틀리기 때문에 반응성의 큰 변화가 예상되기도 한다. 이때에 광선을 흡수한 전자가 관여하는 결합이 직접 변화를 일으킬 수도 있지만, 그 에너지를 같은 분자 내의 다른 결합에 이동시켜 그 결합을 깰 수도 있다.

넷째 방법은 흡수한 에너지를 주위의 다른 분자에게 주고 이것을 받은 분자가 그 에너지를 활용하여 화학반응을 일으키는 것으로, 이러한 반응을 광증감 반응(photosensitized reaction)이라고 하며, 이러한 중간 역할을 하는 물질을 광증감제(photosensitizer)라고 부른다.

이러한 광화학반응 중 생명과학에서 어떤 다른 반응보다도 중요하고 흥미로운 반응은 우리 눈이 어떻게 광에너지를 활용하여 물건을 식별하는가 하는 시각의 작용 메커니즘이라 하겠다.

사람의 안구(eyeball)에는 내막을 구성하는 망막(retina)이 있고, 여기에 광감각기관이 들어 있다.

망막은 해부학적으로 복잡한 십여 개의 층으로 나눈다. 그 중에서 핵심이 되는 층은 간상체 및 추상체층(layer of rods and cones)으로 이것은 다시 외분절(outer segment), 내분절(inner segment), 핵과 연접체(synaptic body)로 구분된다. 외분절에는 광선에 민감한 물질이 들어 있다. 외분절은 디스크 모양의 세포막이 여러 겹으로 쌓여 원기둥, 또는 원추형의 모양이 되어 있는 구조이며, 원기둥형에는 카로티노이드계 색소인 retinal이 단백질 opsin과 결합한 rhodopsin이, 그리고 원추에는 iodopsin이 세포막 사이를 통과하는 내재 단백질로 들어 있다. 이러한 retinal은 비타민 A의 한 형태인 retinol과 평형상태에 있는 물질인 것이다.

이 간상체와 추상체는 광수용체로 작용한다. 그런데 이들 수용체는 다른 감각기관에 있는 수용체와는 전혀 다른 작용기전을 나타낸다. 일반 감각기관의 수용체는 보통상태에서 막전위가 음하전으로 분극(polarized)되어 있으며, 자극을 받으면 음하전이 감소하여 탈분극화(depolarized)되고 이것이 신경으로 전달된다. 이에 반하여, 이들 망막 기관에서는 광선으로 자극되면 막전위인 음하전이 더욱 커져서 과분극(hyperpolarization) 상태가 되어 이것이 뇌

신경에 전달되는 것이다.

그러면 어떻게 rhodopsin이 광선의 자극에 의하여 과분극 상태를 만들 수 있는가? 그에 대한 답은 rhodopsin이 광선을 받으면 그림 24·1에서 보듯이 retinal이 11-cis형에서 all-trans형으로 바뀌고, 이러한 all-trans retinal의 구조는 opsin의 결합부위와 입체구조가 맞지 않는 구조로 되어 분해하게 되는 것이 그 원인이다.

이러한 변화가 칼슘 통로를 열게 하여 내부에 높은 농도로 들어 있는 칼슘을 밖으로 내보내고, 이렇게 밖으로 나간 칼슘이 나트륨 통로를 봉쇄하여 나트륨이 외부에서 외분절 안으로 들어가는 것을 막아 간상체의 막전위가 −90 mV까지 과분극 상태가 되는 것이다. 광선이 없는 보통 상태에서 이러한 내분절에는 외부에서부터 나트륨이 나트륨 통로를 통하여 안으로 들어오며, 안에서는 나트륨 펌프가 작동하여 나트륨을 밖으로 내보내어 막전위가 −30 mV 정도 유지되는 것이다. 이러한 나트륨 통로가 칼슘으로

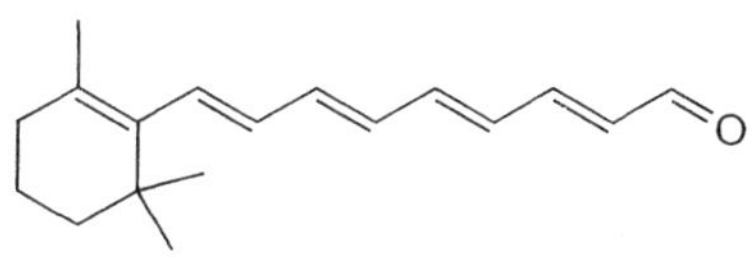

(a)

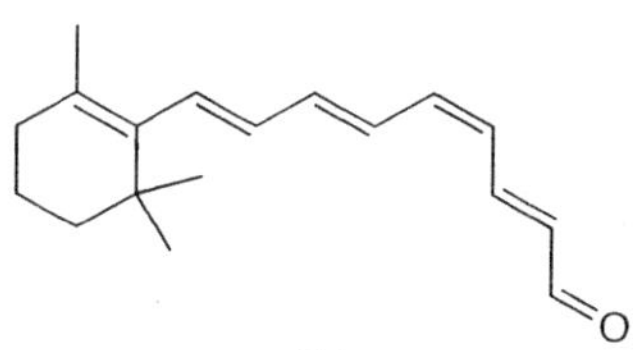

(b)

그림 24·1 All-trans retinal(a)과 11-cis retinal(b)의 구조

막히게 되어 나트륨의 유입이 억제되면, 막전위는 −90 mV까지 떨어지고 이 전위에서 칼륨 통로가 열리게 되어 여기서 평형상태가 유지되는 것이다.

다른 하나의 학설은 rhodopsin이 광에 의하여 활성화되면 화학반응을 일으켜 나트륨 통로를 막는다는 설이다. 즉 rhodopsin이 광을 받고 깨어지면 효소인 phosphodiesterase를 활성화시키고, 이러한 효소 반응으로 나트륨 통로의 작동에 꼭 필요한 물질인 c-GMP를 분해시켜, 나트륨 통로를 차단하는 것이라는 학설이다.

한편 retinal은 눈의 시각을 위해서 필수적인 물질이지만, 이러한 시각기능을 수행하는 과정에서 불가피하게 광증감 작용으로 singlet 산소를 만들게 되고 이것이 스스로를 손상시킨다. 사실 시각 세포들이 너무 밝은 광에 오래 노출되면 손상된다는 것이 알려지고 있는 사실이다. Retinal 간상체의 원분절 막에는 많은 이중결합을 갖고 있는 불포화지질이 다량 들어 있어서 이들은 활성산소에 의하여 손상을 잘 받게 되는 것이다.

이러한 광증감 작용에 의한 광화학 반응은 자연에서 흔히 관찰되며, 또 생명 현상에서 매우 중요한 부분을 차지하는 반응이다.

생명체들이 태양 에너지를 활용하는 것은 녹색식물에 들어 있는 엽록소에 의한 탄소동화작용에서부터 시작된다고 할 수 있다. 이들 식물에 들어 있는 엽록소들은 녹색이므로 가시광선을 잘 흡수한다. 그래서 이 흡수한 에너지를 이산화탄소와 물에 전이시켜 탄수화물과 산소를 만들어 에너지를 저장하는 것이다. 물론 여기에는 다른 많은 성분들이 관여하여 복잡한 기전으로 일어나지만, 기본적으로 이러한 반응은 광증감 반응이라 할 수 있는 것이다.

이러한 광증감 작용에 의한 반응은 크게 Type I과 Type II로 나뉘는데, Type I은 광증감제가 흡수한 광에너지를 직접 기질 물질에 주고 반응이 일어나도록 하는 것이며, Type II는 흡수한 광에너지를 주위의 산소에 주어 에너지가 높은 활성산소인 singlet 산소를 만들고(제22장 "노화" 편 참조) 이 활성산소가 기질과 반응하는 것이다. 그러나 대부분의 경우 이 두 형의 구분이 명확하지 않고 혼합된 경우가 허다하다.

그런데 의약품 중에서도 이러한 광증감 작용을 나타내는 것들이 이외로 많다. 이들 중에서 phenothiazine 유도체, tetracycline계 항생체, benzoxaprofen 등이 이러한 광증감 작용을 잘 나타내는 대표적인 약물들이다. 그래서 이들 약을 복용할 때 광선에 노출되면 광증감 반응으로 피부에 광독성을 나타내게 된다. 또 수용성 비타민인 riboflavin과 그 유도체 FMN(flavin mononucleotide), chlorophyll, bilirubin, retinal, porphyrin 등도 이러한 작용이 있으며, acridine orange, methylene blue, rose bengal, toluidine blue 같은 색소도 이러한 작용이 강하여 실험실에서 광증감 반응의 연구에 많이 활용된다.

이러한 광화학 반응은 당연히 질병 치료의 수단으로도 응용된다. 이러한 치료방법 중에서 특히 광에너지를 활용하여 광증감 작용으로 생기는 singlet 산소로 암세포를 죽이는 치료법을 특별히 광력학 치료(photodynamic therapy)라고 부르며, 최근에 사람들이 이러한 치료법에 큰 관심을 갖기 시작하고 있다. 이러한 치료법은 아직 개발의 초기 단계이고, 확립된 치료법이 아니기는 하지만 장차 암조직의 종류나 위치에 따라서는 중요한 치료법으로 발전할 가능성이 충분히 있다고 하겠다.

광선을 치료에 응용하는 대표적인 예로 가장 잘 알려진 것은, 아마도 조산아에게 흔히 나타나는 황달 증상의 치료방법일 것이다. 이 증상은 피부에 bilirubin 색소가 침착되어 나타나는 것인데, 이것에 광선을 쪼여 광분해시켜서 없애는 치료방법인 것이다. 이때에 나타나는 bilirubin 색소는 수명이 다 된 적혈구의 헤모글로빈이나 다른 haem 단백질이 파괴되어 생기는 것으로, 지용성이 크며, 혈액 중에서 혈장단백질인 알부민과 2 : 1로 강하게 결합된 상태로 이동하게 된다. 이러한 bilirubin은 간에서 glucuronyl transferase란 효소에 의해서 물에 잘 녹는 bilirubin diglucuronide로 바뀌고 이것이 담즙을 통하여 분비되고, 제거되어서 없어지는 것이다.

그러나 조산아에서는 가끔 이러한 효소가 부족하여 지용성 bilirubin이 혈액에 축적되고, 조직에 침착되어, 뇌와 같은 지질의 함량이 높은 조직과 비가역적으로 결합하여 손상을 일으키는 문제가 발생한다. 이 증상의 치료는 이와 같이 황달을 가진 아이를 가시선 중에서 파장이 제일 짧은 청색광에 노출시키면, bilirubin이 흡광하고 광증감제로 작용하여 singlet 산소를 만들어 이것이 bilirubin 자신을 파괴하게 되는 것이다. 또 한편으로는 광선에 의해 구조를 rearrangement하여, 즉 photoisomerization으로 수용성 화합물로 변하게 하여 배설이 쉬워져 몸에서부터 제거하게 되는 것이다.

또 바이러스인 herpes simplex에 의한 구순 herpes나 음부 herpes의 치료에도 이러한 치료법의 적용이 가능하다. 즉, 이들에 의하여 생기는 궤양부위를 neutral red나 proflavin같은 색소를 발라서 바이러스의 DNA에 결합되도록 하고, 여기에 광선을 쪼이면 흡광하여 그 에너지로 DNA를 파괴하여 치료가 된다고 알려지고 있다. 그런데 어떤 음부 포진을 가진 환자가 음경에 붉은색 색소를 잔뜩 칠하고 백열전구에 쪼였더니 herpes는 치료가 되었으나 음경에 피부암이 발생하는 부작용이 나타났다는 에피소드도 있다.

이러한 광증감 반응을 치료에 응용하는 다른 한 예는 건선(psoriasis) 치료에 psoralen계 약물을 광증감제로 사용하는 것이다. 이러한 psoralen은 식물에서 얻어지는 성분으로, 강력한 광증감 작용을 나타내는 물질이다. 이러한 psoralen과 UVA를 같이 사용하는 치료법을 PUVA 치료법이라고 한다. 이러한 치료방법으로 건선의 치료는 가능하지만, 피부암 발생과 같은 부작용이 있어서 치료의 안전성의 문제가 제기되고 있다.

광증감 작용은 동물의 질병에서도 중요한 의미를 갖는다. 예를 들어 반추동물이 엽록소를 많이 섭취하면 phyllerythrin이란 색소가 생성되며, 이 색소는 장에서 흡수되어 담즙을 통하여 배설된다. 그런데 간이 나쁘면, 이들 색소가 혈액으로 들어가 조직에 침착하여 광선에 노출되었을 경우 광증감 반응으로 피부염을 일으키기는 문제를 일으킨다. 뉴질랜드의 초원에 있는 곰팡이의 성분인 sporidesmin은 담낭 표피를 상하게 만들어 담낭에 염증과 괴사를 일으키고, 담즙분비를 못하도록 만들기 때문에 피부에 이러한 phylloerythrin을 많이 침착시켜 광선에 의한 피부손상이 심각하다고 알려지고 있다.

현재 미국 FDA에서 이러한 목적으로 사용이 허가된 약으로는 Photofrin II란 약이 있다. 이것은 hematoporphrin계 유도체로서 dihematoporphrin ether란 화합물이다. 이 화합물을 인체에 주사하면, 이들은 암세포에 큰 친화력을 가지고 있기 때문에 암조직 주위에 분포되고 농축된다. 그래서 이 부위에 630 nm의 가시선을 쪼여주면, 이 약의 광증감 작용으로 활성산소인 singlet 산소를 만들고, 이것이 암세포의 성분을 변화시켜 암세포를 효과적으로 죽이게 하는 것이다. 이러한 치료법은 현재 제한적인 것에 불과하나, 더 발전할 가능성은 충분히 있다. 장차 이러한 치료의 대상이 될 가능성이 큰 종양은 그 발생 위치가 피부에 나타나는 유방암, 기관지, 복강, 방광 등의 악성종양으로 확대될 것이라 예상하고 있다.

또한 후에 특정 암부위에 선택적으로 도달하여 결합하는 성질을 가진 광증감제들이 개발되고, 필요한 파장의 광선을 효과적으로 선택하여 특정 위치에 손쉽게 쪼일 수 있는 광학장치가 발달되면 이러한 치료방법도 획기적으로 발전할 것이라 기대하고 있다.

제25장 생체막 유동성

생체는 무수히 많은 다상계(heterogeneous system)로 이루어져 있으며 생명 현상이란 이러한 다상계에서 일어나는 많은 생화학 반응의 집합이라 하겠다. 그래서 이러한 반응들은 용액 내부에서 일어나는 것도 있지만 그보다 훨씬 많은 반응이 상과 상 사이인 계면에서 일어나는 계면현상(interfacial phenomena)인 것이다.

이러한 계면에서의 반응은 용액에서의 반응과 반드시 일치하지는 않다. 생체 내 계면은 주로 생체막이다. 이러한 생체막에서의 변화는 생체막의 물리적 상태인 유동성과 깊은 관계가 있으며 이러한 생체막 유동성은 생명 현상에서 중요한 역할을 하고 있는 것이다.

생명체의 기본단위는 세포이고 세포는 두께가 7.5~10 nm 정도 되는 얇은 탄력성 있는 원형질막으로 둘러싸여 있어 외부와 경계를 이루고 있다. 이러한 생체막의 구성물질은 세포막의 종류에 따라 상당한 차이는 있으나 대체로 단백질 55%, 인지질 25%, 콜레스테롤 13%, 기타 지질 4%와 탄수화물 3%의 조성으로 이루어져 있다.

생체막의 기본골격은 지질 단분자막층 2개가 겹쳐 있는 지질막 이중층(lipid bilayer)으로 되어 있으며 여기에 단백질이 들어있는 모자이크 구조를 하고 있다. 여기서 지질막은 세포막의 골격을 이루는 데 비해 단백질은 생체막에 여러 가지 기능을 부여하게 되는 것이다.

이러한 생체막은 세포질을 주위와 격리시키고 물질수송의 통로가 되어 물질의 이동을 조절한다. 또 많은 생화학 반응이 일어나는 자리이기도 하며, 세포들 사이의 통신, 외부자극의 식별과 전달 등 중요한 기능을 수행하고 있는 곳이기도 하다. 이러한 기능을 하는 것은 주로 단백질이다.

생체막의 단백질은 내재 단백질(intrinsic protien)과 주변 단백질(extrinsic protien)로 나누며 내재 단백질은 표면이 소수성이어서 소수성 지질막층에 들어가 때로는 지질막을 관통하고 있으며, 반대로 주변 단백질은 표면에 전기적 하전을 띄거나 친수성이 강한 구조이므로 지질막의 표면에 주로 정전기적 인력에 의해 붙어 있는 단백질이다.

생체막의 인지질은 극성 지질로 그 중에서 가장 흔한 것은 diacylphosphatidylcholine인 레시틴이다. 이것은 triglyceride 구조에서 지방산기 하나가 친수성이 강한 인산기로 치환되어 있고 이 인산기에 choline이 붙어 있는 구조이다. 그래서 레시틴과 같은 극성 지질을 그림으로 그릴 때는 친수성 부위를 머리 모양인 동그라미로 나타내고 여기에 소수성 지방산기가 2개 꼬리모양으로 붙어 있는 그림으로 나타낸다.

이러한 레시틴은 한 분자 안에 친수성기와 소수성기를 다 가지고 있는 전형적인 양친매성(amphiphilic) 물질이고 따라서 계면활성을 나타낼 것 같으나 소수성이 너무 강하여 물에 잘 녹지 않으므로 그런 성질을 나타내지 않는다. 레시틴이 세포막 구성성분이 되는 것도 물에 녹지 않는 이러한 성질 때문이라 하겠다. 그런데 이런 지방산기 하나가 더 분해되어 떨어져 나가 lysolecithin이 되면 소수성이 그만큼 감소되어 물에 녹고 강한 계면활성을 나타내게 된다.

생체막에서 지질들은 액체상태이다. 이들은 서로 1차 결합이 아닌 단순한 소수성 결합에 의하여 약하게 결속되어 있는 상태이다. 또 그 배열은 완전히 무작위한 상태인 등방성(isotropic)이 아니고 일정한 방향을 가지고 배열하는 규칙성을 가진 smetic 상태의 액정상태(liquid-crystalline state)이다. 따라서 그 성질은 방향에 따라 동일하지 않는 이방성(anisotropic)을 나타낸다. 이들 중 분자들은 액체상태이기 때문에 움직임이 비교적 자유로워 빠른 속도로 움직이고 있다.

또한 지질막층에 들어 있는 단백질들도 활발한 운동을 하고 있으며 이들의 움직임은 당연히 내재하는 지질막층의 성질과 관계가 깊다. 이러한 내재 단백질과 지질막층 사이의 상호작용은 단백질이 이온통로나 호르몬 수용체 또는 효소와 같은 기능을 나타내기 위해 요구되는 적당한 conformation의 유지를 위해 중요한 역할을 하게 되는 것이다.

이러한 세포막 연구의 역사는 18세기 미국 독립전쟁 때까지 거슬러 올라간다. 1757년 미국의 Benjamin Franklin이 배를 타고 대서양을 건너던 중 바다에 버린 음식 쓰레기에서 나온 기름이 물

위에 퍼지고 이때 파도가 잔잔해지는 것을 보게 되었다. 그는 영국으로 가서 1765년에 실제로 실험을 통해서 한 숫가락의 기름이 기름띠를 형성하여 반 에이커 넓이의 호수를 덮을 수 있다는 것을 확인하였으며 이러한 기름띠의 두께를 계산해 보기도 하였다.

이것이 단분자막층에 대한 연구의 시작인 것이다. 그후 1899년에 영국의 Lord Rayleigh가 난용성 기름을 소량 깨끗한 물의 표면 위에 가하면, 분자 1개의 두께 정도의 층을 형성하며 물 위에 퍼진다는 것을 확인하였고, 이것을 단분자막층이라 부르기 시작하였다.

그러나 이러한 단분자막층과 세포막의 연구의 원조는 아무런 전문적인 과학교육도 받지 못한 20대 독일의 한 평범한 주부인 Agnes Pockels이라는 것은 유명한 이야기이다. 그 여자는 설거지를 하던 중에 물 위에 기름띠가 퍼지는 것을 보고 아이디어를 얻어 film balance의 원리를 고안해 낸 것이다. 그래서 기름을 물 위에 띄우고, 저울을 사용하여 표면장력을 측정하어 기름띠의 변화에 따르는 표면장력의 변화를 측정하였으며, 그 결과를 편지로 써서 1881년에 Lord Rayleigh에게 보냈다. 편지를 받은 Rayleigh는 그 내용을 "Nature"지에 실릴 수 있도록 주선하여 주었다. 이 일은 과학에서 통찰력이 얼마나 중요한가를 단적으로 보여준 사례이다.

그후 1883년에는 그 여자는 실제로 film balance를 개발해 내었는데 이것은 미국의 G.E사의 Irving Langmuir가 지금 사용하는 것과 같은 film balance를 개발하기 30년 전인 것이다. Langmuir는 이와 관련된 연구로 1932년 노벨상을 받는다.

이러한 film balance의 원리는 간단하다. 면적을 조절할 수 있는 통 안에 물을 넣고 그 위에 지질 일정량을 단분자막으로 퍼트리고 면적을 줄이면서 표면장력을 측정하는 장치이다. 이것으로 단분자막의 두께와 분자 하나가 차지하는 단면적을 계산할 수 있게 되는 것이다.

Film balance의 출현으로 단분자막층에 대한 연구가 활발해졌다. 1925년에는 Gorter와 Grendel이 이 장치를 사용하여 적혈구막의 지질 추출물을 단분자막층으로 만들고 그 두께를 측정하였더니 적혈구막의 두께의 반이 되는 것을 관찰하고 이 결과에서부터 세포막은 단분자막이 두 겹으로 된 지질 이중층(lipid bilayer)이라고 하기 시작하였다. 1935년에는 Dannielli와 Davson이 생체막은 이러한 지질막 이중층 위에 단백질이 씌워져 있다고 제안하였고 그 외에도 여러 사람이 나름대로의 생체막의 모델을 제안하게 되었다.

이러한 생체막 구조를 밝히는 데 결정적 역할을 한 것은 전자현미경의 출현이다. 1960년에 생체막을 과망간산칼륨 용액으로 염색 고정시키고 전자현미경으로 촬영해 보았더니 암-명-암의 3개의 층으로 나타나는 실험결과가 나와 생체막은 지질막 이중층이란 것이 시각적으로 확인되었다. 즉, 망간이 붙은 부분은 친수성 부분이고 전자밀도가 높기 때문에 어둡게 나타나고 소수성 부분에는 망간이 없기 때문에 밝게 나타나 세 층으로 보였던 것이다.

그때까지만 하여도 생체막은 정적인 상태로 생각하여 왔으나 1968년부터 Keith와 다른 여러 사람들에 의해 생체막의 동적 상태가 거론되기 시작하였으며 1972년에 Jonathan Singer와 Garth Nicolson이 지질막은 유동성이 매우 커서 단백질들이 거기에 빠져 떠있는 구조를 하고 있다는 fluid-mosaic model을 제안하여 생체막 구조의 모델로 정착하게 된 것이다.

생체막의 기능은 생명 현상의 기본이므로 이들 기능을 이해하는 것은 그만큼 생명 현상의 이해를 위해 중요한 것이다. 이러한 생체막의 기능과 관계가 매우 큰 성질은 생체막에서 지질과 단백질의 움직임이라 하겠다. 모든 분자들은 공간 중에서 병진운동, 회전운동, 진동운동을 한다. 용액 내의 분자운동은 등방성이기 때문에 방향성이 없이 모든 방향으로 움직인다. 그러나 생체막 중에서 분자 운동은 이방성으로 방향에 따라 다르게 된다.

지질 단분자막 이중층 중에 있는 인지질 분자들은 다음 4유형의 움직임이 가능하다. 우선, 이중층면을 따라서 빠른 이동, 즉 평면 확산(lateral diffusion)을 한다. 보통 이런 확산의 확산계수는 $10^{-8}\,cm^2\,s^{-1}$ 정도이며 초당 세균의 길이만큼 이동한다고 알려지고 있다. 다른 하나의 움직임은 "flip-flop" 운동으로 이중층의 한쪽에서 다른 쪽으로 이동하는 것으로 분자들의 1:1 교환으로 일어나며 극히 느려서 이중층 두께를 이동하는 데 하루 정도 걸린다고 한다. 이런 움직임은 PLEP (phospholipid exchange protein)에 의하여 촉매된다.

한편 지질의 글리세롤 골격에 붙어 있는 지방산 사슬의 탄소-탄소 결합은 빠른 회전운동을 하며 따라서 짧은 동안 유지하는 상태인 conformation이 빠르게 변하는 운동을 한다. 또 지질들은 분자축을 축으로 하여 빠른 회전운동을 하고 있는 것이다.

그러나 지질막에서 성분들은 무작위한 상태로 균일하게 분포되어 있는 것은 아니고, 또 이들의 움직임은 그렇게 자유로운 것만은 아니고 주위의 다른 성분에 의하여 크게 제약을 받는다. 그래서 이들 성분 중 어떤 것은 움직임이 매우 자유로운데 비해 다른 것은 거의 움직이지 못하는 것도 있다.

내재 단백질의 경우, 특정 지질 영역과 상호작용으로 그곳에 부착되어 있기도 하고, 내재 단백질 사이에 회합이 이루어지기도 하며, 주변 단백질과 결합하기도 한다. 또 세포질 구조물과 상호작용을 하는 등 그 움직임이 제약을 받고 있다.

한편 주변단백질은 지질의 친수성 부분에 결합하거나 내재 단백질의 특정 위치에 결합하고 있다. 이들 결합은 주로 정전기적 결합이기 때문에 이온강도 증가, pH 변화, 착화제 첨가만으로도 쉽게 떨어져 나가기도 한다. 그러나 이들은 그 결합 자리에 다시 결합하여 이 결합이 단순한 흡착이 아님을 보여주고 있다.

생체막에서 지질들은 콜레스테롤과 섞여 이들 사이의 친화력의 차이에 의해 특정 집합체인 여러 cluster나 domain을 형성한다. 그래서 지질막층은 균일계가 아니라 미다상계(microheterogeneous system)이라고 하는 것이 옳다고 하겠다. 이러한 cluster들은 온도의 변화에 따라 상분리가 일어날 수도 있다. 이러한 상과 상 사이의 계면상(interfacial phase)은 물질의 투과성이 크게 된다. 또 지질들 중에서 내재 단백질 주위의 지질은 운동에 큰 제약을 받으며 이들을 annular lipid라고 하며 이들도 일반 지질과 다른 성질을 나타낸다.

인지질의 운동과 관련된 성질을 측정하는 방법으로는 주로 ESR (electron spin resonance)과 NMR(nuclear magnetic resonance)방법이 사용되며 때로는 형광광표백회수(fluorescence photobleaching recovery)법 등이 활용되기도 한다.

ESR방법은 Tempo와 같은 짝짓지 않은 전자를 가지고 있으나 안정화되어 있는 nitroxide 구조를 탄화수소에 붙인 spin label을 지질막에 가하여 ESR 스펙트럼을 측정하는 것이다. 여기서 이러한 유리전자의 신호는 singlet로 나타날 것이나 그러나 이것이 질소핵의 spin과 coupling하여 triplet로 splitting 된다.

한편 NMR방법은 특정위치의 수소를 중수소로 치환시킨 지질을 지질막에 가하여 중수소의 NMR 신호를 관찰하는 것이다. 이 신호도 singlet이지만 중수소 주위의 전자와 quadrapole coupling을 일으켜 doublet로 splitting된다. 이러한 splitting을 일으키는 상호작용은 그 위치에서 probe들의 움직임과 긴밀한 관계가 있으므로 이러한 측정치는 probe가 들어 있는 위치에서의 분자의 움직임의 정도를 나타내는 파라미터가 될 수 있는 것이다.

이 두 방법의 측정 시간은 ESR의 경우 10^{-8}초이고 NMR은 10^{-5}초 정도이며 이 짧은 시간 동안에 일어나는 변화만을 감지할 수 있기 때문에 두 방법에 의한 측정 결과가 상이할 수 있는 것이다. 또 ESR방법은 spin label에 의해 주위의 지질 상태가 perturbation이 일어날 수 있는 데 반하여 NMR방법은 감도가 약하다는 문제점들을 가지고 있다.

한편 형광광표백회수 방법은 대상으로 하는 물질에 형광발생 구조를 부착시키고 나서 지질막의 한 부분을 순간적으로 강한 광원을 쪼여 광분해시켜 형광을 없애고 난 후에 주위에서 그 자리로 확산되어 들어오는 형광물질의 속도를 측정하는 방법인 것이다.

이러한 지질막에서 인지질의 움직임을 나타내는 데에는 운동속도와 함께 order parameter를 사용한다. 이러한 order parameter는 운동의 자유도를 나타내는 값이다. 그런데 이 두 성질은 반드시 일치하지는 않는다. 그 동안 지질막 중의 분자들의 운동에 대한 연구는 활발하게 진행되어 왔으며 여러 사람들의 연구 결과를 종합하여 보면 지질막에서 지방산 사슬의 움직임은 친수성 머리 근처에 있는 메틸렌기는 움직임이 상당히 경직되어 있으나 끝 부분에 가면 갑자기 움직임이 활발하여 마지막 메틸기는 일반 액체에서 갖는 정도의 운동의 자유도를 갖는다고 한다.

지질막에 들어 있는 내재단백질도 평면확산 운동과 함께 생체막 표면에 수직 방향을 축으로 하는 회전확산(roational diffusion) 운동을 한다. 이들 단백질의 회전운동에 대한 정보는 보통 단백질에 발색단을 부착시킨 후에 회전이완시간을 측정하는데, 이러한 이완시간은 단백질에 따라 수십에서 수백 microsecond 정도로 단백질에 따라 다양하다. 한편 평면확산속도는 형광광표백회수 방법으로 측정한다. 이들의 평면확산계수는 인지질보다는 약간 낮은 값들을 나타내고 있다.

그런데 생체막 중에서 성분들의 "움직이기 쉬운 정도"를 나타내는 방법으로 유동성(fluidity)이란 말을 많이 사용하고 있다. 이러한 유동성이란 막연한 개념이기는 하지만 또 매우 편리한 개념이기도 하다. 그래서 생체막의 기능과 성질을 설명하는데 유동성이라는 개념의 사용은 일반화되고 있다.

보통 점도란 흐름에 대한 저항을 나타내는 값이고 점도의 역수를 유동성이라 한다. 그런데 생체막과 같은 이방성 성질이 강한 인지질 이중층에서 내부의 운동 상태를 설명하기 위해서는 다양한 파라미터를 필요로 하는데 여기에 등방성 용액의 성질을 직접 적용하는 것은 적절치 못하다는 비판이 없는 것은 아니다. 이러한 비판에도 불구하고 유동성을 측정하여 얻은 결과들이 생체막의 상태에 따라 민감하게 변한다는 것이 밝혀짐에 따라 이제는 유동성은 생체막의 성질의 변화를 이해하는 하나의 수단으로 정착해

나가는 과정에 있게 되었다.

이러한 생체막 유동성을 측정하는 방법으로 가장 흔히 사용되는 방법은 DPH(diphenylhexatriene)와 같은 소수성 형광 probe를 지질막에 넣고 이 probe의 정상상태에서의 형광이방성(steady-state fluorescence anisotropy)를 측정하는 것이다.

형광이방성이란 형광물질을 편광 광원으로 쪼여 흡광시키면 동일한 면에 편광된 형광이 발생한다. 그런데 흡광과 형광발생 사이에, 즉 여기(excited) 상태의 수명(lifetime) 동안 흡광한 분자가 회전운동 같은 운동으로 움직여 그 방향이 바뀌면 그 형광의 편광축도 바뀌게 된다. 이것을 depolarization이라고 하며 이러한 depolarization의 정도는 형광 수명 동안에 일어나는 형광물질의 움직임의 정도, 나아가서는 그 형광물질이 들어 있는 매체의 유동성과 관계가 있는 것이다.

이 방법에서 사용하는 probe의 형광 수명은 보통 10^{-9}에서 10^{-6}초 정도이기 때문에 이 방법은 이런 짧은 시간 사이의 변화만을 측정할 수 있게 된다. 만약 단백질 같은 회전운동이 느린 분자의 움직임을 관찰하려면 좀더 수명이 긴 인광 probe를 부착시켜 유사한 방법으로 측정할 수 있는 것이다.

이러한 생체막 유동성은 막 자체의 기능뿐만 아니라 막에 들어 있는 내재 단백질의 기능에 큰 영향을 미친다. 따라서 생체막의 생리활성에 중요하다는 것을 짐작할 수 있다. 우선 많은 약물이나 다른 소수성 화합물은 지질막층을 단순확산으로 이동하는데 유동성은 이러한 물질들의 이동속도에 큰 영향을 미칠 것이 예상된다.

또한 이온 channel, 수송 단백질, 약물 수용체, 효소 등과 같은 내재단백질과 지질막층 사이의 상호작용은 이러한 단백질들이 활성을 내는데 요구되는 conformation으로 변하고 유지하는 것에 영향을 미쳐 그들의 활성에 큰 변수로 작용할 것이다. 그래서 많은 약들의 약리작용도 이러한 유동성에 대한 영향과 어떤 관계가 있을 것이란 예상이 가능해지는 것이다. 물론 이런 분야는 큰 관심사이고 따라서 여기에 대한 많은 연구가 이루어지고 있다.

이런 연구들 중에서 생체막 유동성의 중요성이 단적으로 표현된 것은 지질막에 내재하는 효소의 작용이나 수송 단백질의 활성과 지질막의 유동성 사이의 상관관계 같은 것을 실험적으로 확인한 것들이다.

그 중에서 하나를 보면 지질막의 상전이온도 이상의 온도에서는 이들 단백질의 활성은 활발하다. 그런데 상전이 온도에 가까워지면 급격히 감소하다가 상전이온도 이하의 온도가 되면 이들 활성은 정지된다. 이러한 실험결과는 내재 단백질을 둘러싸고 있는 지질층의 물리적 상태나 유동성이 단백질의 conformation뿐만 아니라 활성까지 조절하고 있다는 것을 보여주는 좋은 예인 것이다.

이와 같이 생체막의 유동성은 세포 활성에 매우 중요하기 때문에 생체에는 이러한 유동성을 일정하게 유지하기 위한 feedback mechanism이 작동하고 있다. 이러한 유동성 조절은 주로 지질막의 지질조성의 변화로 이루어진다. 즉, 인지질의 지방산 고리의 길이와 불포화도를 조절하고, 콜레스테롤 함량 등을 조절하여 일정한 유동성을 갖도록 하여 항상성이 유지되는 것이다. 일반적으로 콜레스테롤은 지질막의 유동성이 높을 때에는 이를 감소시키는 작용을 한다.

온도가 크게 변하는 환경에 적응하며 살아야 하는 물고기나 플랑크톤, 클로렐라 같은 생물들은 온도의 변화나 다른 요인의 변화가 있더라도 생체막 유동성을 일정하게 유지하려는 homeoviscous adaptation 능력이 잘 발달되어 있다. 그러나 온혈동물의 세포는 이러한 능력이 매우 약하다. 하지만 온혈동물 중에서도 겨울잠을 자는 동물은 이러한 적응능력이 잘 갖추어져 있다고 한다.

한편 세포의 주기, 즉 성장과 분화 과정에 따라 생체막 유동성이 크게 변한다고 알려지고 있다. 쥐의 신경아세포종 세포의 경우, 유사분열 중에 있는 세포막의 유동성은 정상상태의 값보다 아주 크게 감소한다고 보고되고 있다. 또 포유동물은 초기 발육 중에 생체막의 유동성이 크게 감소하는데, 이것도 생체막의 인지질의 종류, 지방산 사슬의 불포화도, 콜레스테롤 함량 등 그 조성이 크게 변하여 일어난다고 하며 이것은 발육과정에 따른 변화뿐만 아니라 이유식으로 식사가 바뀌는 것과도 유관하다고 한다.

이들 포유동물은 노화가 진행되는 과정에 따라 생체막 유동성이 점차 감소한다고 알려지고 있는데 이러한 유동성의 변화는 조직에 따라 틀리지만 주로 인지질 지방산의 종류가 polyunsaturated에서 monounsaturated로 바뀌고 인지질과 콜레스테롤의 비의 변화에 의한다고 알려져 있다. 그러나 최근에는 이러한 유동성의 감소는 콜레스테롤 함량의 증가보다도 노화에 따른 유리기에 의한 지질의 과산화에 기인한다는 보고도 있다. 또 식사의 열량조절이 이러한 과정을 어느 정도 억제한다고 하고 있다.

특정한 질병에서 생체막 유동성의 큰 변화가 관찰되는데, 예를 들어 간암이나 쥐의 3T3 세포에서 원형질막의 유동성이 크게 증가한다고 보고되고 있다. 일반적으로 병변된 세포의 생체막 유동성은 정상 세포보다 높다. 이러한 높은 유동성은 빠른 성장에 기인한다고 한다. 이와 관련된 것으로 림프종 세포막에 콜레스테롤 함량을 높여주면 유동성이 감소하고 성장속도가 떨어지며 림프 세포의 생체막에 콜레스테롤 함량을 높이면 유사분열 유발인자에 대한 감수성이 감소한다고 알려지고 있다.

또한 흥미있는 것은 알코올의 내성과 중독이 이러한 생체막 유동성과 관계가 있다는 가설이다. 알코올 분자는 소수성이기 때문에 생체에서 지질막 이중층의 내부로 들어가서 그 구조를 perturbation시키고 그 유동성을 증가시킬 것이다. 그래서 알코올의 약리작용도 이러한 작용에 기인할 가능성이 제기되고 있다. 그런데 인체는 이러한 유동성의 변화를 억제하고 항상성을 유지하기 위하여 생체막의 지질 조성을 변화시키며 여기에 대응하게 된다.

그래서 알코올이 작용을 나타내기 위해서는 더 많은 용량이 필요하게 되고 또 갑자기 공급을 중단하면 생체막 유동성이 급격히 감소하게 되며 인체는 이러한 변화에 빨리 적응할 수 없기 때문에 여러 가지 금단증상이 나타난다는 설명이 가능한 것이다.

많은 약들의 생체막 유동성에 미치는 영향을 측정하여 이러한 영향과 약리작용과의 상관관계를 찾으려는 많은 노력을 해왔다. 그러나 이러한 연구들의 결과는 그러한 가설을 충분히 뒷받침해 준다고 하기에는 아직 이르다. 이러한 것은 약물에 의하여 나타나는 생체막 유동성의 변화가 너무 미세하여 재현성 있게 측정할 수 있는 방법의 한계 때문이 아닌가 생각하여 본다. 물론 생체막 유동성에 미치는 약물의 영향이 약리작용에 영향을 줄 정도로 크지 못할 가능성도 배제할 수는 없다.

여하간에 지금까지 밝혀진 것만을 보아서도 생명현상에서 생체막의 중요성은 아무리 강조해도 모자라며 따라서 생리활성에서 생체막 유동성의 역할을 규명하는 것은 앞으로 더욱 중요한 과제가 될 것임에 틀림없다.